Diagnose: unbezahlbar

Sibylle Herbert

Diagnose: unbezahlbar

Aus der Praxis der Zweiklassenmedizin

Kiepenheuer & Witsch

Alle Personen existieren in Wirklichkeit. Um zu verhindern, dass sie als Folge ihrer Offenheit Nachteile persönlicher, finanzieller oder rechtlicher Art erleiden, wurden ihre Namen anonymisiert.

1. Auflage 2006

© 2006 by Verlag Kiepenheuer & Witsch, Köln
Alle Rechte vorbehalten. Kein Teil des Werkes darf in irgendeiner Form (durch Fotografie, Mikrofilm oder ein anderes Verfahren) ohne schriftliche Genehmigung des Verlages reproduziert oder unter Verwendung elektronischer Systeme verarbeitet, vervielfältigt oder verbreitet werden.
Umschlaggestaltung: Linn-Design, Köln
Gesetzt aus der Sabon
Satz: Felder KölnBerlin
Druck und Bindearbeiten: GGP Media GmbH, Pößneck
ISBN 10: 3-462-03710-2
ISBN 13: 978-3-462-03710-4

Inhaltsverzeichnis

Prolog:
Auf einem Ärztekongress

»Seien Sie ehrlich«, fordert der Funktionär, »sagen Sie den Patienten, dass sie nicht immer die medizinische Behandlung erhalten, die sinnvoll wäre!«

»Was für ein Unsinn!«, entrüstet sich der Politiker. »Alle Patienten bekommen in Deutschland eine optimale Versorgung.«

Einen Hausarzt hält es nicht mehr auf dem Stuhl: »Eine optimale Versorgung, obwohl das Geld immer knapper wird, obwohl die Medizin immer teurer wird und obwohl die Menschen immer älter werden? Glauben Sie wirklich, was Sie da sagen? Kommen Sie in meine Praxis! Und was Sie da sehen, ist erst der Vorgeschmack auf das, was noch auf uns zukommt!«

Medikamente,
grüne Rezepte und Treppenstufen

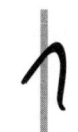

Eigentlich will Sabine Krämer bei ihrer Hausärztin nur einen Überweisungsschein für ihre 79-jährige Mutter abholen. Denn die alte Dame muss wieder zum *Onkologen.** Aber dann fragt sie die Arzthelferin, Martina Engels, in der Hausarztpraxis doch:»Hat Frau Dr. Kruse vielleicht einen Moment Zeit?« Dr. Andrea Kruse nimmt sich die Zeit. Trotz eines vollen Wartezimmers.

Nun sitzt die Tochter im Sprechzimmer und fragt die Hausärztin:»Muss man um die Therapie für eine 79-Jährige kämpfen?«

Die alte Dame heißt Elisabeth Krämer. Sie leidet an einem *kleinzelligen Bronchialkarzinom.* Vor gut einem Jahr kam die starke Raucherin in die Praxis von Dr. Kruse. Ihr Husten rührte nicht von einer Erkältung her. Die Ärztin schickte sie zum Röntgen, dann zum Lungenspezialisten. Seit Frau Krämer aus dem Krankenhaus entlassen wurde, hat sie keine Zigarette mehr angerührt. Viel helfen wird es nicht. Sie weiß, dass sie an Lungenkrebs sterben wird, an diesem kleinzelligen Bronchialkarzinom. Ohne Medikamente schnell. Mit teuren Therapien später.

Reuters, 29.03.2006
Die Spitzen der großen Koalition beraten in Berlin erstmals über die geplante Reform des Gesundheits-

* Sämtliche kursiv gesetzten Begriffe werden im Glossar erklärt. 9

wesens. Eine Reform sei nötig, da den gesetzlichen Kassen in dieser Legislaturperiode sieben bis zehn Milliarden Euro fehlten.

Während Dr. Kruse sich die Sorgen und Nöte von Frau Krämer im Sprechzimmer eins anhört, nimmt Martina Engels im Labor Blut ab. Die andere Arzthelferin, Renate Vollmar, managt den Empfang, nimmt Anrufe entgegen. »Praxis Dr. Kruse, Vollmar am Apparat. Guten Morgen. Hohes Fieber haben Sie? Einen Hausbesuch. Mmhhh. Ja, Frau Dr. kann vorbeikommen. Aber erst später. Die Praxis ist sehr voll.« »Sie brauchen ein Rezept? Kommen Sie vorbei. Ich mache es fertig.« »Guten Morgen, Sie möchten einen Termin? Zurzeit ist es sehr voll. Um zwölf wäre noch einer frei. Das ist der letzte, den ich Ihnen heute anbieten kann.«

Der Alltag von Dr. Kruse hat wenig gemein mit rührseligen Fernsehsoaps und kitschigen Arztromanen. Die 47-Jährige versucht zu heilen und zu helfen. Im Rahmen ihrer Möglichkeiten. Längst nicht jede Geschichte geht gut aus, längst nicht alles ist möglich, was wünschenswert wäre: Arzt sein heißt für Andrea Kruse schon längst, die Balance zu halten zwischen medizinischen Notwendigkeiten und ökonomischen Zwängen.

Dr. Kruse ist nicht nur die Hausärztin von Tochter und Mutter Krämer, sondern auch von knapp 600 weiteren Kassen- und 200 *Privatpatienten*. Vor fünf Jahren wagte sie den Sprung in die Selbstständigkeit. Mit großem Herzklopfen. Auch ihr Vater war Hausarzt. Er starb, als sie elf war. Die Familiengeschichte überliefert: Ihr Vater wünschte sich, dass seine Tochter in seine Fußstapfen tritt. Das klingt kitschig, aber so war es nun einmal. Ihr Weg war vorgegeben, doch dass sie ihn ging, das war ihre Entscheidung. Erst machte sie eine Ausbildung zur medizinisch-technischen Assistentin, weil sie auf einen Studienplatz sechs Jahre warten musste, dann studierte sie Medizin und arbeitete anschließend viele Jahre im Krankenhaus. Mit Anfang vierzig hat sie dann den Sprung gewagt. Sie gründete eine neue Praxis, in einem jungen Vorort einer Stadt im Rheinland.

Stetig wuchs die Zahl der Patienten. Dennoch schreibt ihre Praxis erst seit kurzem schwarze Zahlen; die hohen Bankkredite drücken.

An einem durchschnittlichen Sprechstundentag behandelt die Ärztin etwa 26 Kassen- und acht Privatpatienten. Die Sprechstundenhilfe, Frau Vollmar, verteilt die Termine im Viertelstundentakt. Aber manchmal ist eine Viertelstunde für die Kranken und deren Sorgen zu kurz.

Frau Krämer, ihrer 79-jährigen Patientin, hatte der erste Zyklus *Chemotherapie* nur ein paar Monate Ruhe gebracht. Jetzt ist der Krebs wieder gewachsen, erzählt Tochter Sabine – von Beruf ist sie Arzthelferin –, die sich um die Mutter kümmert und regelt, was zu regeln ist:»Wir waren beim Onkologen. Für ihn brauche ich auch die Überweisung. Er hat eine andere Chemotherapie als beim ersten Mal empfohlen. Denn wenn die Wirkung einer Chemotherapie nicht mindestens ein halbes Jahr anhält, sagt er, dann müsse man die Pferde wechseln.

Das neue Medikament heißt *Irinotecan*. Für meine Mutter biete dieses Medikament eine wirkliche Chance, noch ein oder zwei Jahre länger zu leben. Das ist jedenfalls seine Erfahrung als Krebsspezialist. Er hat mir geraten, mit der Kasse zu sprechen und abzuklären, ob die Therapie bezahlt wird. Ich mag mir gar nicht vorstellen, was passiert, wenn die Kosten für die Therapie nicht übernommen werden. Das wäre das Todesurteil für meine Mutter.«

Dr. Kruse hat keine Antwort parat. Sie ist keine Krebsspezialistin. Sie weiß nicht, ob das Medikament erstattungsfähig ist, im so genannten *Leistungskatalog* der Krankenkassen steht. Dieser Katalog spiegelt wider, was die gesetzlichen Kassen im Angebot haben – oder eben auch nicht. Dieser Katalog wird vom *Gemeinsamen Bundesausschuss* festgelegt. Dieses mächtige, aber weitgehend unbekannte Gremium greift tief in die ärztlichen Entscheidungen ein, hält den Daumen nach oben oder nach unten, wenn es um neue Therapien oder Untersuchungsmethoden geht. Eine Institution also, die bei jedem Gespräch mit einem Patienten anwesend ist, auch wenn man sie nicht sieht.

dpa, 29.03.2006
Noch dringt aus den Operationsräumen der großen
Koalition kaum etwas Konkretes zu den Therapieplänen
für das unter Kostendruck ächzende Gesundheitssystem. Über die Diagnose sind sich Union und SPD
weitgehend einig: Der medizinische Fortschritt und
die demographische Entwicklung dürften die Gesundheitskosten in den kommenden Jahren in die Höhe treiben.

Immer öfter überlegt die Ärztin: »Darf ich diese Therapie noch
verordnen, dieses Medikament noch verschreiben? Steht es auf
dieser oder jener Liste? Verletze ich meine mir zugestandene
Richtgröße, also die Summe, die ich je Quartal und Patient aus-
geben darf? Stehen Kosten und Nutzen in einem vertretbaren
Aufwand? Spielt die Krankenkasse mit? Und nicht zuletzt:
Gibt das mein *Budget* noch her?« Diese Obergrenze an Ausgaben, die sie für alle Patienten zusammen zugebilligt bekommt
und nicht überschreiten darf, wird nach einem komplizierten
Schlüssel von der *Kassenärztlichen Vereinigung* errechnet. Jedenfalls für alle gesetzlich Versicherten.

Bei den Privaten ist Arzt sein viel einfacher. In Erinnerung an
längst vergangene Zeiten werden sie in ihrer Praxis »Plüsch«
genannt: Als Dr. Kruse als Schülerin vor vielen Jahren im Krankenhaus jobbte, bekamen die Privatpatienten das Dessert nicht
einfach in einem Glasschälchen serviert wie die gesetzlich Versicherten. Nein, auf eine Untertasse gehörte ein kleines Deck-
chen und darauf erst das Glasschälchen und dann die Birne
Helene! »Plüsch« eben. Heute wird der Unterschied zwischen
Kasse und Privat nicht nur von einem Plüschdeckchen unter
dem Kompottschälchen markiert.

Auf dem Bildschirm im Sprechzimmer eins blinkt eine Mail:
»Das Wartezimmer ist voll. Bitte voranmachen.« Ein verabre-
detes Zeichen. Die Sprechstundenhilfe hat den vollen Terminkalender im Blick, und die Chefin versteht den Hinweis: »Versuchen Sie Ihr Glück bei der Kasse und melden Sie sich, wenn
Sie mehr wissen: Ich muss ... Entschuldigung. Andere Patienten
warten.«

Andrea Krämer steht auf und sagt beim Hinausgehen: »Meine Mutter macht sich gar keine Sorgen. Wissen Sie, sie meint, ihre Krankenkasse sei eine mit Herz. Aber ob das Herz an der rechten Stelle schlägt?«

AP, 29.03.2006
Der SPD-Fraktionsvorsitzende Peter Struck knüpfte das Schicksal des Regierungsbündnisses an die Einigung auf eine Gesundheitsreform. Wenn es nicht gelinge, einen dritten Weg zwischen Bürgerversicherung und Gesundheitsprämie zu finden, »dann haben wir es nicht verdient weiterzuregieren«, sagte Struck.

Frau Krämer geht, und die Arzthelferin trägt in den Computer ein: Das Gespräch mit der Patientin hat länger als zehn Minuten gedauert. Da sie bereits zum zweiten Mal im Quartal die Praxis aufgesucht hat, darf die Arzthelferin dafür nur noch die *Ordinationsziffern* 03115 und 03120 des *einheitlichen Bewertungsmaßstabes* eintragen. Denn alles, was der Arzt tut, wird in Punkten abgerechnet. Wie viele Punkte es für jede Leistung gibt, steht in dieser Art Preisliste. In diesem Fall sind es insgesamt 185 Punkte. Ein ganz schönes Kauderwelsch.

Im Klartext heißt das: Das Gespräch von Dr. Kruse mit Frau Krämer kostet die Kasse vielleicht sieben Euro. Vielleicht. Genau weiß Dr. Kruse erst ein gutes halbes Jahr später, wie viel einer dieser ominösen Punkte letztlich wert ist, wenn die höchst komplizierte Abrechnung der Kassenärztlichen Vereinigung ein Ergebnis produziert hat. Dieses Abrechnungssystem soll irgendwann auf Euro umgestellt werden. Aber mehr Geld für ein Gespräch wie das mit Frau Krämer wird es dann wohl auch nicht geben.

Die Kassenärztliche Vereinigung vertritt alle Kassenärzte gegenüber den Krankenkassen und übernimmt die Verteilung der Gelder, die alle Kassen an diese Standesorganisation zahlen. Dr. Kruse hat zu Beginn ihrer Kassenkarriere eine Fortbildung besucht: »Wie lese ich meine Abrechnung?« Sie bezeichnet sich selbst als mindestens durchschnittlich intelligent; folglich konnte sie nach dem Seminar schon rund ein Fünftel ihrer Abrech-

13

nung verstehen. Eine nette Dame bei der Kassenärztlichen Vereinigung hat ihr weiteren Nachhilfeunterricht erteilt. Immerhin – jetzt versteht sie die Hälfte.

Inzwischen nimmt Dr. Kruse die Abrechnung als gottgegeben hin und kommt zu dem Schluss: Mit normalem Menschenverstand kann man das nicht nachvollziehen. Jedenfalls nicht, wenn man nebenbei einen Beruf hat. Zum Beispiel als praktizierende Hausärztin.

AP, 29.03.2006
Am System der privaten Krankenversicherung will die Union auf jeden Fall festhalten. Der SPD-Abgeordnete Karl Lauterbach hat als Kompromiss vorgeschlagen, dass die PKV erhalten bleibe, sich die Privatversicherten aber an der Finanzierung des Solidarsystems beteiligten.

Auf dem Empfangstresen der Arztpraxis warten Rezepte, die unterschrieben werden müssen. Grüne, rote und weiße. Zwei Patientinnen haben sich eine Erkältung eingefangen. Dr. Kruse verschreibt ein pflanzliches Präparat gegen Bronchitis. Die gesetzlich Versicherte erhält das grüne Rezept, die andere ein weißes. Zwei Rezepte, zwei Klassen: Das grüne Rezept bedeutet, das Medikament wird von der Krankenkasse nicht bezahlt. Die Patientin muss die 12,60 Euro aus eigener Tasche berappen. Für *Kassenpatienten* gibt es auch noch ein rotes Rezept. Dessen Farbe signalisiert, die Kasse kommt für die Kosten auf. Das rote kommt aber in diesem Fall nicht zum Einsatz. Bleibt noch das weiße Rezept für die Privatpatientin. Die bekommt die Kosten von ihrer Versicherung erstattet. Kleine farbliche Unterschiede ...

Reuters, 04.04.2006
Die Spitzen von Union und SPD setzen heute ihre Beratungen zur Gesundheitsreform fort. Arbeitsminister Franz Müntefering sagt: »Alle sollen versichert sein, jeder Versicherte soll freien Zugang zu allen Ärzten und Einrichtungen haben. Außerdem soll der Qualitäts-

standard im Gesundheitswesen mindestens gehalten werden.«

Ein kleiner Junge, elf Jahre alt, hat Schnupfen. Ihm darf sie schleimlösende Mittel auf Kassenrezept verordnen, dem zwölfjährigen Mädchen, das eine halbe Stunde später in ihre Praxis kommt, nicht. Beide sind über ihre Eltern in der gesetzlichen Krankenkasse versichert. Ab zwölf heißt es: grünes Rezept und zahlen. Warum sind die Kinder mit zwölf Jahren nicht mehr befreit? Haben sie schon ein Einkommen? Oder liegen Kinder, die elf Jahre und jünger sind, ihren Eltern mehr auf der Tasche als mit zwölf?

Dr. Kruse kann damit leben, dass die Krankenkasse nicht jeden Hustensaft übernimmt. Sie findet es richtig, dass gespart wird. Aber manches scheint ihr willkürlich. Ohne Sinn und Verstand – wie zum Beispiel bei der Regelung für Kinder. Dass diese Einschränkungen für die Privatversicherten nicht gelten, fällt ihr kaum mehr auf. Diese Ungleichheit ist ihr längst in Fleisch und Blut übergegangen.

AP, 05.04.06
Nach ersten Weichenstellungen der Koalitionsspitzen zur Gesundheitsreform soll nun die schwierige Detailarbeit beginnen. Noch ist unklar, wie die Reform aussehen soll. Zur Debatte steht eine Teilfinanzierung des Gesundheitswesens aus Steuermitteln. Klar sei aber, dass das Gesundheitssystem nachhaltig finanziert werden müsse, damit nicht eine Reform der nächsten folgen müsse.

Als das letzte Mal das Gesundheitssystem modernisiert wurde, mussten Kruse und ihre Kollegen ihren Patienten erklären, dass eine »Modernisierung« der Gesundheit eine Verknappung medizinischer Leistungen bedeutet. Sparen war das Ziel. Dafür gab es einen Namen, der das nicht auf Anhieb deutlich machte: *Gesundheitsmodernisierungsgesetz*. Die Praxisgebühr wurde eingeführt, alle nicht verschreibungspflichtigen Medikamente wurden auf einer Liste zusammengefasst, die man schön unverständlich *OTC-Liste* nannte. Das steht für »Over The Counter« und bedeutet übersetzt: »über die Ladentheke«. Alle diese Medikamente konnten von einem Tag zum anderen nicht mehr auf dem gängigen roten Kassenrezept verordnet werden. Die Karriere des grünen Rezepts begann. Auch in ihrer Praxis. Dr. Kruse hat Patienten, die gerade im Frühjahr unter Heuschnupfen leiden. Birke und Haselnuss lassen die Nase laufen, die Augen tränen. Sie fühlen sich müde und schlapp. Von einem Tag zum anderen waren mit dem neuen Gesetz Allergien keine Krankheiten mehr. *Antiallergika* sind inzwischen frei verkäuflich. Grünes Rezept.

Jeder zweite Mann über vierzig hat Fußpilz. Das ist eine Infektion, medizinisch folglich eine Krankheit, aber sozialversicherungsrechtlich nicht mehr. Für die Kassen bedeutet das eine enorme Ersparnis. Früher waren die *Antimykotika* verschreibungspflichtig, jetzt sind sie frei verkäuflich. Immer mehr Patienten verzichten auf den Arztbesuch, behandeln und zahlen selbst. In der Apotheke wird die Diagnose gestellt, und anschließend geht die Creme über den Tresen. Das Fatale ist: Seit die Medikamente frei verkäuflich sind, verspricht die Werbung, dem Pilz schon in einer Woche den Garaus zu machen, früher brauchte man dafür vier Wochen. Das Wachstumsverhalten der Pilze hat sich aber nicht geändert. Ein Hautarzt, mit dem Dr. Kruse befreundet ist, klagt, dass immer mehr Patienten den Arztbesuch aufschieben und selbst herumdoktern – so lange, bis es nicht mehr geht. Schlimm sei daran: Die Patienten halten sich an die Werbung und beenden die Therapie zu früh. Die Folge: Es gebe immer mehr Resistenzen. Denn nach zu kurzer oder falscher Behandlung wirke oft kein Medikament mehr. Vielleicht ist das hinnehmbar, an chronischem Fußpilz stirbt man schließlich nicht. Doch dass in der gesetzlichen Krankenversicherung Krankheiten keine mehr sind, die in der privaten auch weiterhin als solche gelten, sollte man den Menschen sagen. Das findet jedenfalls Dr. Kruse.

Eine jüngere Frau hat ein Ekzem auf den Oberlidern. Dr. Kruse verschreibt eine homöopathische Salbe. Die kostet die Patientin acht Euro. Verordnet sie stattdessen ein kortisonhaltiges Präparat, ist das in aller Regel verschreibungspflichtig;

die Kasse zahlt dann die knapp fünfzehn Euro und die Patientin die *Zuzahlung*. Es ist paradox: Billiger ist für die Patientin die teurere Creme.

Der Wahnsinn hat Vielfalt: Eine junge Frau leidet häufiger unter starken Kopfschmerzen und hat gute Erfahrungen mit Ibuprofen 400 akut gemacht. Für 3,70 Euro ist dieses Präparat inzwischen frei erhältlich. Grünes Rezept also. Dr. Kruse könnte das gleiche Präparat auch verschreiben – es heißt dann nur anders: Ibuprofen 400. Dann rotes Rezept – die Patientin müsste mindestens fünf Euro Rezeptgebühr zuzahlen. In diesem Fall ist also das Kassenrezept für die Patientin teurer.

Dr. Kruse hat schon lange aufgehört, bei solchen Regelungen nach einer Logik zu suchen. Aber sie wundert sich schon, dass man große Gruppen von Medikamenten aus dem Leistungskatalog genommen hat, aber dennoch so tut, als seien mit dem Beitragssatz der gesetzlichen Krankenversicherung auch die Kosten für den Einzelnen stabil geblieben. Der Patient zahlt ... immer zu.

dpa, 05.04.2006
Mit der Reform soll die Finanzbasis des Gesundheitswesens ab 2007 langfristig gesichert werden. Es wurden zwei Arbeitsgruppen mit jeweils sieben Vertretern von Union und SPD eingerichtet, die bis zum Sommer die Reform erarbeiten sollen. Zu den Zielen zählen ein allgemeiner Versicherungsschutz, die solidarische Finanzierung sowie die Teilhabe aller Bürger am medizinischen Fortschritt.

Dr. Kruse hat acht Rezepte, drei Überweisungen, eine Schul- und eine Arbeitsunfähigkeitsbescheinigung unterschrieben.
»Die zwei Nachfragen der Krankenkasse – das mache ich später. Was gibt es noch?«
»Herr Schubert und Herr Dissel – der eine wartet in Zimmer zwei, der andere in eins.«
Der eine ist 77, der andere 75. Beide haben es am Herzen. Herz- und Kreislauferkrankungen sind bei Frauen und Männern die häufigste Todesursache in Deutschland. Herr Schubert

und Herr Dissel – die beiden Herren, die sich nicht kennen, sitzen in einem Boot. Das Boot heißt *Disease Management Programme*, Koronare Herzkrankheiten, kurz DMP – KHK. Dahinter verbirgt sich ein spezielles Behandlungsprogramm, das eine hochwertige medizinische Betreuung gewährleisten, die Lebensqualität verbessern, die Zusammenarbeit zwischen den Ärzten fördern und eine hohe Qualität der Therapien sichern soll.

Die Patienten werden eng »geführt«. Das bedeutet unter anderem: Sie müssen alle drei Monate vorstellig werden. Bei Herrn Schubert ist es mal wieder so weit.

»Herr Schubert – was Besonderes?«

»Nein, nichts, ich brauche nur ein neues Rezept. Clopidogrel. Um mein Blut zu verdünnen.«

Er lacht. Helmut Schubert war früher Zahnarzt, er hat seine Praxis vor Jahren aufgegeben. Damals war er noch ein paar Monate angestellt und konnte deshalb in die *gesetzliche Krankenversicherung* wechseln. Schnell ist das Rezept ausgefüllt.

»Wissen Sie«, erklärt er der Kollegin, »dieses Behandlungsprogramm brauche ich eigentlich nicht. Die medizinische Versorgung wäre doch bei Ihnen so oder so dieselbe. Das DMP zwingt mich, bei Ihnen regelmäßig aufzutauchen und Ihnen die Zeit zu stehlen …«

Und schon sind die beiden weg von seinem Fall, bei der Politik angelangt und wie die sich im Praxisalltag auswirkt. Denn auch wenn es schon einige Zeit her ist, dass Herr Schubert selbst praktizierte, verfolgt er doch noch immer aufmerksam, was sich im ärztlichen Berufsstand alles verändert.

»Ich bin ja bloß froh, dass Sie nur so wenige ältere Patienten wie mich haben, die mit den billigen Blutverdünnungsmitteln nicht klarkommen«, gesteht Schubert, »ich hoffe, Sie müssen nicht oft Clopidogrel aufschreiben. Sonst müsste ich ein ganz schlechtes Gewissen haben. So habe ich nur ein schlechtes.« Der ältere Herr grinst. Er kennt die Regeln, die Richtgrößen und die Gefahr von *Regressen*.

Clopidogrel ist ein innovatives, aber sehr teures Mittel für die Blutverdünnung. Hundert Tabletten kosten rund 250 Euro. Die Kassen mögen es gar nicht, wenn es verschrieben wird.

Außerdem braucht Herr Schubert noch ein zweites Mittel gegen epileptische Anfälle und ein drittes gegen Bluthochdruck. Alles in allem 308 Euro im Quartal.

Durchschnittlich darf die Ärztin aber nur Medikamente im Wert von 132,42 Euro pro Rentner verschreiben. Bei Kindern und Erwachsenen liegt diese Richtgröße bei 39,82 Euro. Herr Schubert mit seinen Medikamenten übersteigt den zugebilligten Durchschnittswert also um mehr als das Doppelte.

»Ein Patient mit Durchblick, wie schrecklich«, frotzelt Dr. Kruse. »Aber Sie haben Recht: Sie haben das Glück, in einem Ortsteil zu leben, in dem es ganz besonders viele Kinder gibt, und ich habe deshalb das Glück, viele junge Patienten zu haben. Die belasten halt mein Budget kaum. Husten, Schnupfen Heiserkeit, mal Durchfall, mal Kopfschmerzen oder Allergien – dafür gibt es eh nur das grüne Rezept. So ›verdünnen‹ die jungen Patienten die Kosten für die Alten. Auf jeden Fall kann ich mir deshalb Sie und Ihr teures Clopidogrel noch leisten – solange die Kassen mitmachen. Denn bisher schöpfe ich meinen Topf für Arzneimittel noch nicht voll aus.«

»Man stelle sich vor, die Altersverteilung wäre umgekehrt. Nicht auszudenken«, schlussfolgert Schubert. »Ob man dann uns Alten die Medikamente verwehren würde?«

»Zumindest wäre ich schnell am Limit. Ich müsste tricksen, würde Sie an den Kardiologen überweisen, damit die Kosten für das Clopidogrel ihm und nicht mir angerechnet würden. Jeder ist sich selbst der Nächste. Denn wenn ich das mir zugebilligte Volumen für Medikamente überschreite, muss ich die Differenz selbst bezahlen. Das wäre dann für mich und meine junge Praxis der Tod.«

»Schön, dass hier viele Kinder geboren werden – Ihre Praxis läuft, und ich profitiere davon. Eigentlich müsste man ja älteren Patienten sagen: Schaut nach der Alterspyramide bei eurem Hausarzt, zumindest, wenn ihr teure Patienten seid.«

Dr. Kruse schlägt die Hände über dem Kopf zusammen. »Um Gottes willen, sagen Sie das nicht laut. Die Kollegen bedanken sich. Vor kurzem hat mir ein Hausarzt erzählt, er habe die Chance gehabt, seine Praxis vom ersten Stock ins Erdgeschoss zu verlegen. Er hat lange überlegt – und es dann nicht getan.«

»Warum?«

»Ganz einfach. Der erste Stock sei für viele Patienten mit Alterserkrankungen eine Hürde, seine Praxis aufzusuchen. Er fahre seine Praxis eh am Limit und sei an *multimorbiden*, also ›rundumerkrankten‹, teuren Patienten nicht mehr interessiert.«

»Wie makaber. Der Kollege verknappt medizinische Behandlung durch die Zahl der Treppenstufen, die zu seiner Praxis führen. Aber kann man ihm einen Vorwurf machen?«, fragt Schubert.

»Nein, jeder Arzt entscheidet für sich. Und Treppenstufen sind für ihn ein Ausschlusskriterium. Kriterien, die niemand hinterfragt, die niemand vorhersehen kann. Wir haben eben keine Maßstäbe an der Hand, wie wir Therapieentscheidungen treffen sollen vor dem Hintergrund von Standardtherapien und Ausgabengrenzen.«

»Und der gesetzlich Versicherte? Der bleibt auf der Strecke« meint Herr Schubert. »Ich hatte doch vor ein paar Wochen einen Hexenschuss, den ich mir beim Sport eingehandelt habe. Ich war mir unsicher, ob es nicht doch etwas Schlimmeres ist. Ich wollte beim Orthopäden einen Termin haben. Acht Wochen sollte ich warten. Bei den Schmerzen. Ich habe dann gesagt, ich sei Kollege und wohne um die Ecke. Beinahe umgehend konnte ich in die Praxis kommen. Seine Kriterien sind nicht die Treppenstufen, sondern der persönliche Kontakt.«

dpa, 06.04.2006
Unions-Fraktionsvize Wolfgang Zöller, der auch Gesundheitsexperte der Union ist, kündigte an: Mit der Reform müsse man auch alle Möglichkeiten zum Bürokratieabbau nutzen. Ärzte sollen sich mit Patienten beschäftigen, nicht mit Formularen. Angebote, Leistungen und Abrechnungen müssten transparenter werden. Damit sollten die Versicherten mehr Wahlmöglichkeiten bekommen.

Die beiden haben sich verquatscht. Die Ärztin merkt es. Sie verabschiedet Herrn Schubert. Herr Dissel wartet immer noch.

Dr. Kruse öffnet die Tür zum Sprechzimmer eins. Dutzende von Malen tut sie das pro Tag. Jedes Mal begegnet sie einem anderen Schicksal. Auch Herr Dissel gilt als multimorbid: Herzinfarkt, Arteriosklerose der Herzkranzgefäße, unklare Nervenschädigung – wieder ein teurer und treuer Patient.

»Herr Dissel, brauchen Sie ein neues Rezept?
»Ja auch. Das gegen die Nervenschmerzen.«

Dr. Kruse stöhnt innerlich auf. Noch kann sie ihm das *Originalpräparat* mit dem Wirkstoff Oxycodon verschreiben. Dem Patienten hilft auch kein anderes gegen sein Nervenleiden in den Beinen. Sie hat alles ausprobiert. Aber dieses Medikament steht auf der so genannten *Me-too-Liste* (»me too« soll in diesem Zusammenhang heißen »Ich habe auch diese Wirkung«) die bestimmte Medikamente als so genannte Scheininnovationen brandmarkt. Häufig sind die angeblich neuen Präparate den bereits eingeführten sehr ähnlich, aber meistens sehr viel teurer. Deshalb stehen die Mittel zu Recht auf dieser Liste, findet Dr. Kruse. Sie sind in der Regel nur scheinbar besser als andere, die viel billiger sind. Aber dem einen oder anderen Patienten helfen sie eben doch. Wenn Dr. Kruse aber andauernd »Me-too«-Präparate verschriebe, bekäme sie Ärger mit der Kassenärztlichen Vereinigung. Ob auf Dauer noch möglich sein wird, den einzelnen Menschen zu sehen, eine individuelle Therapie vorzuschlagen, statt alle über einen Kamm zu scheren? Standardtherapien für alle statt einer individuellen medizinischen Versorgung. Ist das die Zukunft?

»Herr Dissel, was plagt Sie noch?«
»Sehen Sie? Eine Schwellung am Bein. Ich weiß nicht, wie das passiert ist. Es schmerzt. Ich habe Klatschkäse draufgetan. Wissen Sie, was Klatschkäse ist?«
«Quark!? Woher? Von Aldi? Oder vom Globus?«
»Ich glaube, der Klatschkäse ist vom Globus«, geht Herr Dissel auf den Scherz ein.
»Klatschkäse – nicht schlecht. Aber das haben wir hier nicht. Ich habe nur Diclofenac-Salbe. Die bekommen Sie aber nicht mehr auf Kassenkosten, das müssen Sie sich selber kaufen. Einschmieren und verbinden. Und wenn es nicht besser wird, dann noch einmal melden«, rät die Ärztin.

21

Der Patient hat noch etwas auf dem Herzen:»Ja, und dann wollte ich Ihnen noch sagen: Das Seminar für Herz- und Kreislaufkranke ist abgesagt, bisher haben sich zu wenig Patienten angemeldet.«

Ein solches Seminar ist Pflicht – für Patienten, die an einem Behandlungsprogramm teilnehmen.

»Ich würde das schon mitmachen«, betont Herr Dissel, »ich bekomme ja die Praxisgebühren von meiner Kasse zurück, wenn ich da hingehe. Wie heißt noch einmal das Programm?«

»Disease Management Programme.«

»Aha. Kann man das nicht auf Deutsch sagen?«

»Nein, das geht nicht, dann würden Sie ja verstehen, worum es geht.« – Dr. Kruse liebt die Ironie. Herr Dissel würde ohne das Programm nicht anders bei ihr behandelt. Immerhin spart er die Praxisgebühr ... und sie? Ihre Arzthelferinnen haben einen Haufen Papier zu bewältigen: die Erklärung zur Teilnahme an einem strukturierten Behandlungsprogramm, die Datenfreigabeklärung zur Erstdokumentation, des Weiteren die »Erstdokumentation koronare Herzkrankheit«, die Folgedokumentationen und die Plausibilitätsregeln für die »koronare Herzkrankheit Folgedokumentation«. Alles klar? Und für wen füllen sie das alles aus? Für die Krankenkassen.

Dasselbe für Brustkrebs, für Diabetes und für *chronisch obstruktive Lungenerkrankungen*. Offiziell sollen diese Programme chronisch Kranke vor Spätfolgen schützen und die Behandlung verbessern. Böse Zungen behaupten, die Programme dienten vor allem den Krankenkassen. Denn die bekommen für jeden Versicherten, der in ein solches Programm eingeschrieben ist, einen finanziellen Ausgleich.

Den Patienten von Dr. Kruse bringt die Teilnahme keinen medizinischen Vorteil. Sie hatte beispielsweise für ihre Diabetespatienten schon immer ein festes Programm, sie hat sie einbestellt, die Füße angeschaut, sie zur Gewichtsabnahme ermuntert, ihnen Bewegung, Sport verordnet.

Dr. Kurse fragt sich, ob es bald auch ein Behandlungsprogramm für Fußpilz gibt. Das ist auch eine Massenerkrankung. Medizinisch gesehen. Sozialversicherungsrechtlich nicht. Ihre

Arzthelferinnen haben ihr gedroht:»Wir kündigen, wenn Sie noch an einem weiteren Programm teilnehmen.«

dpa, 06.04.2006
Der DAK-Vorsitzende Herbert Rebscher zeigte wenig Hoffnung, dass das System der gesetzlichen und privaten Versicherungen in Deutschland bei den anstehenden Reformbestrebungen aufgehoben wird.»Die beiden Parteien haben auch ihre Klientel zu bedienen, und da ist die Privatversicherung gut aufgestellt.«

Das Telefon klingelt. Frau Vollmar, die Arzthelferin, kündigt mit ironischem Unterton an: ›Frau Braun wartet‹. Wunderbar. Dr. Kruse liebt diese Patientin. Ihren Duft. Ganz heiß. Denn »Frau Braun« ist das Synonym für:»Der Kaffee ist fertig.« Ihr fällt der Refrain des Schlagers von Peter Cornelius ein:»Der Kaffee ist fertig, klingt das net unheimlich zärtlich. Der Kaffee ist fertig, klingt das net unglaublich lieb.«

Pause. Die Ärztin und ihre beiden Sprechstundenhilfen schätzen es, sich während des Kaffeetrinkens zum Lachen zu bringen. Mit Geschichten, die das Leben erzählt. Die nicht erfunden sind. Zugegeben, manchmal lachen sie auf Kosten ihrer Patienten, aber die mögen ihnen das verzeihen:»Die Pflegerin von der alten Frau Lutterberger war heute Morgen da«, erzählt Frau Vollmar.»Sie sollen bitte mal vorbeischauen. ›Warum?‹, habe ich gefragt. – ›Ja, weil Frau Luttenberger sich so aufgeregt hat‹, sagt die Pflegerin. Sie läge richtig danieder. Vor einem Jahr ist doch ihr Mann verstorben. Jetzt war die Pflegerin auf dem Friedhof, und das Grab war eingesunken. Sie ist nach Hause gekommen und hat gesagt: ›Amelie, reg dich nicht auf. Der Horst ist schwer am Sacken!‹«

Dr. Kruse lächelt.»Die Naturgesetze kann ich auch nicht aushebeln!«

»Aber Sie können sie vielleicht beruhigen?«

»Okay, ich rufe sie später an.«

Frau Engels, die andere Arzthelferin, schiebt der Chefin kommentarlos eine Postkarte zu:

»Werte Frau Doktor, schreiben Sie mir bitte die Einweisung für das Krankenhaus. Ich bitte Sie, für mich ein gutes Zimmer mit Balkon zu besorgen, denn ich möchte auch dort gerne einmal ein Zigarettchen rauchen. Das Bett können Sie für Montag bestellen. Und bitte schreiben Sie mir nochmal die Salbe auf, ich möchte sie mit ins Krankenhaus nehmen, damit die mir keine andere auf meine Stellen an meinem Bein schmieren. Mit bestem Dank, Hans Ziegler.«

Dr. Kruse steht auf: »›Der Ozean ist begrenzt – die Begierde nicht‹ – so ähnlich steht es bei Shakespeare. Sagen Sie ihm das!« Im Gesicht von Frau Engels steht ein dickes Fragezeichen. »Na gut, sagen Sie ihm, Krankenhäuser sind keine Hotels. Das wird er verstehen.«

AP, 06.04.2006
Die Opposition hat die ersten Festlegungen der großen Koalition zur Gesundheitsreform aus unterschiedlichen Gründen kritisch bewertet. Der Gesundheitsexperte der Linksfraktion, Frank Spieth, warnte, künftig solle der Patient mehr zahlen, um weniger zu erhalten. Er attackierte die Ankündigung der Union, Patienten sollten mehr Wahlmöglichkeiten erhalten. Dies bedeute in Wirklichkeit, dass die Krankenversicherung nur noch eine Teilkasko-Absicherung darstellen werde.

Die Ärztin geht ins Wartezimmer: »Herr Drews, bitte.« Der 56-Jährige sitzt im Rollstuhl. Seit vielen Jahren. Er hat eine seltene Erbkrankheit. Adrenoleukodystrophie. Hinter dem komplizierten Namen versteckt sich eine ebenso komplizierte Störung des Fettstoffwechsels. Bei dieser seltenen genetischen Erkrankung kommt es am Ende zu einer ausgeprägten Nervenschädigung. Herr Drews ist ein interessanter Mann, den die Ärztin sehr schätzt.

»Was machen die Schmerzen?«, fragt die Ärztin, »was sagen die Kollegen?«

»Der Weg in die Schmerzambulanz der Universitätsklinik hat Linderung gebracht. Ich habe zum ersten Mal seit Monaten richtig geschlafen, zum ersten Mal keine Schmerzen. Ich könnte Bäume ausreißen«, Herr Drews lacht selbstironisch. Bäume ausreißen – das kann er schon lange nicht mehr. Aber alleine das Gefühl!

Irgendwann hat Herr Drews der Hausärztin seine Geschichte erzählt: Begonnen hatte alles, als er gerade mit dem Studium fertig war. Er konnte manchmal sein Gleichgewicht nicht mehr halten. Die Leute dachten, er sei am helllichten Tage besoffen, doch das war nicht der Fall. Irgendwann brauchte er einen Gehstock, irgendwann zwei, irgendwann blieb nur noch der Rollstuhl. Er managt sein Leben, er arbeitet als Psychotherapeut, obwohl die Krankheit weiter fortschreitet.

Was haben die Ärztin und ihr Patient nicht alles ausprobiert gegen die stark stechenden, teilweise dumpf-drückenden Dauerschmerzen in der Muskulatur, vor allem in den Beinen, die Taubheitsgefühle, die schweren Einschlaf- und Durchschlafstörungen: leichte, mittlere und starke Schmerzmittel, Arzneimittel, die die Muskeln entspannen – alles hat sie ihm verordnet und noch obendrein Krankengymnastik verschrieben. Seine Abneigung gegen die starken Schmerzmittel war ebenso ausgeprägt wie die Wirkung der Schmerzmittel, trotzdem hat er sie genommen, weil es anders nicht auszuhalten war. Nichts hat genutzt. Dr. Kruse war mit ihrem Latein am Ende und hatte ihn in die Schmerzambulanz der Universitätsklinik geschickt.

»Und? Was haben die Experten Ihnen gegeben?«

»*Cannabis* – Haschisch. Allerdings in medikamentöser Form: Dronabinol«, antwortet der chronisch Kranke und reicht der Ärztin den Brief der Schmerzambulanz:

»Bei der Therapieverlaufskontrolle waren die Schmerzen zu mehr als fünfzig Prozent reduziert, die Krämpfe seltener aufgetreten, und der Patient leidet nicht mehr an Durchschlafstörungen. Wir empfehlen eine Weiterführung der Therapie unter engmaschiger, hausärztlicher Kontrolle.«

Drews ist ein aufgeklärter Patient. Er hat sich erkundigt: »Bei multipler Sklerose, bei Querschnittslähmungen, Krebs- und Aidserkrankungen wird es eingesetzt. Übrigens nicht erst seit gestern. Die ersten schriftlichen Hinweise zur medizinischen Nutzung von Cannabis gehen auf ein etwa 4.700 Jahre altes chinesisches Lehrbuch über Botanik und Heilkunst zurück.«

Dr. Kruse freut sich, dass es ihrem Patienten besser geht. »Prima, dass die Schmerzambulanz eine Lösung hat. Ich hätte Ihnen sonst nur noch anbieten können, für Sie zu beten.« »Ich bin nicht mehr in der Kirche! Dann hilft Beten eh nicht«, winkt Herr Drews ab. »Keine Sorge«, tröstet die Ärztin. »Es hilft auch nicht, wenn Sie noch Kirchensteuer zahlen. Das ist jetzt wissenschaftlich erwiesen. Das Beten fällt mir auch nur ein, weil ich gestern die Ergebnisse einer *Klinischen Studie* gelesen habe. Unter kontrollierten Bedingungen hat man in den USA die Wirkung von Fürbitten wissenschaftlich untersucht. Für 1.802 Herzkranke wurde gebetet. Das Ergebnis: Beten hat keinen medizinischen Nutzen. Da sind wir mit Cannabis schon auf der sichereren Seite. Die medizinische Erfahrung belegt nämlich: Es hilft.«

Sie füllt – wie die universitären Kollegen es empfehlen – das notwendige Betäubungsmittelrezept für gesetzlich Krankenversicherte aus und reicht es ihrem Patienten: »Wissen Sie, wo Sie das Medikament erhalten?«

»In der Apotheke neben der Universitätsklinik. Die haben mit der Beschaffung des Wirkstoffs kein Problem, weil die Ärzte in der Klinik es häufiger verschreiben.«

dpa, 07.04.2006
Fast zwei Drittel der Bundesbürger glauben nicht, dass die große Koalition das Gesundheitssystem auf Dauer reformieren kann. Lediglich 36 Prozent trauen Schwarz-Rot zu, das zentrale Anliegen der Koalition zu stemmen. Gleichwohl ist eine klare Mehrheit der Meinung, dass sich das Gesundheitssystem in einer ernsten Krise befindet.

Dr. Kruse ist zufrieden. Sie hat das Gefühl, richtig entschieden und diesem Patienten individuell geholfen zu haben. Man kann das klein-klein nennen. Herzoperationen zum Beispiel sind sicherlich spektakulärer. Aber solche großen Operationen haben sie nie fasziniert.

Helfen und heilen – gehörten zu den Aufgaben von Dr. Kruse, aber auch erklären und übersetzen: wichtige Paragraphen des

Sozialgesetzbuches – fünftes Buch, gesetzliche Krankenversicherung –, die Richtlinien des gemeinsamen Bundesausschusses oder auch Arzneimittelverordnungs-Bestimmungen. Wer einen Blick in solche Unterlagen wirft, z. B. das *Arzneimittelversorgungs-Wirtschaftlichkeitsgesetz*, wird von Schwindelgefühlen erfasst; also Vorsicht:

»Die Spitzenverbände der Krankenkassen können durch Beschluss nach § 213, Abs. 2 Arzneimittel, deren Apothekeneinkaufspreis einschließlich Mehrwertsteuer mindestens um 30 vom Hundert niedriger als der jeweils gültige *Festbetrag* ist, der diesem Preis zugrunde liegt, von der Zuzahlung freistellen, wenn hieraus Einsparungen zu erwarten sind.«

Hier angekommen, benötigt die Ärztin ein Riechsalz, um der drohenden Ohnmacht vorzubeugen ... Dabei wäre es doch ganz einfach zu sagen: Bei bestimmten, sehr preiswerten Arzneimitteln fallen für den Patienten keine Zuzahlungen an.

AP, 08.04.2006
Bundesarbeitsminister Müntefering sprach sich unterdessen für eine Beibehaltung des Leistungskatalogs im Gesundheitswesen aus. »Die Menschen müssen wissen: Das Gesundheitswesen ist gut, und jeder hat Anspruch darauf, die Möglichkeiten des Gesundheitswesens wahrzunehmen, wenn er darauf angewiesen ist – unabhängig davon, wie dick sein Portemonnaie ist.«

Auf dem Empfangstresen liegen vier Akten. Frau Vollmar hat alle mit einem Zettel versehen. Zettel Nummer eins: »*N1* und *N3*«.

»Was möchte der Patient?«, fragt Dr. Kruse ungläubig. »Soll ich ihm die Packungsgrößen erklären? N1 enthält weniger Pillen als N3?!«

»Genau das, er glaubt nicht, dass N3 ihm genauso gut helfen würde wie N1.«

Dr. Kruse stöhnt und verschiebt das Telefonat auf später. Zettel Nummer zwei: »Generika!«.

Die ältere Patientin leidet unter Herzrhythmusstörungen.

Anstatt das Markenpräparat aufzuschreiben, hat Dr. Kruse sie umgestellt auf das billigere Nachahmerpräparat. Fachleute nennen diese Medikamente *Generika*. Sie versucht die Patientin am Telefon zu überzeugen: »Der Wirkstoff ist der gleiche wie bei dem Medikament, das Sie bisher eingenommen haben.« »Ja aber, es heißt doch anders?!« »Aber es ist dasselbe drin. Das ist so, als ob Sie auf dem Markt Orangen zu 2,50 Euro oder zu 3,50 Euro kaufen können. Beides sind Orangen.« »Aber die teureren schmecken oft besser, Frau Doktor. Ich möchte jedenfalls das Medikament in der weißen Packung mit der roten Schrift. Nicht das billigere. Mein bisheriger Hausarzt hat mir das immer verschrieben. Ich bin damit prima klargekommen. Ich möchte nicht wechseln.«

Dr. Kruse erklärt, versucht zu überzeugen. Sie bleibt ruhig und gelassen und registriert zugleich das Misstrauen. Bei solchen Gesprächen hätte Dr. Kruse gerne einmal Politiker an ihrer Seite. Am grünen Tisch fern der Praxis kann man die Ärzte auffordern, Wirkstoffe statt Markenprodukte zu verschreiben, den Patienten vor Ort davon zu überzeugen, ist etwas ganz anderes. Die Gesetze und Regelungen sind für die Menschen kaum begreifbar und nachvollziehbar. Sie spüren nur den ökonomischen Druck, hören tagtäglich, dass das Geld nicht mehr reicht, erleben, dass die privat versicherte Freundin die gewünschten Präparate problemlos erhält, und haben Sorge, dass sie – ja, sie ganz persönlich – zu kurz kommen. Sobald es an die eigene Behandlung geht, ist nur das Teuerste das Beste. Nachvollziehbar?

AP, 11.04.2006
Weitreichende Neuordnungen kündigte Unionsfraktions-
chef Volker Kauder auch für Ärzte an. Überstunden in
Krankenhäusern sollten bezahlt werden. Die Honorare
der niedergelassenen Ärzte sollten nicht mehr nach
Punktwerten, sondern nach Euro und Cent bemessen
werden. Um Kosten zu sparen, könne man zudem »teure
Geräte und teure Heilverfahren in Zentren konzentrie-
ren«.

Zettel Nummer drei: »Patientin nimmt Blutdruckmittel doppelt.«

Auch diese Patientin, Anita Lärch, 63 Jahre alt, hat sie umgestellt auf ein billigeres Präparat. Dr. Kruse greift wieder zum Telefonhörer: »Guten Morgen, Frau Lärch ... Nein, Sie dürfen nicht beide Präparate gleichzeitig nehmen. Nur eins! ... Ja, beide helfen, aber nicht zusammen ... Die Farbe der Tablette ist eine andere? ... Rosa statt weiß? Ja, das stimmt ... Nein, das spielt keine Rolle.«

Lisinopril, Lisihexal, Lisibeta, Lisi-»Dings« und Lisi-»Bums – es gibt 25 Firmen, 25 verschiedene Namen, 25-mal der gleiche Wirkstoff gegen Bluthochdruck. Frau Lärch ist völlig durcheinander, und die Ärztin hat Zweifel, dass die Umstellung auf das Billigpräparat bei ihr richtig war. Generika hin, Generika her. Was nutzt es ihr und der Patientin, wenn sie die preiswerteren Tabletten schluckt, dafür aber doppelt und dreifach, weil sie zu verwirrt ist, um zu begreifen, dass ihre Tablette nun rosa statt weiß ist?

dpa, 11.04.2006

Als Lösung im Koalitionskonflikt um die Gesundheitsreform peilen Union und SPD die Einrichtung eines neuartigen Gesundheitsfonds an. Steuerzahler müssen sich demnach auf neue Belastungen einstellen, Beitragszahler sollen dafür von den Kosten für die Krankenversicherung der Kinder entlastet werden. Ein entsprechendes Konzept erläuterte Unions-Fraktionschef Volker Kauder in der neuen Ausgabe des Magazins »stern«.

Ab und zu schaut Dr. Kruse auf die »Gängellisten«, wie sie die Informationen der Kassenärztlichen Vereinigung nennt. Die Standesvertretung der Kassenärzte informiert ihre Mitglieder einmal im Quartal schriftlich, einen bestimmten Prozentsatz an Nachahmerpräparaten zu verordnen. »Der Durchschnitt aller Hausärzte verordnete 78 Prozent Generika« – steht da schwarz auf weiß. »In Ihrer Praxis haben die Generika nur einen Anteil von 70 Prozent.« Ein Wink mit dem Zaunpfahl. Da muss sie besser werden. Das hat sie immer im Kopf. Die meisten ihrer Patienten hat sie deshalb erfolgreich auf Nachahmerpräparate umgestellt. Darin ist nicht nur sie spitze – die deutschen Ärzte sind inzwischen Weltmeister beim Verschreiben von Generika! Die Ärztin arbeitet immer noch Zettel ab. Jetzt ist sie bei Nummer vier:»Rezept *Atorvastatin*????«.

Herr Pottkämper ist aus dem Krankenhaus entlassen worden. Als Dr. Kruse die medikamentöse Therapieempfehlung auf dem Entlassungsbrief des Krankenhauses liest, stehen ihre Haare zu Berge, die einen kleinen Rotstich haben: ein teurer Betablocker vom Originalanbieter und wieder einmal das teure Atorvastatin. Das hat Methode. Das hat sie Hunderte von Malen erlebt.»Wir bitten um Ihr Verständnis, dass wir bei der Arzneimittelauswahl vorwiegend auf Präparate zurückgreifen, die in unserer Klinik gelistet sind.« Wie zuvorkommend!»Wir haben den Patienten informiert, dass der Hausarzt nach seinem Ermessen ein anderes, in der Regel gleich oder ähnlich wirkendes Medikament verordnen kann.« Danke für den Hinweis. Trotzdem hat sie den schwarzen Peter.

Kein Kassenpatient bekommt in ihrer Praxis zur Senkung der Blutfettwerte noch das teure Markenpräparat, mit dem Wirkstoff Atorvastatin. Für Kassenpatienten reicht der Wirkstoff *Simvastatin*. Beide sollen vor allem das»schlechte« *LDL-Cholesterin* bekämpfen. Dieser Bösewicht verstopft die Blutgefäße und soll Herzinfarkte mitverursachen.

Die Krankenhäuser geben den Patienten die teuren Präparate mit, und sie muss anschließend die Diskussionen führen. Sie weiß ganz genau, dass auch in den Kliniken nur eine bestimmte Summe für Arzneimittel zur Verfügung steht und dass die Kollegen im Krankenhaus kostengünstig verschreiben müssen. Wie kommt es also, dass deren Patienten meist die teuren Tabletten schlucken? Man kommt doch auch mit einem VW und nicht nur mit dem Mercedes über die Alpen!

Für sie gibt es nur eine Erklärung: Mercedes sponsert die Fahrzeuge. Anders ausgedrückt: Die Pharmaindustrie liefert ihre Präparate an die Kliniken kostenlos oder zu äußerst günstigen Preisen, die mit den Marktpreisen der Apotheken nicht, aber auch rein gar nicht vergleichbar sind.

Für die Krankenhäuser und deren Ärzte ist es also günstig, den Patienten die teuren Präparate zu geben. Das Ziel der Pharmafirmen ist klar: Einmal im Geschäft, hoffen sie, sich auch im *ambulanten* Bereich mit ihren Präparaten durchzusetzen. In Zukunft sollen solche Rabatte für Krankenhäuser verboten werden. Dann geht es auch in den Krankenhäusern ans Eingemachte. Dann heißt es auch dort: weniger Medikamente und vor allem billigere!

Reuters, 12.04.2006
Unions-Fraktionschef Volker Kauder hat mit seinem Reformvorschlag für das Gesundheitswesen Streit in der Koalition wie auch innerhalb der SPD ausgelöst. Führende Sozialdemokraten lehnten das von dem CDU-Politiker skizzierte Fondsmodell als unsolidarisch und in der Fraktion als nicht mehrheitsfähig ab.

Wissenschaftler wollen festgestellt haben, dass die Herzinfarkt-Rate nach der Behandlung mit den teuren Fettstoffwechselsenkern nicht niedriger ausfällt als nach einer Therapie mit den billigeren Mitteln. Aber wie immer in der Medizin gibt es auch Wissenschaftler, die zu ganz anderen Ergebnissen kommen: Insbesonders schwer Herzkranke profitieren demnach von Atorvastatin, dem teureren Wirkstoff.

Die gesetzliche Krankenversicherung kommt dennoch nur noch für die preiswerteren Präparate, z. B. mit dem Wirkstoff Simvastatin, auf, um das LDL-Cholesterin in den Griff zu bekommen. Schluss. Aus. Entsprechend verhält sich die Ärztin. Kassenpatienten bekommen Atorvastatin nicht. Ob das richtig ist? Ob sie das verantworten kann? Welche Studie stimmt?

Die Ärztin weiß es nicht. Sie hat seit ihrer Klinikzeit an keiner Studie mehr mitgearbeitet. Sie macht nur ihre Erfahrungen als Hausärztin. Und deshalb weiß sie: Manchmal, wenn nichts mehr hilft, hilft nur noch Atorvastatin, um das Fett im Blut in den Griff zu bekommen. Eine neue gesetzliche Regelung eröffnet Kassenpatienten die Möglichkeit, die Preisdifferenz zum Festbetrag, den die Kasse übernimmt, hinzuzuzahlen. Rund 60 Euro pro 100er-Packung sind das. Seit diese Regelung gilt, ist der Absatz des Medikamentes mit diesem Wirkstoff bei Kassenpatienten um 90 Prozent zurückgegangen. Und bei den Privaten? Kein Problem. Ihnen verschreibt Dr. Kruse ohne Schwierigkeiten teure Präparate. Bislang jedenfalls.

AP, 13.04.2006
Der AOK-Bundesverband lehnt das in der großen Koalition debattierte Fondsmodell für die Gesundheitsreform ab. Verbandschef Hans-Jürgen Ahrens sagte am Donnerstag im Deutschlandfunk:»Das heißt, die gesamte zukünftige Entwicklung des Gesundheitswesens wird einseitig von den Versicherten beziehungsweise den Kranken getragen. Und das kann nicht richtig sein.«

Herr Jülich sitzt im Sprechzimmer zwei: ein Sorgenkind. Er ist zuckerkrank, hat einen schwer einzustellenden hohen Blutdruck und eine gravierende Fettstoffwechselstörung. Dr. Kruse hat alles bei ihm ausprobiert. Nur Atorvastatin in höchster Dosierung hat geholfen, und da er Privatpatient ist, bekommt er es auch:
»Herr Jülich, was gibt es?«
»Frau Doktor: erst einmal eine gute Nachricht: Ich habe fünf Kilo abgenommen.«
»Super. Glückwunsch!«
»Und ich hab mir einen Heimtrainer gekauft. Ich radle jetzt jeden Tag eine halbe Stunde.«
»Im Juli ist doch wieder die Tour de France. Wollen Sie sich anmelden?«
Beide lachen. Dann wird der Postbeamte ernst:»Meine Versicherung übernimmt die Kosten für Atorvastatin nicht mehr. Ich soll 60 Euro zuzahlen.«
Dr. Kruse ist erstaunt. Sie liest den Brief des Versorgungswerkes der Post, das sich auf die Entscheidungen des Gemeinsamen Bundesausschusses beruft.
»60 Euro!«, empört sich Herr Jülich,»da stoße ich mit meinem Gehalt als kleiner Postbeamter an meine Grenzen. Das kann ich mir auf Dauer nicht leisten. Wissen Sie, ich war vor

kurzem beim Kieferchirurgen. Das Wartezimmer war brechend voll. Ich wurde in einen Nebenraum geführt mit Wasser, Kaffee, Teilchen. So ein Quatsch – Teilchen beim Zahnarzt! Ich bin sofort behandelt worden. Beim Urologen dasselbe. Da werde ich immer von der Arzthelferin in ein Zimmer gebracht, auf dem ›Büro‹ steht. Dabei ist das ›Büro‹ das Wartezimmer für die Privatpatienten. Aber was nutzt mir dieser Zirkus, wenn die Kosten für meine Medikamente nicht mehr übernommen werden?«

Dr. Kruse hat darauf keine Antwort. Aber sie fragt sich, ob die Grenzen der medizinischen Behandlung jetzt auch für Beamte spürbar werden. Wachsen auch bei denen die Bäume nicht mehr in den Himmel? Bei staatlichen Versorgungskassen, bei den *Beihilfe*-Stellen für Beamte, wird der Gürtel bereits enger geschnallt. Viele Regelungen, die in erster Linie für gesetzliche Versicherte gelten, werden nun auch von ihnen übernommen.

Für lupenreine Privatpatienten hingegen scheint es keine Knappheit zu geben – noch. Die Ausgaben für die Privatversicherten haben sich in den vergangenen zehn Jahren mehr als verdoppelt. Die Beiträge wuchsen längst nicht so stark. Absehbar also: Auch die privaten Versicherungen werden in Zukunft häufiger »Nein« sagen ...

dpa, 15.04.2006
Der DGB-Vorsitzende Sommer verlangte in der »Bild am Sonntag«, die Regierung solle für den effizienten Einsatz der Beitragsmilliarden sorgen. »Dazu müssen beispielsweise die Besserverdiener-Kartelle der Ärzte, vor allem der Fachärzte, und der Apotheker gebrochen werden.«

Dr. Kruse treibt der Gedanke um, dass ihre ärztliche Freiheit letzten Endes immer mehr von der Ökonomie beschränkt wird. Sie verordnet Substanzgruppen bis zu einer Preisobergrenze, auch wenn sie im Einzelfall ein anderes Präparat bevorzugen würde. Es geht nicht ausschließlich um Heilen und Helfen – die »Monetik« bestimmt die Ethik.

Während sie über die Grundwerte der Gesellschaft grübelt, haben ihre beiden Sprechstundenhilfen EKGs angelegt, Blut abgenommen, Überweisungen zum Urologen, Kardiologen, Orthopäden, Frauenarzt ausgefüllt, Telefongespräche geführt, Termine abgemacht, Rezepte ausgedruckt und Formulare ausgefüllt. Über dreißig verschiedene liegen in der Schublade. Zwanzig davon werden täglich gebraucht.

Arzthelferin Vollmar regt sich auf: »Wunderbar, ich habe gegen die ›Plausibilitätsregeln zum Diabetes mellitus Typ 2, Folgedokumentation‹ verstoßen. 15 Seiten lang ist allein die Ausfüllanleitung. Schauen Sie: Oben haben wir angekreuzt, dass der Patient Nichtraucher ist. Unten steht die Frage: ›Aufgabe des Tabakkonsums empfohlen?‹ Wir haben kein Kreuz gemacht. Warum auch? ›Aufgabe des Tabakkonsums empfohlen: ja!‹ macht doch keinen Sinn: Er raucht ja nicht. ›Aufgabe des Tabakkonsums empfohlen: nein!‹ ist auch unsinnig. Warum überhaupt soll man die Aufgabe empfehlen? Er raucht doch nicht. Ich habe jetzt aber alles zurückbekommen. Es muss ein Kreuzchen gemacht werden bei: ›Aufgabe des Tabakkonsums empfohlen: nein!‹ Ich wollte Arzthelferin werden, nicht Bürofachkraft.«

Die Chefin versteht sie. Aber sie hat wenig Hoffnung, dass die Funktionäre des Gesundheitssystems mit dem viel geforderten Bürokratieabbau wirklich ernst machen.

»Was steht denn noch an?«

»Herr Bach, der Pharmareferent, wartet schon eine halbe Stunde auf Sie. Zwei Packungen Kaffee hat er uns geschenkt.«

Frau Vollmar grinst.

Die Chefin erinnert sie: »Sie wissen ja, nur ein Pharmareferent pro Woche. Mehr ertrage ich nicht!«

Ots, Agentur des stern, 19.04.2006
Eine Umfrage im Auftrag des Hamburger Magazins stern ergab, dass drei Viertel der Deutschen (76 Prozent) die Preise für Arzneimittel in Apotheken für zu hoch hält. Nur 15 Prozent meinen, dass die Medikamentenpreise angemessen sind.

Müde empfängt Dr. Kruse den Pharmareferenten, der eloquent beginnt:»Ich wollte nur mal wieder Flagge zeigen und Ihnen noch einmal die Fortbildung ›Diagnostik‹ in Erinnerung rufen. Wir haben auch Schizophrenie im Programm. Man hat ja wenige Chancen als Pharmareferent, beim Arzt unterzukommen und seine Präparate vorzustellen. Da heißt es immer: ›die böse, böse Pharmaindustrie‹. Dabei helfen wir doch gerne gegen die Gesundheitspolitik. Wir sind auch gegen die Me-too-Liste. Wir sind der Meinung, dass Sie als Arzt entscheiden sollen und nicht die Politik.«

Der Arzt mit dem Pharmareferenten – Seit an Seit?

Herr Bach ist nicht zu bremsen:»Wie Sie ja wissen, komme ich aus der Psychiatrie ...«

»Wann hat man Sie denn entlassen?«, greift die Ärztin die sprachliche Ungenauigkeit ironisierend auf, aber Herr Bach ist schon weiter – nur ein kurzes»Haha«, so als lache er pflichtgemäß und habe den Witz gar nicht verstanden:»Es geht um unser neues Präparat mit dem Wirkstoff *Esomeprazol*. Dieser Wirkstoff hemmt ja, wie Sie wissen, ganz hervorragend die Magensäure. Die angegriffene Schleimhaut wird nicht mehr von der aggressiven Magensäure geschädigt und kann gut abheilen.«

»Ach, wissen Sie«, erwidert Dr. Kruse,»wenn mir jetzt die Freiheit genommen wird, Esomeprazol zu verschreiben, dann kann ich trotzdem gut schlafen. Wenn man mir aber die Verordnungsfreiheit bei Mitteln gegen Bluthochdruck nimmt, wird mich das um den Schlaf bringen. Das geht zu weit.«

»Die Mittel gegen Bluthochdruck sind nicht mein Fachgebiet. Aber bei Esomeprazol – da bitte ich Sie doch zu beachten, dass Sie das Medikament nicht so lange geben müssen wie die herkömmlichen. Das ist ein enormer Vorteil.«

Die Ärztin ist inzwischen wieder hellwach und hält dagegen: «Wissen Sie, ich habe vielleicht zehn Patienten in zwei Jahren, die diese Mittel gegen die Magensäureproduktion brauchen. Das ist keine große Zahl. Ich veranstalte keine wissenschaftliche Studie. Ich gebe keine *Placebos*, ich mache keine Forschung. Ich mache einfach nur meine Erfahrung als Hausarzt. Fertig.

Und ich habe mit dem altbewährten Omeprazol die gleichen Erfolge. Sagen wir es mal so: Ich verschreibe Ihr Präparat den Privatpatienten, ehe ich mit denen eine halbe Stunde diskutiere, warum sie nicht das Markenpräparat erhalten. Und ich verschreibe es auch, weil ich vor einigen Jahren mitbekommen habe, wie Ihre Firma den ursprünglichen Wirkstoff entwickelt hat. Als der auf den Markt kam, war das eine echte Revolution. Magengeschwüre und Operationen gehörten der Vergangenheit an. Manche Kollegen sagten damals: ›Um Gottes willen, alle Ratten kriegen davon Krebs. Welche fatalen Wirkungen wird es beim Menschen haben?‹ Heute ist es Standard. So ist Medizin manchmal. Aber das Esomeprazol ist – wie der Name schon sagt – dem Omeprazol chemisch sehr, sehr verwandt. Und da habe ich den Eindruck, Ihre Firma hat das neue Präparat nur entwickelt, weil der *Patentschutz* für das Original abgelaufen war.«

»Das Medikament hat unserer Meinung nach Vorteile«, entgegnet der Pharmareferent, »wir werben zum Beispiel mit Therapiezeitverkürzung. Es ist also für den Patienten komfortabler!«

»Trotzdem, von der chemischen Struktur her handelt es sich um nichts grundlegend Neues«, Dr. Kruse lässt sich nicht beirren. »Die Frage ist doch: Brauchen wir das 87. Medikament, das die Patienten nur verwirrt und nichts wirklich Neues bringt? Nie waren die Möglichkeiten der Diagnostik und Therapie so groß, noch nie gab es so viele wirkungsvolle und neue Arzneimittel. Aber dennoch waren auch das Unbehagen und die Unzufriedenheit über die Medizin nie so groß wie heute! Können wir nicht mit dem bisher Erreichten zufrieden sein? Damals hat das Original die Medizin revolutioniert. Aber der Nachfolger ...«

Eines verschweigt Dr. Kruse. Sie weiß nämlich auch, dass die Welt nicht so einfach gestrickt ist, wie sie vorgibt. Bei Patienten, die künstlich ernährt werden, ist die Neuentwicklung unverzichtbar. Nur das (unwesentlich) teurere Medikament ist nämlich löslich und kann mit der Ernährungslösung die Magensonde passieren. Kollegen, die solche Patienten betreuen, stöhnen über den Zwang, die billigeren Präparate verwenden zu müssen. Das Schicksal ihrer Patienten berücksichtigt die Gießkannen-Gesetzgebung nicht. Das weiß Dr. Kruse. Doch dem Pharmareferenten will sie keine zusätzliche Munition liefern.

Der argumentiert derweil wie erwartet:»Nur wenn die Pharmaindustrie forscht, wird es weiter medizinische Revolutionen geben ...«

»... und wer soll das im Endeffekt bezahlen?«, unterbricht sie ihn.»Haben Sie darauf auch eine Antwort?«

Hat er nicht, obwohl Herr Bach nicht auf den Kopf gefallen ist. Der Aufenthalt in der Psychiatrie war eben rein beruflich.

»Brauchen Sie noch Muster? Wünsche? Manche Fortbildungen finden in einem wunderschönen Ambiente statt.«

»Nein, danke. Ich habe alles.«

Immerhin hat er ihr keine Anwendungsbeobachtung andrehen wollen wie die letzte Pharmareferentin. Solche Studien sind ein beliebtes Marketinginstrument der Arzneimittelhersteller. Ärzte sollen die Wirkung von Medikamenten an ihren Patienten beobachten. Pro Patient erhält der Arzt eine Prämie. Davon verspricht man sich, dass die Ärzte nach dem Ende der »Beobachtung« häufiger die Präparate der Hersteller verschreiben. Kritische Ärzte nennen diese Beobachtungen böse »Kaminstudien«. Ihre wissenschaftlicher Wert ist so gering, dass man sie auch abends bei einem Glas Rotwein Pfeife rauchend vor dem Kamin verfassen könnte. Dr. Kruse hat keinen Kamin, Pfeife raucht sie auch nicht. Sie lehnt solche Anwendungsbeobachtungen ab. Sie will sich nicht zum Handlager der Pharmaindustrie machen lassen.

AP, 21.04.2006
Vor den entscheidenden Verhandlungen zur Gesundheitsreform hat sich ein Bündnis von elf Verbänden bei Bundeskanzlerin Merkel für den Erhalt der privaten Krankenversicherung eingesetzt. Diese sei unverzichtbar für die flächendeckende Versorgung der gesamten Bevölkerung, heißt es in einem Schreiben an Merkel, das unter anderem die Bundesärztekammer und die Kassenärztliche Bundesvereinigung unterzeichnet haben.

Eine Sprecherin des Gesundheitsministeriums betonte: »Sie wissen doch ganz genau, dass niemand daran
denkt, die PKV abzuschaffen.«

Vier Stunden Sprechstunde liegen hinter Dr. Kruse. 35 Patien-
ten zählt die Arzthelferin, 31 Anrufe, 22 Überweisungen, 10
Rezepte. Als sie in einen Apfel beißen will, sagt Frau Vollmar,
Frau Krämer habe angerufen. Sie sei bei der Kasse gewesen.
»Und??«
«Sprechen Sie selbst mit ihr.«
Das klingt nicht gut. Die Nummer ist schnell gewählt: »Und
Frau Krämer, wie ist Ihr Kampf ausgegangen?«
»Ich habe verloren. Ich habe bei der Sachbearbeiterin der
Krankenkasse um einen Gesprächstermin gebeten. Ihre Ant-
wort war: ›Da brauchen Sie keinen Termin. Das lehne ich so-
wieso ab. Dieses Medikament steht nicht im Leistungskatalog.
Ist nicht erstattungsfähig.‹ Punkt. Aus.«
»Ganz überraschend kam das nicht, oder?«, wirft die Ärztin
ein.
»Stimmt. Aber ich habe es dennoch nicht glauben wollen.
Was soll ich meiner Mutter sagen? Soll ich ihr sagen: Du bist
79, das rechnet sich nicht mehr, du hast stark geraucht, du bist
selber schuld? Soll ich ihr sagen, es wird Zeit, dass du jetzt
endlich abtrittst. Weißt du eigentlich, was du kostest?«

»Wenn ich entscheiden dürfte ...«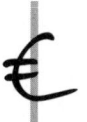

Andreas Becker, der Chef einer regionalen Krankenkasse

Zwischen Ärzten und Patienten stehen unsichtbare Mächte, die den medizinischen Alltag prägen. Doch nur wenigen Patienten erschließt sich, wer in diesem Sinfonieorchester »Gesundheitswesen« welches Instrument spielt.

Politiker, Krankenkassen, Gemeinsamer Bundesausschuss, Kassenärztliche Vereinigung, Institut für Wirtschaftlichkeit und Qualität im Gesundheitswesen ... bei jedem Gespräch mit dem Arzt, bei jeder Behandlung sind diese Organisationen anwesend. Wenn auch eben nicht sichtbar.

All die Richtgrößen und Budgets, die DMPs und OTC-Listen – dieses ganze Expertenchinesisch ist fern der Praxis entstanden. Dennoch bestimmt es die Spielregeln, die im ärztlichen Alltag gelten. Ob die Experten eigentlich noch wissen, wie sich alle diese Regelungen auswirken?

Andreas Becker ist einer derjenigen, der auf die Gelder der Versicherten aufzupassen und sie zu verteilen hat. Becker leitet eine Geschäftsstelle einer großen Krankenversicherung. Er kennt Dr. Kruse nicht, und dennoch könnten ihre Patienten seine Versicherten sein.

Vor 30 Jahren hat er seine berufliche Laufbahn mit einer Ausbildung zum Sozialversicherungsfachangestellten in der gesetzlichen Krankenversicherung begonnen. Er kennt also das System von der Pike auf.

Der 46 Jahre alte Familienvater stellt sich dem medizinischen Alltag und kommentiert die Geschichten aus der Praxis von Dr. Kruse stellvertretend für all diejenigen, die den Zugang zu Gesundheitsleistungen ermöglichen und eben auch beschränken.

Einzige Bedingung: Sein Name ist in Wirklichkeit ein anderer und der seiner Kasse wird nicht genannt.

»Gehen Sie nicht zum Sachbearbeiter, wenden Sie sich in diesem Fall direkt an den Geschäftsführer« – das hätte ich der Tochter von Frau Krämer empfohlen. Ich muss ehrlich sagen, dass der Kurs der Krankenkassen in den letzten Jahren rigider und der Ermessensspielraum kleiner geworden ist. Vor Jahren wurde von Krankenkassen vieles, was Gott verboten hätte, bezahlt. Wir wollten die Kunden um jeden Preis halten. Wir hatten nicht fünf Kulanzentscheidungen am Tag, sondern tausend. Als dann die Mittel immer knapper wurden – das war Ende der neunziger Jahre –, ging es aus betriebswirtschaftlichen Gründen nicht mehr so weiter. Deshalb wurde der Kurs um 180 Grad gedreht.

Das gilt auch für den Einsatz gängiger Arzneimittel außerhalb des zugelassenen Anwendungsgebietes wie bei Frau Krämer. Experten nennen das *Off-Label-Use*. Früher zahlten das die Kassen, ohne mit den Wimpern zu zucken, Ausnahmen waren fast die Regel; jetzt hält man sich konsequent an die Regeln.

Ich kann nur den Tipp geben: Gesetzlich Versicherte sollten um ihre Behandlung kämpfen und verhandeln – das gehört zum täglichen Leben, egal ob gegenüber dem Finanzamt, dem Installateur oder eben gegenüber der Krankenkasse.

Wenn mich die Tochter von Frau Krämer angerufen hätte, hätte ich mit dem Arzt geredet, ganz egal was der Gemeinsame Bundesausschuss empfiehlt oder sagt. Wenn es widersprüchliche wissenschaftliche Aussagen gibt, aber dieses Medikament eine der letzten Möglichkeiten für Frau Krämer ist, dann hätte ich dafür gesorgt, dass die Kasse zahlt. Übrigens wird ein solches Verhalten der Kassen inzwischen auch durch entsprechende höchstrichterliche Urteile gestützt.

Ob man mir das nun glaubt oder nicht, aber ich bin nicht nur Leiter einer Geschäftsstelle, sondern auch Mensch. Meine Geschäftsstelle betreut beispielsweise auch eine Patientin, die an einer sehr schweren Nervenerkrankung leidet. Die Kosten für die Therapie, deren Nutzen zudem noch umstritten ist, belaufen sich jeden Monat auf mehr als 6.500 Euro, das sind rund

80.000 Euro pro Jahr. Die Sachbearbeiterin hatte die Therapie abgelehnt, aber die Angehörigen haben sich nicht abwimmeln lassen. Irgendwann landete der Fall bei mir auf dem Tisch. Ich habe mich dann nach Rücksprache mit den Ärzten entschieden, in diesem Fall die Kosten zu übernehmen. Noch kann ich das. Nicht nur Ärzte wie Dr. Kruse, sondern auch ich habe ein Budget und muss solche Ausgaben rechtfertigen können.

Wenn beispielsweise ein anderer Versicherter käme und von mir forderte, die Misteltherapie gegen Krebs zu finanzieren, dann würde ich das zum Beispiel mit gutem Gewissen ablehnen. Solche persönlichen Entscheidungen haben natürlich auch immer eine gewisse Beliebigkeit. Es kann sein, dass fünf Kilometer weiter der Geschäftsführer einer anderen Bezirksstelle solche Fälle anders beurteilt und auch handelt.

Vor kurzem war ich Zeuge einer Diskussion zwischen Chefärzten. Sie waren der Meinung, wenn dieses System finanzierbar bleiben solle, müsse man die Frage stellen dürfen:»Lohnt sich eine bestimmte Therapie noch bei einem alten Menschen?«Bezogen auf Frau Krämer würde das bedeuten:»Was kostet es, ihr mit diesem Krebsmittel ein zusätzliches Lebensjahr zu sichern?«

Die Briten machen uns vor, wie man Kosten und Nutzen gegeneinander abwägt: Das National Institute for Health and Clinical Excellence – kurz NICE genannt – entscheidet darüber, welche Medikamente und Behandlungsverfahren das britische Gesundheitssystem finanziert und welche nicht. Eine alte Dame mit 75 bekommt dort beispielsweise keine neue Hüfte mehr. Das NICE hat auch bestimmte Alzheimer-Mittel gestrichen, ebenso dieses oder jenes teure Mittel gegen Krebs.

Ich persönlich lehne Altersrationierungen ab. Ich stelle mir vor, ich bin derjenige, dem man sagt:»Herr Becker, wir könnten Ihr Leben noch um drei Jahre verlängern, aber das lohnt sich nicht mehr bei Ihnen.«Dafür habe ich kein Verständnis. Wer will entscheiden, ob mein Leben lebenswert ist oder nicht?

Allerdings muss man sagen, dass Konflikte über die Verordnung von Medikamenten eher selten in den Geschäftsstellen der Krankenkassen ausgetragen werden. Es sind die Kassenärztlichen Vereinigungen, die die Medikamentenverordnungen der niedergelassenen Ärzte kontrollieren und überprüfen. Nur

wer weiß das schon? Dieses Dreiecksverhältnis Arzt-Kassen-
ärztliche Vereinigung-Krankenkasse durchschauen die wenigsten Versicherten, und auch die Zusammenarbeit der Krankenkassen mit den Ärzten wird dadurch nicht einfacher.
Ich würde mir wünschen, eine Frau Dr. Kruse könnte mich
direkt anrufen und sagen:»Bei einer 63-jährigen Dame ist es
unsinnig, auf billige Präparate umzusteigen. Sie bekommt das
nicht mehr geregelt und nimmt die Medikamente eher doppelt.« In diesem Fall wäre es also sinnvoll, auf das billige Nachahmerpräparat zu verzichten, weil es teurer kommt, wenn die
alte Dame zwei Pillen statt einer schluckt. Der Patient, der Arzt
und letztlich auch die Kasse profitierten. Das würde aber nichts
dran ändern, dass der Arzt bei Patienten, die mit Nachahmerpräparaten umgehen können, sagen muss:»Diese rosa Pille
wirkt genauso wie die weiße. Nur ist sie erheblich günstiger.
Wir müssen auch an die anderen Versicherten denken. Das
Geld muss für alle reichen.«

Die Ärztin klagt, dass es schwierig ist, die Balance zu halten
zwischen medizinischen Notwendigkeiten und wirtschaftlichen
Zwängen. Da stimme ich ihr zu. Denn genau diese Gratwande-
rung gehört auch zu meinem täglichen Geschäft.

Vieles wäre einfacher und menschlicher zu regeln, wenn die
Kassen in bestimmten Fällen direkt mit den Ärzten oder Krankenhäusern verhandeln dürften. Ich bin vor Ort, ich kenne den
Arzt und könnte sagen:»Machen Sie mal. Mein Plazet haben
Sie.« Bis jetzt ist das nicht möglich, weil das mit zehn Gesetzen,
hundert Richtlinien, tausend Besprechungsergebnissen unvereinbar ist und natürlich auch mit den Entscheidungen des Gemeinsamen Bundesausschusses, der uns als Kasse in ein enges
Korsett zwängt.

Diese vielen Gesetze, Gremien, Ausschüsse, Vereinigungen –
das kann man den Versicherten kaum mehr vermitteln. Selbst
Experten haben ihre Schwierigkeiten, das System in all seinen
Verästelungen zu verstehen. Meine Eltern rufen mich auch
immer an und sagen:»Das verstehe ich nicht«, und dann dauert das Gespräch schnell dreißig Minuten. Der Beratungsbe-
darf gerade bei den älteren Menschen ist stark gestiegen, weil
sie das Gesundheitswesen einfach nicht mehr begreifen können.

Das Gesundheitsmodernisierungsgesetz beispielsweise hatte vor allem den Sinn, Kosten zu sparen. Man hat geschaut, welche Medikamentengruppen man aus der Erstattung herausnehmen kann. Dass allerdings Kinder mit elf Jahren Medikamente von der Kasse erhalten und mit zwölf nicht mehr – ich weiß nicht, wer auf eine solch unsinnige Altersgrenze kommt. Doch abgesehen von solchen Unsinnigkeiten ist die zentrale Frage: Wie kann man den Anstieg bei den Ausgaben für Medikamente in den Griff bekommen? In zwei Jahren sind sie um 35 Prozent nach oben gegangen. Ist die Bevölkerung auch um 35 Prozent gesünder geworden?

Ich will nicht abstreiten, dass ein bestimmter Prozentsatz dieser Steigerung auf neue Medikamente zurückzuführen ist. Zum Beispiel bei der multiplen Sklerose oder auch bei Krebs. Aber richtig ist auch, dass die Pharmafirmen einen Kurs fahren, der einem manchmal den Atem raubt. Wenn für bestimmte Medikamentengruppen Festbeträge festgelegt werden, dann entwickeln die Firmen sofort ein angeblich neues Medikament, das hier und da ein wenig geändert wurde und dann doppelt so viel kosten soll. Da kann ich nur den Kopf schütteln. Diese Medikamente werden dann auch noch von Tausenden von Pharmareferenten unter die Ärzte gebracht.

Wenn ich entscheiden dürfte, beträte kein Pharmareferent mehr eine Arztpraxis. Für mich hat ein Vertreter der Industrie dort nichts, aber auch gar nichts verloren. Ärzte können sich in Arzneimittelfragen über ihre Standesorganisationen, über Kollegen, über Fachzeitschriften oder über Fortbildungen informieren.

Wenn ich entscheiden dürfte, gäbe es in den Praxen auch keine Software mehr, die von Pharmafirmen gesponsert wird. Das muss man sich einmal vorstellen: Im Computer erscheint immer das Medikament der Firma zuerst, die dieses Programm mitfinanziert hat. Ich halte diese Form von Einflussnahme für skandalös!

Wenn ich entscheiden dürfte, dann böte ich auch der Bürokratie in den Praxen Einhalt. Zum Beispiel bei den so genannten DMP-Programmen: Die Arzthelferinnen von Dr. Kruse beschreiben es völlig richtig. Dieser Papierkrieg, der mit diesen

Programmen Einzug in die Praxen gehalten hat, ist der reine Wahnsinn.

Auch die Krankenkassen sind an diesem Wahnsinn beteiligt. Denn jede entwickelt ihre eigenen Anträge und Bögen, jede stellt andere Fragen. Ich würde diese vielen Formulare lieber heute als morgen abschaffen und durch ein einziges ersetzen. Das System »Gesundheitswesen« scheint sich in bestimmten Bereichen zu verselbstständigen. Ich gelte als Experte und auch ich verstehe bestimmte Entwicklungen nicht. Warum entwirft man ein solches Formular nicht zusammen mit den Sprechstundenhilfen? Die wissen doch am besten, was sinnvoll ist und was nicht. Ich frage mich auch, warum man nicht zu den Versicherten geht, zum Beispiel zu einem 70-jährigen Herrn, und fragt: »Kommen Sie damit klar? Verstehen Sie das?« Und anschließend geht man noch zu einem Arzt oder einer Ärztin und fragt auch sie: »Ergibt das Sinn?«

Ein solches Vorgehen müsste doch ein sinnvolles, praktikables Ergebnis bringen. Oder denke ich da zu einfach und zu schlicht?

Trotz aller Bürokratie halte ich diese Programme im Kern für sinnvoll. Ein Kardiologe erzählte mir letzte Woche: »Ich habe einen Patienten, der hatte schon einen Herzinfarkt, der raucht weiter, er hat starkes Übergewicht und denkt gar nicht daran abzunehmen. Der sagt immer nur: Mir schmeckt es halt.« In solchen Fällen haben die Programme durch die permanente Kontrolle – hoffentlich – auch einen erzieherischen Wert.

Ich mag aber auch nicht verhehlen, dass die Sachbearbeiter in den Krankenkassen auch aus finanziellen Gründen massiv darauf drängen, dass sich die Versicherten in diese Programme für Diabetes, Brustkrebs und auch Herz-Kreislauf einschreiben.

Nehmen wir als Beispiel eine Frau, die Brustkrebs hat. Die Therapie hat über 20.000 Euro gekostet – bei dieser Diagnose geht das schnell. Nimmt sie nun an einem solchen Programm teil, erhält die Kasse aus einem gemeinsamen Topf aller Beitragszahler etwa 5.000 Euro. Dazu muss man wissen: Zwischen den Kassen gibt es eine Konkurrenz um die gesunden Menschen, weil die wenig kosten. Meiner Meinung nach ist das übrigens der falsche Ansatz. Es müsste derjenige belohnt werden, der um den Kranken herum das effizienteste System baut. Aber so ist es halt nicht: Aus unternehmerischen Gründen müsste ich zu dieser brustkrebserkrankten Frau sagen:»Ich möchte dich nicht mehr als Versicherte, du bist zu teuer.« Das hat nichts mehr mit dem *Solidaritätsprinzip* zu tun, und Solidarität ist für mich eigentlich die Basis der Krankenversicherung und unserer Gesellschaft.

Die erwähnten Programme setzen an dieser Stelle an: Für jede Brustkrebspatientin, jeden Diabetiker oder Herz-Kreislauf-Kranken, die oder der in einem Programm registriert ist, erhält die Krankenkasse einen finanziellen Ausgleich. Im Fachchinesisch ein fürchterliches Unwort: kassenübergreifender *Risikostrukturausgleich*, kurz auch RSA genannt. Zukünftig will man diesen RSA noch um eine morbiditätsbezogene Variante erweitern. Dabei geht es einfach darum, Kassen, die viele alte und kranke Menschen betreuen, ein wenig zu»belohnen«. Es zeigt aber auch, wie kompliziert das System ist.

Kompliziert sind auch die Richtgrößen, die auch Dr. Kruse ständig im Hinterkopf hat. Richtgrößen? Für die meisten Menschen sind das böhmische Dörfer.

Richtgrößen sind Durchschnittswerte, die für Kinder, Erwachsene, Rentner das Volumen der Leistungen festlegen, nämlich bis zu welcher Summe jeder Vertragsarzt Medikamente oder *Heilmittel* verordnen darf.

Nehmen wir an, ein Patient von Dr. Kruse kommt zu uns in die Geschäftsstelle und macht seinem Ärger Luft: Die Ärztin verschreibe ihm nicht mehr das Medikament, das er bisher erhalten habe. Der Sachbearbeiter sagt dann:»Wenn der Arzt Ihnen das verschreibt, dann zahlen wir das.« Der Arzt aber hat die Richtgröße im Nacken und verschreibt dieses Arzneimittel deshalb seinem Patienten nicht mehr. Der Sachbearbeiter kann die Entscheidung des Arztes zwar nicht beurteilen, kennt aber die Gesetze. Der Patient wiederum begreift die Regelung nicht und wird hin- und hergeschickt. Der Konflikt findet also zuerst in den Räumen der Kasse statt und wird dann wieder in die Praxis zurückverlagert. Das hat keinen Sinn. Ich finde – und das erwarte ich auch von den Mitarbeitern –, dass sie diese Regelungen erklären und auch vertreten. Zum Beispiel, dass der Wirkstoff verschrieben wird und nicht ein Markenname. Selbst wenn die Konsequenz ist, dass der Kunde bei uns kündigt.

Alles in allem kann und will ich nicht abstreiten: Es ist nicht genügend Geld vorhanden, alles zu verordnen, was man verordnen möchte und was wünschenswert wäre. Gleiches gilt für die Honorierung der Ärzte:

Ich bin durchaus der Meinung, dass Ärzte ein anständiges Gehalt erhalten sollen. 8.000, 9.000 Euro brutto – meinetwegen. Viele von ihnen arbeiten von morgens um sieben Uhr bis spät in den Abend. Sie tragen eine hohe Verantwortung. Übrigens auch eine hohe ethische. Den Arztberuf nur unter monetären Gesichtspunkten zu sehen – das macht mir Bauchschmerzen. Der Arzt, der froh ist, dass weniger alte Menschen in seine Praxis kommen, weil die Treppe Gehbehinderte ausschließt, der verhält sich vielleicht finanziell sinnvoll, aber sicherlich nicht menschlich.

Aber auch das ist richtig: Immer mehr Ärzte wollen an dem begrenzten Kuchen teilhaben und trotzdem auf gleichem Niveau wie in der Vergangenheit verdienen. Wie soll das gehen?

Die Kassen können nicht sagen: Mediziner haben sechs Jahre studiert, denen muss man blind vertrauen. Jeder Arzt bewirkt ein Vierfaches seiner eigenen Kosten. Anders ausgedrückt: Für jeden Euro, der für die Behandlung von Dr. Kruse bezahlt werden muss, entstehen noch einmal vier Euro Kosten an Medikamenten, Diagnostik, Heil- und Hilfsmitteln.

Ich sehe mich trotz der begrenzten finanziellen Möglichkeiten nicht nur als Mangelverwalter, denn bei aller Kritik sollte man auch nicht vergessen: Wir behandeln in Deutschland Millionen Menschen auf hohem medizinischen Niveau. Die meisten Krankengeschichten haben ein Happy End. Nur das lässt sich nicht so gut vermarkten. Man berichtet deshalb lieber über Krebspatienten wie Frau Krämer, weil solche Schicksale spektakulärer sind.

Dennoch führen diese Beispiele zu der Kernfrage: Was ist uns Gesundheit wert?

Für mich ist Gesundheit das höchste Gut, das es gibt, weil sie einmalig ist. Wenn ich ein Auto kaputtfahre, dann kauf ich mir ein neues. Aber wenn meine Gesundheit hinüber ist, dann kann ich mir die nicht wieder beschaffen.

Statt ständig über die Beitragssätze zu schimpfen, müssen wir endlich beginnen, über die folgenden Fragen zu diskutieren: »Wie teuer ist uns unsere Gesundheit? Was sind wir bereit zu zahlen? Und was soll damit finanziert werden?« Darauf gilt es Antworten zu finden. Der Politiker drückt sich davor. Immer wieder wird gesagt: »Es ist genug Geld da, damit kann alles bezahlt werden.« Das ist ein absoluter Trugschluss. Da ist Politik für mich verlogen, und zwar parteiübergreifend. Schon jetzt müssen wir bei Patienten, deren Therapie zwischen 40- und 60.000 Euro kostet, häufig sagen: »Das ist im Budget nicht drin, tut uns leid. Das können wir nicht zahlen.« Schon deshalb muss diese Gesellschaft für sich klären: »Wollen wir füreinander solidarisch eintreten? Wie weit geht diese Solidarität?« Wir haben immer mehr ältere und arme Menschen. Die Schere zwischen den Gutverdienenden und denen, die wenig haben, geht immer weiter auseinander. Wir haben bereits jetzt eine Zweiklassenmedizin, und auch in Zukunft werden sich die Reichen Dinge leisten können, von denen andere höchstens träumen. Das ändert für mich aber nichts daran, dass die Versorgung kranker Menschen eine gesellschaftspolitische Aufgabe ist, die von allen gemeinsam zu stemmen ist.

Ich komme aus einer klassischen Arbeiterfamilie. Vielleicht ist auch deshalb der Satz »Der Starke tritt für den Schwachen ein« für mich alles andere als eine Floskel.

Ich empfinde es als verhängnisvoll, dass sich immer mehr Menschen dieser Verpflichtung zur Solidarität entziehen. Die Gutverdienenden wandern in die Privatversicherungen ab. Die gesetzlichen Krankenversicherungen benachteiligt das in zweierlei Hinsicht: Zum einen gehen genau die, die hohe Beitragssätze zahlen, und zum anderen sind die Gutverdienenden auch diejenigen, die seltener krank werden.

Die Privatversicherten entziehen sich zum Teil ihrer gesellschaftlichen Verantwortung. Das Gegenargument der privaten Krankenversicherungen: Indem wir die Behandlung in Arztpraxen und Krankenhäusern besser bezahlen, tragen wir dazu bei, dass eine medizinische Versorgung für alle sichergestellt wird, die ansonsten oft nicht mehr zu halten wäre. Das streite ich nicht ab. Aber nur den vielen Besserverdienenden verdanken sie das Geld, das sie wieder in das System geben.

Außerdem wird bei dieser Argumentation etwas Entscheidendes außer Acht gelassen: Wenn die gesetzlichen Kassen die medizinische Behandlung nicht mehr ordentlich honorieren, werden die Ärzte auf Dauer versuchen, sich das Geld über die Privatversicherten hereinzuholen. Anstatt den 1,8-fachen *Gebührensatz* abzurechnen, setzt man dann eben häufiger den 3,5-fachen ein. Schon in den letzten Jahren war zu beobachten, dass die Kosten der Privatversicherungen viel, viel stärker anstiegen als bei den gesetzlichen Krankenversicherungen.

Begrenzungen und Einschränkungen werden auf Dauer auch in der privaten Krankenversicherung nicht zu vermeiden sein. Das ist nur eine Frage der Zeit und der demographischen Entwicklung.

Solidarität ist für mich kein Schlagwort vergangener Zeiten. Sie wird von der Mehrheit der Bevölkerung bejaht und gewünscht. Daran hängt meines Erachtens der soziale Frieden in unserem Land. Ungleichheit und Benachteiligungen gesetzlich Versicherter hinzunehmen oder sogar noch zu verstärken, wird sich die Bevölkerung auf Dauer nicht gefallen lassen. Da bin ich mir sehr sicher.

Heilmittel,
Regelfälle und Patienten-Pingpong

Lange leben? Gerne! Aber alt sein? Nein.

Paradox, gewiss. Aber solche Gedanken kommen Dr. Kruse in den Sinn. Besonders, wenn sie auf dem Weg zu »ihrem« Seniorenheim ist, das den schönen Namen »Fürstenwall« trägt.

Tun oder lassen – vor dieser Entscheidung steht sie heute. Einer ihrer Patientinnen, Frau Holler, geht es immer schlechter. Sie ist neunzig Jahre alt und eine der fünf Altenheimbewohnerinnen, die Dr. Kruse inzwischen betreut. Ursprünglich war nur ein älterer Mann bei ihr in Behandlung, der schon ihr Patient war, bevor er in das Altenheim ging. Alle anderen sind hinzugekommen, praktisch von alleine, weil den Kollegen der Weg zu weit oder die Betreuung zu aufwendig war.

Hausärzte prügeln sich nicht darum, alte Menschen zu betreuen, Fachärzte schon gar nicht. Schon verrückt: Alte Menschen ziehen ins Heim, weil sie krank und hilfsbedürftig sind, und gerade dort verschlechtert sich ihre medizinische Versorgung. Das hat Dr. Andrea Kruse vor kurzem im Deutschen Ärzteblatt gelesen: Demente und depressive Heimbewohner werden nicht angemessen versorgt. Neurologen kommen selten, und infolgedessen fehlt es oft auch an entsprechenden Medikamenten. Das eine bedingt eben das andere.

Viele alte Menschen sehen zwar schlecht, aber einen Augenarzt würden sie schon noch erkennen. Wenn denn einer vorbeikäme. Nur kaum einer lässt sich blicken. Die meisten Alten heimbewohner sind inkontinent, Urologen aber sind in Heimen eine Rarität.

Die Gründe für die Unterversorgung? Ganz einfach. Finanziell sind Visiten im Altenheim unattraktiv. Außerdem sorgen sich Ärzte um ihren Geldtopf für Medikamente, aus dem die alten Leute im Altenheim genauso bedient werden müssen wie die Jungen in der Praxis. Da spart man gerne bei den Alten. Das weiß auch Dr. Kruse. Trotzdem fährt sie hin. Mindestens einmal die Woche.

dpa, 26.04.2006
Die Bundesbürger sind nach einer Umfrage für die Beibehaltung der solidarischen Krankenversicherung. 87 Prozent befürworten das System. Drei von vier Befragten lehnten eine individuelle zusätzliche Gesundheitsprämie ab. »Die politische Debatte läuft eindeutig am Willen der Bevölkerung vorbei«, meint DAK-Vorstandsvorsitzender Herbert Rebscher.

Auf dem Weg zum »Fürstenwall« denkt Dr. Kruse über die 90-jährige Frau Holler nach, die seit langem unter einer fortschreitenden *Demenz* leidet, die einen schweren Schlaganfall hatte, die nur noch schwer atmen und inzwischen nicht mehr schlucken kann. Vor einem Jahr war sie auch schon verwirrt, aber körperlich ging es ihr noch ganz gut. Damals kam die Ärztin einmal in das Heim, und eine Pflegerin empfing sie mit den Worten: »Wundern Sie sich nicht – Frau Holler hat eine Zahnlücke.« Nun, Menschen mit neunzig verlieren ihre Zähne nicht wie Sechsjährige, entsprechend überrascht schaute sie die Pflegerin an. »Sie hat ihre dritten Zähne mit in die Wäsche gegeben. Das hält die beste Prothese nicht aus.« – Sie lachten. Demenz hat auch ihre komischen Seiten. Die Zähne sind inzwischen ganz beiseite gelegt ...

Dr. Kruse öffnet die große Glastür, geht durch »die Eingangshalle, die mit offenem Kamin und kleinem Erker zum Verweilen einlädt«. So steht es im Werbeprospekt. Wer möchte hier schon verweilen?

Dr. Kruse trifft den Pfleger, der heute Dienst hat. Der hat sechs

Semester Theologie studiert, bevor er sich umschulen ließ. Die Ärztin fragt ihn: »Sollen wir es tun oder sollen wir es lassen? Was meinen Sie?« Sie muss zwar die Entscheidung selbst treffen, dennoch versucht sie, die Pflegekräfte so weit wie möglich einzubeziehen.

»Ich würde es lassen, wenn es meine Mutter wäre«, beantwortet der ihre Frage.

Die Ärztin nickt: »Der Sohn – er ist ja auch der Vormund – ist auch dagegen!« Frau Holler kann nicht mehr trinken, sie kann nicht mehr essen, weil der Schluckreflex nicht mehr funktioniert. Eine häufige Begleiterscheinung eines schweren Schlaganfalls. Frau Holler kann außerdem nicht mehr sprechen, nicht mehr schreiben, sich also kaum noch artikulieren. Soll man sie künstlich ernähren? Möchte sie das? Soll sie eine Ernährungssonde, kurz *PEG* genannt, gelegt bekommen?

Frau Holler öffnet die Augen, dann den Mund, als die Ärztin sie fragt, ob sie etwas trinken möchte. Selbst den kleinsten Schluck Wasser bekommt sie nicht herunter. Ein herzzerreißender Anblick. Eine Infusion versorgt sie mit Flüssigkeit.

Vor der Tür beraten Pfleger und Ärztin. »Sollen wir jetzt auch noch eine Ernährungssonde legen? Aber möchten Sie so leben? Ich möchte es nicht!«, erklärt die Ärztin.

»Neunzig ist ein stolzes Alter. Ist das Leben nicht irgendwann zu Ende?«, fragt der Pfleger und fährt fort: »Was wäre vor dreißig, vierzig Jahren gewesen, als es die Möglichkeiten einer solchen Sonde noch nicht gab?«

»Die Antwort ist einfach: Dann wäre sie irgendwann verhungert.«

»Aber wir behandeln heute die Menschen zu Tode, wir verlängern das Siechtum. Ganz abgesehen von den Kosten. Ist das sinnvoll?!«

»In der Medizin gibt es eine Kultur des Handelns«, gibt die Ärztin zu bedenken, »ich weiß, ich könnte etwas tun. Ich könnte veranlassen, sie künstlich zu ernähren. Soll ich es sein lassen und somit ihren Tod billigend in Kauf nehmen? Wissen wir wirklich, ob sie noch leben will oder nicht?« Die Ärztin ist sich unsicher und fragt den Pfleger, ob es eine Ethik-Gruppe im Altenheim gibt, die man zu Rate ziehen könne.

»Nein«, lautet die Antwort, die Frage scheint ihn zu verwundern. Die Ärztin muss also alleine entscheiden, ob sie jetzt schon eine Sonde legt und – entscheidet: »Wir lassen es. Keine künstliche Ernährung. Jedenfalls nicht heute.« Sie wird morgen wieder in das Altenheim fahren. Unabhängig von ihrem Wochenrhythmus. Aber wie wird ihre Entscheidung morgen aussehen?

Zwei weitere Patienten warten noch auf ihren Besuch. Herr Winter ist auch ein Schwerstpflegefall, die Haut an den Armen ist so dünn, dass sie immer wieder einreißt. An der Ferse hat er sich wund gelegen. Für einen Laien sehen die Wunden ähnlich aus. Dabei trennen sie – finanziell – Welten. Die Wundversorgung der Ferse zahlen die Kassen, weil er sich im Bett wund gelegen hat. Für die Verbände an den Armen muss die Ehefrau die Kosten tragen, weil es sich »nur« um Abschürfungen handelt, die auf seine dünne Haut zurückzuführen sind. Einleuchtend ist das nicht, aber dennoch ist es so. Die Ehefrau war vor kurzem in der Praxis und bat die Ärztin, die notwendigen Abführmittel abzusetzen. Sie wolle lieber wieder den billigeren Abführtee verabreichen lassen. Sie könne die Kosten nicht mehr tragen ...

Frau Timmermann, die andere Patientin, ist achtzig Jahre alt und hat so viele Krankheiten wie Finger an den Händen. Kaum wendet sich die Ärztin ihr zu, schüttet sie ihr das Herz aus: Zu Hause wäre es doch viel schöner gewesen. Hier wechsle ständig das Personal, die vielen Leute, die schwirrten ihr ständig im Kopf herum. Es seien so viele und dennoch immer zu wenige. Denn Zeit hätten sie nie, niemand sei da, mit dem sie sich unterhalten könne.

Die Ärztin hört zu und horcht sie dann ab. Das Atmen fällt der Patientin immer schwerer. Dr. Kruse schlägt vor, dass sie geröntgt wird.

Frau Timmermann schüttelt den Kopf: »Ich habe im Monat noch 83 Euro zur Verfügung. Davon muss ich alles bezahlen.« Der Rest ihrer Rente wird zur Finanzierung des Heimplatzes einbehalten. »Schauen Sie«, sie zeigt stolz auf ihre jüngste Errungenschaft, »die Bluse und diese Hose habe ich für 19 Euro gekauft ... Wenn ich zum Röntgen fahre, muss ich das selbst bezahlen, nicht?!« Die Ärztin nickt. »Nee, Frau Doktor, dann lassen wir das mal.«

Von Medikamentenzuzahlungen ist die alte Dame zwar befreit, aber den »Luxus« eines Krankentransportes per Taxi zum ambulanten Röntgen müsste sie sich individuell hinzukaufen. Es sei denn, Dr. Kruse würde sie zur stationären Untersuchung ins Krankenhaus schicken. Dann wiederum zahlt die Kasse. Über hundert Euro für den Transport, Hunderte für das Zimmer, die Pflege, die medizinische Untersuchung. Dr. Kruse hat keine Zeit, um sich über diese Regelungen zu wundern. Sie sind widersprüchlich, unsinnig und unlogisch und dennoch Teil ihres Alltags.

Frau Timmermann weigert sich, zum Röntgen zu fahren – und erspart sich damit die Kosten für das Taxi und der Kasse die Kosten für die Untersuchung. Ob das gewollt ist?

AFP, 26.04.2006
Gesetzlich Krankenversicherte haben im vergangenen Jahr deutlich weniger Zuzahlungen für Medikamente geleistet als im Vorjahr. Im Schnitt hätten die Versicherten 33,30 Euro statt 37,19 Euro zugezahlt. Experten begründen die statistische Kostenentlastung der Patienten mit mehr Zuzahlungsbefreiungen, die beispielsweise für chronisch Kranke gewährt werden.

Dr. Kruse ist auf dem Weg zurück in ihre Praxis. Drei Patienten hat sie besucht, mit ihnen gesprochen, Blut entnommen, die Lunge abgehört, sich die Wunden angeschaut, eine Spritze gegen Migräne verabreicht, mit den Pflegern die Medikamente abgesprochen. Für einen der drei besuchten Patienten wird sie wohl um die 15 Euro erhalten, die anderen Besuche gelten als »Mitbesuche«, weil sie alle in einem Altenheim stattfinden. Deshalb sind sie nur mit der Mitbesuchsziffer abzurechnen und nur etwa acht Euro wert – ganz egal, was sie getan oder gelassen hat. Der Kontakt zu den Patienten – »Konsultation« auf Ärzte-Abrechnungschinesisch – bringt ihr wiederum rund 1,40 Euro je Patient. Diese 1,40 Euro erhält sie für alle drei im

gleichem Umfang – dabei ist egal, ob sie zwei Patienten nur
»mitbesucht« hat oder nicht. Das verstehe, wer will. Alle Alten-
heimbewohner belasten zudem das Medikamentenbudget der
Ärztin weit über den Durchschnitt hinaus.
Die medizinische Versorgung von alten Menschen in Heimen ist mangelhaft. Tun oder lassen? Vor diese Frage gestellt,
lassen die meisten Ärzte solche Besuche lieber sein. Wundert
das?

AFP, 28.04.2006
460 verschiedene Lobbygruppen gibt es ... in Deutschland, die in Sachen Gesundheit die Interessen ihrer
Auftraggeber durchsetzen wollen. Zu den direkt betroffenen Akteuren – allein 30 Arztverbände und sieben
Spitzenverbände der Krankenkassen – kommen noch
viele im Umfeld dazu. Insgesamt werden in der Branche
milliardenschwere Umsätze gemacht.

In der Praxis warten die beiden Arzthelferinnen, ein Packen
Post, ein voller Terminkalender und ein Haufen Fragen, die be-
antwortet werden wollen.
»Das Labor möchte wissen, ob Sie Mittwoch vorbeikommen?
Dr. Schumacher, der Onkologe, bittet dringend um Rückruf.
Wegen Frau Krämer. Und ganz wichtig: Können Sie nächste
Woche Donnerstag für einen Kollegen den ärztlichen Notdienst
übernehmen? Ich soll heute noch Bescheid geben«, begrüßt
Frau Engels ihre Chefin.
180 Hausärzte sind dem Notdienst in der Region angeschlossen. Nur etwa fünf Prozent der Kollegen machen den Notdienst
persönlich. Die anderen delegieren ihn, meist an Ärzte im
Krankenhaus, die sich etwas dazuverdienen wollen. Dr. Kruse
ist eine der Ausnahmen, weil sie auf die Einnahmen nicht verzichten kann – auch wenn Notdienst bedeutet, 24 Stunden
rund um die Uhr zu arbeiten.
»Ja, sagen Sie zu«, stöhnt sie, gießt sich einen Kaffee ein und
erzählt aus dem Altenheim.»Frau Holler lässt mich nicht los.
Was soll ich tun? Schwingt im Unterbewussten doch die Frage
mit: Lohnt sich das noch? Stehen Kosten und Nutzen in einem

vertretbaren Verhältnis? Welche Entscheidung ist moralisch zu rechtfertigen? Es ist eine Grauzone, in der ich mich bewege.«

Ihre beiden Mitarbeiterinnen, Frau Engels und Frau Vollmar, haben auch keine Lösung parat. Das ungute Gefühl bleibt.

AFP, 02.05.2006
Die Gesundheitsreform bringt höhere Belastungen für Bürger. »Es wäre unredlich zu sagen, dass es genügend Reserven gebe, um das Gesundheitssystem in seiner heutigen Leistungsfähigkeit finanzieren zu können«, sagte Unionsfraktionsvize Wolfgang Zöller im ARD-Morgenmagazin.

Der Sprechstundenalltag fordert seinen Tribut. Das Telefon klingelt, und es klingelt an der Tür. Gleichzeitig. Die philosophischen Fragen müssen warten. Frau Engels nimmt den Hörer ab: »Praxis Dr. Kruse, mein Name ist Engels ... Hallo!« Sie ruft im Computer den Namen des Patienten auf: »Eine Hepatitis-A-Impfung ... Sie wissen, dass Sie die selber bezahlen müssen? ... Wie teuer das ist? Die Impfung kostet rund 60 Euro, und drei Stück sind nötig ...«

Da sind sich Kassen und Privatversicherungen einig: Für die meisten Reise-Impfungen müssen die Versicherten das eigene Portemonnaie öffnen.

Die erste Patientin kommt herein. Frau Vollmar dirigiert sie ins Wartezimmer und gibt ihrer Chefin einen Brief: »Bevor Sie loslegen: Lesen Sie. Der Brief wird Ihre Laune nicht verbessern.« Dr. Kruse liest ... und begreift: Vor ihr liegt der erste Regress ihrer ärztlichen Laufbahn. Das helfende Cannabis für die unerträglichen Schmerzen von Herrn Drews zahlt nicht die Kasse, sondern wird ihr in Rechnung gestellt: »Die oben genannte Praxis verordnete die Rezeptur Dronabinol«, steht in dem Brief der Krankenkasse. »Eine Verordnungsfähigkeit besteht erst nach Anerkennung des diagnostischen und therapeutischen Nutzens sowie der medizinischen Notwendigkeit und Wirtschaftlichkeit durch den Gemeinsamen Bundesausschuss. Die Behandlung von Erkrankungen mit entsprechenden Rezepturen wurde bisher von den zuständigen Gremien noch nicht

bewertet.« Das ist die juristische Begründung. Für sie ist der wichtigste Satz:»Wir bitten den Prüfungsausschuss, die Einzelverordnung der soeben genannten Praxis zu prüfen und die 514,93 Euro in Regress zu nehmen.« Dr. Kruse muss sich erst einmal setzen. Sie hat doch nur getan, was die Experten in der Uniklinik geraten haben. An Frau Vollmar richtet sie die Bitte:»Ich muss mit Herrn Drews sprechen und mit dem Leiter der Schmerzambulanz. Irgendwann heute noch. Können Sie beides veranlassen? Das scheint ja ein toller Tag zu werden.«
»Chefin, Herr Drews kommt sowieso vorbei. Der hat einen Termin um 17.00 Uhr. Und um den Professor kümmere ich mich«, verspricht Frau Vollmar.

Reuters, 05.05.2006
Die große Koalition erwägt Änderungen bei der Praxisgebühr, um die Finanznot der Krankenkassen zu drosseln. Den Plänen zufolge sollen Patienten nicht mehr nur einmal im Quartal zehn Euro zahlen, sondern künftig bei jedem Arztbesuch fünf Euro. Dies bringe nicht nur Einnahmen, sondern habe auch eine Steuerungsfunktion.

Das Wartezimmer hat sich inzwischen gefüllt. Die Patienten müssen sich immer noch in Geduld üben. Denn der Onkologe von Frau Krämer, Mathias Schumacher, wartet noch auf einen Rückruf. Er will mit der Hausärztin die notwendigen Blutuntersuchungen während der Chemotherapie absprechen und sie über Nebenwirkungen informieren, die eventuell auftreten können. Dr. Kruse ist gespannt, wie der Kollege Frau Krämer behandeln wird, denn die Krankenkasse hat die Übernahme der Kosten für das Chemotherapiemittel Irinotecan ja verweigert, weil es für diesen Lungenkrebs nicht zugelassen ist.

Dr. Schumacher bekümmert zwar die Entscheidung der Krankenkasse, aber sie kümmert ihn nicht. Er setzt sich darüber hinweg:»Frau Krämer bekommt Irinotecan. Ich habe es ihr verschrieben, weil die erste Chemotherapie, die gängige Stan-

56

dardtherapie, nicht lange genug wirksam war. Für die Therapie im fortgeschrittenen Stadium brauche ich ein ganzes Arsenal von wirksamen Medikamenten. Je mehr Medikamente zur Verfügung stehen, desto besser, weil manchmal das eine nicht wirkt oder das andere nicht vertragen wird. So steht es im onkologischen Lehrbuch. Das ist Stand der ärztlichen Kunst. Und entsprechend verhalte ich mich. Auch bei Frau Krämer. Aber wenn man mir die Munition nimmt, kann ich nicht mehr schießen.«

Egal ob Irinotecan oder Cannabis – der so genannte Off-Label-Use von Medikamenten und Therapien ist in der schulmedizinischen Krebstherapie, in der Schmerztherapie oder auch in der Kinderheilkunde alltägliches Geschäft. Für Ärzte wie Dr. Schumacher geht es dabei nicht um umstrittene alternative Therapien wie Bachblüten, Irisdiagnostik oder geistige Chirurgie. Hinter Off-Label-Use steckt mehr. Das hört sich gruselig an, ist es aber nicht. Ganz im Gegenteil: Es ist oft die letzte Chance für Schwerkranke wie zum Beispiel Frau Krämer.

Der wissenschaftlich-medizinische Fortschritt ist schneller, als die klinische Prüfung und *Zulassung* von Medikamenten sein kann. Das dauert. Außerdem ist das Interesse, die Voraussetzungen für solche Zulassungen zu schaffen, nicht sehr ausgeprägt. Die Pharmafirmen müssen in teuren klinischen Studien die Wirksamkeit der Medikamente nachweisen. Dafür braucht man viele Patienten. Manchmal gibt es aber gar nicht genug Kranke, die man miteinander vergleichen kann. Klinische Studien sind also nicht immer möglich oder rechnen sich nicht.

Dr. Schumacher fragt provozierend: »Soll man die Patienten in der Zwischenzeit sterben lassen, obwohl es klare wissenschaftliche Belege gibt, dass die Therapie wirkt?«

Gesicherte medizinische Heilverfahren höchster Qualität – im Fachjargon heißt das hinreißend unverständlich: »*Evidenz aufgrund von Metaanalysen randomisierter, kontrollierter Studien*« – sind eher die Ausnahme als die Regel. Nur für einen Bruchteil innovativer medizinischer Therapien existieren solche Studien.

Wenn ein Mediziner wie Dr. Schumacher auf den Off-Label-Use verzichten würde, könnte er seine Praxis nicht nach dem international anerkannten wissenschaftlichen Standard führen. In den USA sind etwa die Hälfte aller Krebstherapien off-label, werden also Medikamente außerhalb der eigentlichen Zulassung verordnet.

Der niedergelassene Onkologe redet sich deshalb am Telefon in Rage, obwohl Dr. Kruse weiß Gott nicht seine Gegnerin ist: »Es geht doch nicht darum, Patienten irgendeinen Schnickschnack zu verordnen. Irinotecan hat sich seit langem in der Krebstherapie zum Beispiel bei Darmkrebs bewährt und ist zugelassen. Aber eben noch nicht für die Therapie des kleinzelligen Bronchialkarzinoms. Das heißt aber doch nicht, dass Mediziner Zweifel an der Wirksamkeit dieses Präparates beim Bronchialkarzinom haben. Ich habe sie jedenfalls nicht und mache meinen Job schon seit Jahren.«

Und Dr. Schumacher setzt noch eins drauf: »Ich bin Arzt, und für mich gilt die Verpflichtungsformel für deutsche Ärzte: ›Die Erhaltung und Wiederherstellung der Gesundheit meiner Patienten soll oberstes Gebot meines Handelns sein.‹ Außerdem steht im *Sozialgesetzbuch*, dass die Krankenkassen ihren Versicherten eine medizinische Versorgung zu gewähren haben, die dem allgemein anerkannten Stand der medizinischen Erkenntnisse und dem medizinischen Fortschritt entspricht. Ich finde, ich halte mich dran, aber die Kassen, die tun es nicht.«

Irinotecan ist zwar für die Behandlung des Bronchialkarzinoms nicht zugelassen, aber auch nicht verboten. In dieser Grauzone bewegt sich Dr. Schumacher. »Frau Krämer hat die erste Sequenz schon erhalten, und ich bin sicher, sie wirkt. Die Nebenwirkungen können heftig sein, deshalb müssen wir sie im Auge behalten. Ich hoffe, damit ihr Leben um ein bis zwei Jahre verlängern zu können. Und das ist die Hauptsache.«

Dr. Schumacher ist inzwischen beim Kampf mit der Kasse: »Mal schauen, was passiert. Wahrscheinlich bekomme ich einen Regress, wenn die Patientin tot ist. Aber das gehört inzwischen zu meinem Alltag. Ich kenne Kollegen, die sollen sechsstellige Summen zahlen für Medikamente, die die letzte Lebenschance für ihre Patienten sind. Sollen sie das deshalb sein lassen? Jahrzehntelang haben die Kassen die Verschreibung solcher Medikamente akzeptiert. Das war gängige Praxis im Bereich der Krebstherapie. Jetzt wird das immer mehr in Frage gestellt, und das bedeutet: Gesetzlich Versicherte werden schlechter gestellt als Privatversicherte. Bei denen gibt es diese Probleme nämlich nicht.

Werte Kollegin, ich sage Ihnen: Wenn die Kassen- und Ärztefunktionäre demnächst im Gemeinsamen Bundesausschuss beschließen sollten, dass Irinotecan für Kassenpatienten nicht mehr verordnet werden darf, dann empfände ich das als zynisch und unverantwortlich gegenüber Lungenkrebspatienten. Da ich den Patienten die Therapie nicht vorenthalten kann, müssten sie sie dann aus eigener Tasche bezahlen oder prozessieren.

Immerhin: Das Bundesverfassungsgericht hat sich auf die Seite der lebensbedrohlich Kranken geschlagen. Die Richter sagen, es sei mit dem Grundrecht auf Leben nicht vereinbar, wenn einem sehr schwer Kranken, der gesetzlich versichert ist, eine Leistung verwehrt werde, die ihn vielleicht heilen oder ihm helfen kann. Aber welcher Patient will schon prozessieren, wenn er schwer krank ist? Frau Krämer bestimmt nicht.

Nur eines steht fest: Schon jetzt werden Patienten in Deutschland häufig schlechter behandelt, als es nach dem internationalen Stand des medizinischen Wissens möglich wäre. Und soll ich Ihnen noch etwas sagen? Ich bin der festen Überzeugung, dieser Trend wird sich verschärfen!«

ddp, 07.05.2006
Die größte private Krankenversicherung in Deutschland droht der Bundesregierung mit einer Klage gegen die geplante Gesundheitsreform. »Die private Krankenversicherung ist in ihrem Bestand geschützt, keiner darf sie antasten«, sagt der Vorstandsvorsitzende.

Die alte Dame mit dem kleinzelligen Bronchialkarzinom weiß von diesem Gespräch nichts. Sie vertraut ihrem Arzt.

Dr. Kruse ist froh, dass weder Frau Krämer noch einer ihrer wartenden Patienten dieses Telefongespräch mitgehört haben.

Ihre Patienten sehen in ihr die Ärztin, die das Beste für sie tut, und keinesfalls den verlängerten Arm anonymer Institutionen, in denen Funktionäre anhand von sozialversicherungsrechtlichen Bestimmungen, Gesetzen, Verordnungen und Richtlinien über Medikamente und Therapien entscheiden. Wo es auch um Macht und Einfluss geht, offiziell aber immer im Sinne und zum Wohle der gesetzlichen Krankenversicherten entschieden wird.

Niemand möchte in diesem Land mit dem Vorschlag identifiziert werden, Kassenpatienten Leistungen vorzuenthalten. Man spricht von Patientensicherheit, von *Qualitätsstandards*, von Rationalisierung. Darum geht es auch, aber nicht nur ... Gesetzlich Versicherte sind nicht in der Lage, die Entscheidungen nachzuvollziehen, ganz einfach, weil kaum einer über das dafür nötige Expertenwissen verfügt. Gleichzeitig aber beschneiden die getroffenen Therapieentscheidungen immer mehr und immer häufiger die Handlungsfreiheit des Arztes. Das ist gewollt. Manchmal mag das sogar gut sein. Aber längst nicht immer.

AFP, 08.05.2006
Arbeitgeberpräsident Dieter Hundt hat einen Ausbau der Selbstbeteiligung der Patienten im Rahmen der Gesundheitsreform gefordert. Hundt schlug vor, die geltende Höchstgrenze bei der Eigenbeteiligung von zwei Prozent des Bruttojahreseinkommens auf drei Prozent anzuheben. Die Arbeitgeber unterstützen auch eine mögliche Praxisgebühr von fünf Euro für jeden Arztbesuch.

Durchfall und Allergien – beides hat heute in der Hausarztpraxis Konjunktur. Warum? Der Frühling lässt die Pollen fliegen und die Menschen niesen. Aber die Häufung von Durchfall? Dafür hat Dr. Kruse auch keine Erklärung. Grüne, rote und weiße Rezepte werden ausgefüllt. Im Raum nebenan schreibt das EKG vor sich hin. Ein junger Mann möchte einen *Gesundheitscheck* machen lassen. Am Empfang läuft die Datenfernübertragung aus dem Labor. Zwei Anmeldebögen, ein Befundbogen warten darauf, ausgefüllt zu werden. Dreißig Privatrechnungen liegen unerledigt auf dem Empfangstresen. Der Zeitplan ist durcheinander.

Ein gemeinsames Treffen mit »Frau Braun« gibt es heute nicht, folglich werden in der Küche auch keine Geschichten erzählt. Jeder trinkt seinen Kaffee allein. Frau Vollmar klebt kleine Zettel auf die Patientenakten. Zur Information der Ärztin: »Telefonat mit Schmerzambulanz kurz vor vier.« – »Notdienst geht klar.« – »Hausbesuch wann?«.

Ein Patient beschwert sich: »Frau Doktor hat mich doch zur Darmspiegelung geschickt. Ich hatte vor einer Woche das Gefühl, Blut im Stuhl zu haben. Den nächsten Termin bekomme ich aber erst in neun Wochen; vorher sei nichts frei.« Frau Vollmar sind solche Klagen nichts Neues. »Ich frage die Chefin, ob sie für Sie anrufen kann.«

Der Spruch »Der Nächste bitte!« gilt nur für Privatpatienten. Der Grund ist simpel: Bei »Plüsch«-Patienten dürfen Ärzte die erbrachten Leistungen abrechnen, für Kassenpatienten hingegen wird jedem Arzt nur ein bestimmtes Gesamtbudget zugewiesen. Überschreitet er das Budget, bekommt er die Leistung nicht bezahlt. In der Praxis bedeutet das: Ärzte vergeben die Termine so, dass sie eine bestimmte Zahl an Kassenpatienten nicht überschreiten. Das heißt, die Termine werden zugeteilt, rationiert. Deshalb stehen Kassenpatienten in einer langen Schlange, wenn es um Termine bei Fachärzten geht. Die 8,4 Millionen Privatversicherten – ein ziemlich exklusiver Club – kennen solche Betteleien um Termine nicht.

AP, 08.05.2006
Die Debatte über die Erhöhung der Praxisgebühr auf fünf Euro je Arztbesuch ist noch nicht ausgestanden. Hundts Vorschläge seien ein »Horrorszenario für alte und chronisch kranke Menschen«, erklärte der Sozialverband Deutschlands. Sie würden sich nötige Arztbesuche nicht mehr leisten können. Die Debatte über die Fünf-Euro-Gebühr sei typisch für Menschen, die selbst ein sattes Einkommen hätten.

Als ob es eines Beweises bedurft hätte, haben die beiden Arzt-helferinnen vor kurzem die Probe aufs Exempel gemacht. Sie haben die Fachärzte angerufen, zu denen die Hausärztin häufig Überweisungen ausstellt. Zum Beispiel bei einem *Gastroente-rologen.* Frau Vollmar wählte die Nummer und spielte Patien-tin: »Ich hätte gerne einen Termin für eine Darmspiegelung.« Die erste Frage der Kollegin lautete: »Eine Darmspiegelung? Eine Koloskopie?! Kommen Sie mit einer Überweisung?« Da-mit war die Spreu vom Weizen getrennt.

Frau Vollmar antwortete: »Ja« – und schon war klar, sie ist Kassenpatientin.

»Wer hat Sie überwiesen?« Sie nannte Dr. Kruse. »Aha«, lau-tete die Antwort, und sie rückte im Kalender schon ein paar Plätze nach vorn. Fachärzte differenzieren häufig nach dem zu-weisenden Hausarzt. Weil Dr. Kruse viele Patienten schickt, sollte Frau Vollmar einen Termin in acht Wochen bekommen! Immerhin.

Auch den Orthopäden testeten die beiden mit verteilten Rol-len. »Sind Sie gesetzlich oder privat versichert?«, lautete die Eingangsfrage.

»Kassenpatientin«, antwortete Frau Vollmar.

»Waren Sie schon einmal bei uns? ... Nein? Dann warten Sie bitte einen Augenblick.«

Keine Frage, welche Schmerzen die Patientin plagen. Nach drei Minuten Warteschleife war die Empfangsdame des Ortho-päden wieder am Apparat: »In zwei Monaten kann ich Ihnen einen Termin geben. Vorher haben wir nichts frei ...«

Kurz darauf spielte Frau Engels ihre Rolle als Privatpatientin. Einfühlsam wurde sie von derselben Empfangsdame nach ihren Beschwerden gefragt.

»Ich habe Schmerzen an der Wirbelsäule.«

Die Kollegin am anderen Ende der Leitung war überaus be-sorgt: »Das sollten Sie abklären lassen ... Am Donnerstag könnten Sie kommen. Passt Ihnen das?« Ein Termin in zwei Tagen ... und nicht in zwei Monaten!

dpa, 11.05.2006
Rund sieben von zehn Bürgern rechnen bei der geplan-

ten Gesundheitsreform mit negativen Auswirkungen auf das Gesundheitswesen. 43 Prozent sprechen sich dafür aus, die Leistungen der gesetzlichen Krankenversicherung nicht weiter zu kürzen und dafür die Beiträge zu erhöhen. 41 Prozent wollen das Gegenteil: Leistungen kürzen und dafür die Beiträge konstant halten.

Frau Engels und Frau Vollmar arbeiten schon länger als Arzthelferinnen. Sie sind beide gesetzlich versichert. Frau Engels erzählt von der Praxis, in der sie zuvor gearbeitet hat. Dort wurde den Arzthelferinnen regelrecht verboten, mit den Kassenpatienten zu sprechen oder sich zu erkundigen, was sie schmerzt, wie es ihnen geht. Dabei ist Frau Engels keine Quasselstrippe. Ihr Chef begründete das Redeverbot so: Nicht die Kassen-, sondern die Privatpatienten brächten das Geld. Folglich sollten die Arzthelferinnen die Kassenpatienten kurz und knapp, die Privaten bitte zuvorkommend und ohne Wartezeit behandeln.

Diese freundliche Hingabe ist leicht zu erklären. Für Privatpatienten darf man für die ärztliche Behandlung ein Mehrfaches dessen berechnen, was einem gesetzlich Versicherten zusteht: Wenn ein privates Herz schlägt, bekommt ein Arzt für ein EKG rund 26 Euro. Schlägt das Herz gesetzlich versichert, gibt es dafür etwa 9 Euro. Ein Herzschlag ist also unterschiedlich viel wert – je nachdem, in wem der Muskel schlägt.

dpa, 12.05.2006
Der frühere Gesundheitsminister Horst Seehofer schlägt vor, dass sich jeder seine Krankenkasse selbst aussuchen solle. Gesetzlich Versicherte sollten sich auch ambulant im Krankenhaus behandeln lassen können, nicht nur Privatpatienten. Die Strukturen im Pharmabereich müssten zudem verändert werden, um Kosten zu senken.

Die Arzthelferinnen wissen, dass auch die Hausarztpraxis von Dr. Kruse nur überlebt, weil sie viele Privatpatienten hat. Sie sichern also auch ihren Job. Dennoch fragen sich Frau Engels und Frau Vollmar, womit man diese Zweiklassenmedizin legitimieren will. Beide sind gesetzlich versichert. Sie haben auch gar keine Wahl. Denn ihr Gehalt liegt – wie bei 72 Millionen Deutschen – unterhalb der Versicherungspflichtgrenze. Diese Grenze liegt derzeit bei 47.250 Euro brutto im Jahr. Weil ihre Einkünfte darunter liegen, sind sie damit automatisch Menschen zweiter Klasse.

Frau Vollmar ärgert das. Sie hat einen Trick parat, wie sie als Kassenpatientin schneller an Termine kommt. Sie ruft bei Fachärzten als Privatpatientin an. In der Praxis, am Empfang, sagt sie dann aber: »Nein, ich bin keine Privatpatientin. Da müssen Sie sich vertan haben, ich bin Kassenpatientin.« Und wenn sie ganz mutig ist, fragt sie naiv weiter: »Ist das denn von Bedeutung?« Noch niemand habe sich getraut, sie wegzuschicken, erzählt sie der Kollegin und schreibt gleichzeitig auf einen kleinen Zettel für die Chefin: »Anruf bei Gastroenterologen wegen Koloskopie«.

Reuters, 14.05 2006
Risikosportler können nach Worten von Gesundheitsministerin Ulla Schmidt künftig nicht mehr damit rechnen, dass Unfallkosten von der gesetzlichen Krankenversicherung getragen werden.

Eigentlich müsste man in den Eingang der Praxis eine Drehtür einbauen. Ein ständiges Kommen und Gehen. Es ist kurz vor vier, als Dr. Kruse am Empfang die nächsten Akten in die Hand nehmen will. »Stopp«, Frau Vollmar, die Herrin der Termine und Organisation, gebietet Einhalt, »der Professor von der Schmerzambulanz ist jetzt erreichbar. Ich stelle durch, ja?«

Die Ärztin eilt ins Sprechzimmer, schließt die Tür, nimmt den Hörer ab und stellt sich vor, »ich bin die Hausärztin von Herrn Drews«, und erzählt ihm von dem Brief der Krankenkasse, dem Prüfverfahren, dem drohenden Regress. Die Ärztin ist erregt – es ist schließlich ihr erster Regress –, der Schmerzexperte dagegen ist ziemlich gelassen: »Frau Kollegin, falls es Sie tröstet. Ich habe mehrere Regresse am Hals und lasse mich dadurch keineswegs beirren. Ich verschreibe weiter und nehme auch einen

Rechtsstreit in Kauf. Schauen Sie, erst heute habe ich einer Patientin, die multiple Sklerose hat, Cannabis verschrieben. Sie profitiert davon ungemein, sie bleibt gehfähig. Die Kasse will das nicht bezahlen. Soll ich stattdessen die schwer kranke Frau mit stark wirkenden Opiaten voll pumpen, die eine Kassenleistung wären? Damit wäre sie mit Sicherheit nicht mehr gehfähig, sondern läge im Bett.«

»Sie handeln pragmatisch«, stimmt Dr. Kruse zu, »so bin ich auch bei Herrn Drews vorgegangen. Doch die Kassen interessiert nicht, dass bei Herrn Drews die stärksten Arzneimittel versagt haben und Cannabis geholfen hat. Für sie ist nur von Bedeutung, dass es nicht im Leistungskatalog steht. Basta.«

Der Schmerzexperte erläutert der Ärztin differenziert die medizinischen Einsatzmöglichkeiten der Hanfpflanze und die rechtliche Situation: Cannabis und sein Einsatz wird oft ideologisch diskutiert – dabei geht es dem Professor mitnichten um die Legalisierung von Hanf für Rauschzwecke auf Kosten der gesetzlichen Krankenversicherung. Es geht ihm auch nicht darum, Anekdoten angeblicher Wunderheilungen durch das Medikament Vorschub zu leisten. Recht gut belegt sei hingegen, dass Cannabis gegen Appetitlosigkeit und Abmagerung bei HIV-Infizierten wirke, gegen spastische Krämpfe bei multipler Sklerose oder auch gegen Übelkeit und Erbrechen bei Krebspatienten, die eine Chemotherapie erhalten. Kanadische Behörden haben vor kurzem einen Cannabisextrakt für Multiple-Sklerose-Kranke zugelassen, die an starken Schmerzen leiden.

Für den Schmerzprofessor ist klar: »Die Argumentation, solange es keine *randomisierte Doppelblindstudie* gibt, schützen wir den Patienten vor solchen Medikamenten, hat mit meinem Alltag wenig zu tun. Auch medizinische Erfahrung hat wissenschaftliche Relevanz! Ich kann nicht ideologisch argumentieren, wenn ein Patient sich vor Schmerzen krümmt, ich möchte ihm als Arzt eine Lösung anbieten. Und manchmal kann Cannabis eine Lösung sein.«

Dronabinol, den wichtigsten Wirkstoff der Cannabispflanze, der auch synthetisch hergestellt werden kann, vertreiben in Deutschland zwei Pharmafirmen. Aber Dronabinol ist zehn- bis zwanzigmal so teuer wie natürliches Cannabis. Wenn sich die Krankenkassen weigern, die Kosten zu übernehmen, dann müssen Patienten das teure Präparat aus eigener Tasche zahlen. Die wenigsten chronisch Kranken können das. Eine Alternative wäre die Verwendung von natürlichem billigen Cannabis. Das ist aber verboten. Die Patienten werden also in die Illegalität getrieben und kaufen sich Haschisch. Sie erhitzen den verbotenen Stoff in einem Gerät und atmen die Dämpfe ein, machen einen Tee daraus oder drehen sich einen Joint.

Das Bundesverwaltungsgericht hat dazu vor kurzem ein Urteil erlassen. Kranke hatten geklagt. Sie wollten eine Ausnahmegenehmigung zur medizinischen Verwendung von sonst verbotenen Cannabisprodukten erhalten. Das Gericht gab ihnen Recht. Der mögliche Nutzen könne bei schweren Erkrankungen schon in einer Verbesserung des subjektiven Befindens liegen.

»Ich bin kein Jurist«, erläutert der Schmerzexperte, »aber sinngemäß haben die Verwaltungsrichter gesagt, man dürfe Schwerkranken, bei denen keine Aussicht auf Heilung besteht, die medizinische Verwendung sonst illegaler Cannabisprodukte nur dann verweigern, wenn ein therapeutischer Nutzen keinesfalls eintreten kann. Es gibt aber einen therapeutischen Nutzen bei vielen Patienten. Das Urteil wird Auswirkungen haben. Es wird diskutiert, Cannabis in den Leistungskatalog aufzunehmen.«

Er gibt der Kollegin den Tipp: »Auch damit können Sie argumentieren, wenn Sie sich wegen der Verschreibung verantworten müssen. Übrigens, noch eine kleine Anekdote zum Schluss: Ich habe einen Mitarbeiter, der unter schwerer Migräne leidet. Er nimmt ab und zu Cannabis und schwört drauf. Bei ihm ist es kein Problem. Er ist Privatpatient.«

Dr. Kruse ist ein wenig erleichtert. Das Gespräch mit dem Experten hat ihr Mut gemacht. Sie hat für Herrn Drews das medizinisch Richtige getan, auch wenn es aus Kassensicht falsch sein soll.

AP, 17.05.2006
Bei simplen Krankheiten wie Schnupfen sollen Patienten nach dem Willen von Gesundheitsministerin Schmidt

künftig mehr selbst zahlen. Mit den Einsparungen soll sichergestellt werden, dass wirklich teure Behandlungen wie Hüftoperationen oder die Versorgung von Frühgeborenen weiter für alle finanziert werden können. Welche Leistungen konkret gestrichen werden könnten, sei unter anderem die Sache des Gemeinsamen Bundesausschusses.

»Der Nächste bitte.«

Frau Frank leidet an Brustkrebs im fortgeschrittenen Stadium und braucht Morphinpflaster. Der Frauenarzt hat die Patientin zu ihrer Hausärztin geschickt. Die solle das Betäubungsmittel-Rezept, kurz BTM-Rezept genannt, verschreiben. »Mein Frauenarzt hat gesagt, diese Rezepte seien ihm zu gefährlich, weil in seiner Praxis schon einmal eingebrochen worden sei.«

Dr. Kruse bemüht sich, ernst zu bleiben, sie durchschaut die fadenscheinige Argumentation. Der Frauenarzt will nicht, dass die teuren Pflaster sein Budget belasten, und schickt die Patientin zum Hausarzt. Ein gängiges Prinzip. »O heiliger Sankt Florian, verschon' mein Haus, zünd andre an!« Der heilige Sankt Florian ist eigentlich Schutzpatron der Feuerwehr, aber inzwischen auch bei den Ärzten beliebt. Als Schutzpatron des zugewiesenen Geldtopfes. Hausärzte verschieben zum Orthopäden, Frauenärzte wieder zu den Hausärzten, die wieder zum Neurologen oder Kardiologen und so fort. Ein Belastungs-EKG und eine Langzeit-Blutdruckmessung kann beispielsweise auch der Hausarzt machen, aber wenn das zugewiesene Budget am Limit ist, dann liegt es näher, den Patienten zum Kardiologen zu schicken, als selbst aktiv zu werden. Ein reger Patienten-Pingpong, der zum Ziel hat, sich teure Kassenpatienten vom Halse zu schaffen.

Wenn es hingegen bei Privatpatienten brennt, dann löscht man gerne selbst. Schließlich bekommt man das Löschen gut bezahlt.

Dr. Kruse schreibt das Rezept aus, ohne Frau Frank etwas vom Patienten-Pingpong zu erzählen. Mit solchen Petitessen will sie sich nicht aufhalten. Sie verabschiedet sich und holt sich am Empfang die nächsten Akten. Als sie Herrn Drews im

Wartezimmer sitzen sieht, nimmt sie ihn kurz beiseite: »Sie sehen, wie voll es heute ist. Ich möchte mir Zeit für Sie nehmen. Haben Sie schon von der Post gehört, die ich erhalten habe? Ich habe mit dem Professor aus der Schmerzambulanz bereits telefoniert.«

»Und?«

»Gegen ihn laufen auch Regresse. Mehr dazu später.«

Er nickt: »In Ordnung. Ich befürchte, ich bekomme noch weiteren Ärger.«

»Hey, wie kommt's? Hier fliegen Ihnen die Sympathien zu, und bei den Kassen erliegt niemand Ihrem Charme?«

»Die Sachbearbeiter sehen mich halt nicht, die hören nur von mir. Daran wird es liegen.« Herr Drews hat mindestens so viel Humor wie seine Hausärztin.

»Wollen Sie noch etwas besorgen?«, schlägt die Ärztin vor, »ich hinke heute mit den Terminen hinterher. Kurz vor sechs – da wäre es am besten.« Herr Drews ist einverstanden, und Dr. Kruse nickt noch kurz einer anderen Patientin zu, die auch auf sie wartet: Frau Hoffmann – das wird auch kein schönes Gespräch. Was für ein Tag!

AP, 18.05.2006
Bundeskanzlerin Angela Merkel hat die Erhöhung des Krankenkassenbeitrags für Rentner bei der anstehenden Gesundheitsreform ausgeschlossen. Die CDU-Chefin bekannte sich zu einer Art der Finanzierung der Krankenversicherung, die zwischen Arm und Reich, Alt und Jung sowie zwischen Gesunden und Kranken umverteilt. »Wir werden eine solidarische Finanzierung natürlich beibehalten«, sagte sie.

Im Sprechzimmer zwei wartet bereits eine neue Patientin: »Guten Tag. Wir kennen uns noch nicht?«

»Mein Name ist Steinfurt. Ich habe mehrere Jahre im Ausland gelebt, in Russland«, erzählt Frau Steinfurt, »ich bin jetzt wieder in Deutschland und brauche einen Hausarzt. Und vielleicht haben Sie ja auch einen Tipp für mich.«

»Gerne, wenn ich helfen kann?«

»Ich habe gutartige Geschwülste in der Gebärmutter, sie müssen dringend entfernt werden. Das hat mir auch der Frauenarzt empfohlen und gleich dazu einen der angeblichen Gebärmutterpäpste.«

»Und waren Sie schon bei diesem Papst?«, fragt Dr. Kruse.

»Ja, aber ich bin gar nicht zum Zuge gekommen. Die Diagnose wurde zwar bestätigt, die Gebärmutter müsse entfernt werden, und das möglichst schnell und möglichst schonend. Aber für mich als Kassenpatientin bedeutet ›schnell‹ in vier Monaten. Allerdings wurde mir von der Oberärztin angeboten, ich könne den Prozess beschleunigen, wenn ich bereit sei, die Kosten für die Operation privat zu tragen. Dann hätte der Herr Professor einen Termin schon in zwei Wochen frei. Die Chefsekretärin hat ausgerechnet, was das kostet. Alles in allem 2.000 bis 3.000 Euro, plus die Kosten für ein Einzelzimmer – wenn gewünscht. Jetzt bin ich auf der Suche nach einem anderen Experten.«

»Auch wenn es kein Papst ist?« Bei Dr. Kruse macht sich wieder die ironische Ader bemerkbar.

Die Patientin geht darauf ein: »Ein Bischof reicht. Wissen Sie, in Moskau bin ich schon einmal operiert worden. Am Morgen vor der Operation musste ich 4.000 Euro cash auf den Tisch legen. ›Ohne Geld wird nicht geschnitten‹, hieß es. ›Russland!!‹, habe ich gedacht und mich nach deutschen Verhältnissen gesehnt. Mein Arbeitgeber hatte übrigens damals ein Einsehen und übernahm die Kosten. Hier tut er das nicht. Denn in Deutschland geht doch alles ordentlich zu. Das dachte ich bisher auch.«

Dr. Kruse sagt nichts dazu. Was soll sie auch sagen? Ob die Geschichte wahr ist? Dr. Kruse zweifelt nicht daran. Bei aller Kritik am System – manche Ärzte scheinen das Gesundheitswesen mit einem Selbstbedienungsladen zu verwechseln. Solche Gier zerstört den Ruf des Berufsstandes. Sie kann die Entrüstung der Patientin verstehen, die noch nachlegt: »Ich finde, solchen Professoren sollte die Erlaubnis zur *Privatliquidation* entzogen werden. Ich finde ein solches Verhalten kriminell.«

Dr. Kruse empfiehlt ihr einen Professor in einem anderen Krankenhaus. Sie sei sich sicher, der operiere sie bald. Zu Kassenkonditionen.

Immer wieder erzählen ihr Patienten, dass sie als gesetzlich Versicherte hinten anstehen. Auch in Krankenhäusern. Ein älterer Herr beispielsweise sollte an der Prostata operiert werden. In der Klinik wurde dem gesetzlich Versicherten ein Termin in sechs Wochen angeboten. Seine Ehefrau rief unter einem anderen Namen erneut in der Klinik an und gab vor, dass ihr Mann privat versichert sei. Drei Tage später hätte man ihn operiert.

Solche Bevorzugungen sind an der Tagesordnung, aber Patienten anzubieten, eine Vorzugsbehandlung komplett aus eigener Tasche zu bezahlen, das ist ihr bisher noch nicht untergekommen. Sie wünscht ihrer neuen Patientin viel Glück bei dem anderen Professor und fordert sie auf: »Melden Sie sich, ob es geklappt hat.«

dpa, 21.05.2006
Bei der geplanten Gesundheitsreform verlangt SPD-Fraktionschef Peter Struck kräftige Einsparungen bei Ärzten, Apotheken und Arzneimittelherstellern. »Die Koalition muss in dieser Frage Mut vor Fürstenthronen beweisen«, sagte Struck.

Die Ärztin geht in die kleine Küche. Eine ihrer Patientinnen ist Koreanerin und hat Mandus, gefüllte Teigtaschen, vorbeigebracht. Nicht zum ersten Mal. Kruse liebt diese Mandus und kennt inzwischen auch die Zutaten für die koreanische Variante von Maultaschen: Man rollt einen Teig aus, der aus Mehl, Wasser, Salz und Ei besteht, und füllt ihn mit einer asiatisch gewürzten Hackfleisch-Porree-Sojaquark-Füllung. Sie erhitzt die kleinen koreanischen Leckereien in der Mikrowelle und wird gleichzeitig Zeuge eines Gesprächs, das sich am Empfang abspielt.

Eine Türkin: »Nächste Woche Tärmin machen. Meine Mann. Nächste Woche nix. Übernächste Woche. Nächste Woche Üniverseklinik.«

Frau Vollmar nickt und wiederholt: »Ihr Mann kann den Termin bei Frau Doktor nächste Woche nicht einhalten, weil er in die Universitätsklinik geht? Stattdessen soll der Termin in die übernächste Woche verschoben werden?«

Die Ehefrau des türkischen Patienten fühlt sich verstanden und verabschiedet sich: »Tschüss. Nächste Mal ...«

Dr. Kruse schluckt den letzten Bissen des warmen Mandu herunter und hält ihren Kopf aus der Tür: »Frau Vollmar, ich asiatische Küche. Sie türkische Übersetzerin. Praxis international.« Beide lachen.

dpa, 22.05.2006
Der Ton zwischen Ärztevertretern und Bundesregierung wird schärfer. Die Kassenärzte und der Hartmannbund wandten sich entschieden gegen die Ankündigung von SPD-Fraktionschef Peter Struck, dass Ärzte, Apotheker und Arzneimittelhersteller zur Kasse gebeten werden sollen.

Im Sprechzimmer eins wartet bereits Frau Hoffmann. Ärztin und Patientin kennen sich schon länger. Frau Hoffmann hält einen Brief in der Hand: »Ehrlich gesagt, Frau Doktor, als ich den Brief erhalten habe, den Sie allen chronisch Kranken geschrieben haben, war ich entsetzt. Inzwischen habe ich mich sachkundig gemacht und kann Sie ein wenig verstehen.« Frau Hoffmann erhält zwei Mal die Woche eine *Lymphdrainage* der Beine. Sie ist 47 Jahre alt und plagt sich immer noch mit den Folgen eines schweren Unfalls, den sie als Neunjährige erlitten hat, ein *Polytrauma*, wie das Mediziner nennen. Mehrfach erhielt sie Haut- und Gewebetransplantationen und jahrelang war sie für Wochen im Krankenhaus. Eine der Folgen dieses Unfalls, der viele Jahre her ist: Ihre Lymphbahnen in den Beinen sind zerstört. Für immer. Das Gewebe steht immer voll Wasser, weil es von alleine nicht abfließen kann. Vor ein paar Jahren sind in die Hautspalten Bakterien eingedrungen, sie bekam eine chronische Entzündung, ein *Erysipel*, verbunden mit heftigsten Schmerzen und Fieberschüben. Experten wurden zu Rate gezogen und alle waren sich einig: Lymphdrainage, Kompressionsstrümpfe – und eine Umschulung. Der Job als Krankenschwester belastete die Beine zu sehr. Frau Hoffmann ist jetzt Sozialversicherungsangestellte bei einer Krankenkasse.

Dr. Kruse hat ihr die Lymphdrainage verschrieben – über einen langen Zeitraum. Aber jetzt hat sie alle gesetzlich Versicherten, die chronisch krank sind, angeschrieben. »Einer hausärztlichen Praxis steht für jedes Mitglied nur ein Betrag von 6,10 Euro pro Quartal zur Verfügung, pro Rentner 15,79. Überschreiten wir diese Summe um mehr als 25 Prozent, sollen wir direkt über unsere Honorare in Regress genommen werden ... Das wird dazu führen, dass wir keine sehr kostenintensiven Therapien mehr ausstellen können. Wir werden auch gezwungen sein, häufiger als bisher eine Überweisung zur weiterführenden Behandlung auszustellen, wobei gesagt sein muss, dass auch die *Heilmittel*-Budgets der Orthopäden sehr knapp gefasst sind. Insbesondere unsere chronisch kranken Patienten werden durch diese neue Regelung benachteiligt.«

Dr. Kruse wendet sich an ihre Patientin: »Der Brief richtet sich nicht gegen Sie persönlich, aber als Arzt habe ich einfach Angst, auf den Kosten sitzen zu bleiben. Diese Richtgrößen wirken wie Höchstmengen, die man verordnen darf. Ihre Lymphtherapie kostet im Monat 160 Euro. Im Quartal also 480 Euro. Das bedeutet: Ich darf 80 Patienten nichts, aber auch gar nichts verschreiben, damit Sie Ihre Lymphdrainage erhalten können. Es soll zwar für chronisch Kranke Ausnahmen geben, aber Sie fallen wohl nicht darunter.«

Frau Hoffmann kann es nicht fassen: »Für einen Betrag von 6,10 pro Patient und Quartal kann man doch eine ausreichende und zweckmäßige Therapie nicht sicherstellen?«

Dr. Kruse gibt ihr Recht: »Man will die Ausgaben für Heilmittel senken. Wissen Sie, unsere Standesvertretung, die Kassenärztliche Vereinigung, sagt, wir können das Überschreiten der uns zugebilligten Summe begründen. Eine Überprüfung findet aber frühestens ein Jahr später statt. Ich muss mich dann genau erinnern können, was ich wem warum verschrieben habe, und weiß aber gar nicht, ob in einem Jahr meine Begründungen vom heutigen Tag akzeptiert werden.« Dr. Kruse versucht die komplizierten Regelungen einfach zu erklären, obwohl die Details der Verordnung verwirrend, widersprüchlich und kaum nachvollziehbar sind. Grob gesagt, kann eine Patientin wie Frau Hoffmann maximal dreißig Lymphdrainagen erhalten.

Das ist der so genannte Regelfall. Dann muss sie, so verlangen es die Regeln, drei Monate pausieren, weil die Kasse drei Monate nicht zahlt. Auch wenn das medizinisch bei ihr überhaupt keinen Sinn macht. Erst danach kann sie wieder ein begrenztes Rezept erhalten.

Früher haben die Krankenkassen solche Langzeit-Verordnungen geprüft, genehmigt oder abgelehnt. Damit war alles klar. Jetzt gibt es solche Prüfungen nicht mehr. Das gilt nicht nur für Lymphdrainagen, sondern auch für Physiotherapie, Logopädie oder Ergotherapie, die von Schlaganfall-, Multiple-Sklerose-, Parkinson- oder auch Rheuma-Patienten benötigt werden. Stattdessen stellt man den Ärzten ein Budget zur Verfügung, bundesweit 3,25 Milliarden. Die Summe wird auf alle Bezirke der Kassenärztlichen Vereinigungen aufgeteilt. Mit diesem Geld müssen die Ärzte haushalten. Einzelne chronisch Kranke können die Ärzte zwar als »besondere« Patienten deklarieren, aber das ändert nichts an der Gesamtsumme, die zur Verfügung steht. Wenn die Ärzte den zugewiesenen Gesamtbetrag in den einzelnen Bezirken beispielsweise um 40 Millionen überschreiten, müssen sie die Differenz unter sich aufteilen und aus der eigenen Tasche bezahlen. Da es keine Informationen darüber gibt, ob solche Zahlungen drohen, ziehen die Ärzte die Notbremse und verschreiben weniger. Auch für chronisch Kranke. *Praxisbesonderheiten* hin oder her. Es steht also nicht die medizinisch notwendige Versorgung im Vordergrund, sondern die Verwaltung des Mangels. Nur hat der Patient in der Regel von diesen Regeln keine Ahnung.

dpa, 22.05.2006
Im dritten Jahr nach In-Kraft-Treten der Gesundheitsreform schreiben die meisten Kassen wieder rote Zahlen. Wie das »Handelsblatt« erfuhr, schlossen die Ortskrankenkassen und die zehn Ersatzkassen das erste Quartal 2006 mit einem Defizit von zusammen knapp über eine Milliarde Euro ab.

Bei rund fünf Millionen Menschen in Deutschland fließt die Lymphflüssigkeit nicht so ab, wie es sein sollte. Auch Krebskranke, denen *Lymphknoten* entfernt worden sind, haben häufig Schwierigkeiten mit Stauungen. Etwa ein Drittel der Brustkrebspatientinnen ist ebenfalls davon betroffen.

Ein Hautarzt, der auf Lymphbehandlung spezialisiert ist, hat Dr. Kruse Details erzählt. Wenn er über die Lymphprobleme vieler Krebspatienten auf Patiententagungen Vorträge hält, dann fragt er die anwesenden Onkologen gerne: »Haben Ihre Patienten Problem mit den Lymphgefäßen?« Die Antwort lautet immer: »Nur ganz wenige.« Dann bittet er die Patienten im Saal, die unter solchen Schwellungen leiden, die Hand zu heben, und siehe da: Es meldet sich mehr als ein Drittel. Onkologen sind für diese Lymphschwellungen nicht zuständig und fragen ihre Patienten deshalb selten nach solchen Beschwerden. Dokumentiert werden diese Stauungen infolgedessen auch nicht. Der Lymphexperte befürchtet, dass die Kassen irgendwann sagen werden: Lymphbehandlungen sind nicht nötig, weil in den speziellen Behandlungszentren diese Erkrankungen gar nicht auftauchen und in den entsprechenden Programmen nicht aufgeführt werden. Die Einschränkungen in den Heilmittelrichtlinien sind für ihn der erste Schritt, diese Behandlungen komplett von den chronisch Kranken zahlen zu lassen. Ob er Schreckgespinste an die Wand malt?

Für Frau Hoffmann wären das 320 Euro jeden Monat. Denn wenn sie selbst zahlen muss, ist eine Lymphdrainage in etwa doppelt so teuer wie die für einen Kassenpatienten.

»Kann ich nun mit einer weiteren Verschreibung rechnen? Oder nicht?«, Frau Hoffmann lässt nicht locker. Regeln hin, Regeln her. Als langjährige Patientin hat sie Vertrauen zu ihrer Hausärztin und hofft nicht enttäuscht zu werden.

»Ich lasse Sie nicht im Stich«, antwortet Dr. Kruse, »ich verschreibe Ihnen die Lymphdrainage. Noch. Aber ich stelle Ihnen auch eine Überweisung zum Frauenarzt aus, vielleicht fragen Sie den Kollegen, ob nicht auch er einmal ein Rezept ausstellen kann. Dann trage ich das Risiko nicht alleine.«

»Ich werde es versuchen«, verspricht die Patientin und wird dann grundsätzlich: »Wissen Sie, was mich umtreibt? Warum muss ich als gesetzlich Versicherte ständig kämpfen und betteln, für eine Therapie, die für mich lebensnotwendig ist? Die Lymphbahnen werden nicht nachwachsen, ich brauche diese Therapie mein Leben lang. Ich habe meinen Beruf aufgeben müssen, ich habe umgeschult, ich gehe mit meiner Erkrankung vernünftig um. Sie nimmt dennoch viel Platz in meinem Leben ein. Die Lymphdrainage zwei Mal die Woche ist ja kein Happening, keine Wellness-Veranstaltung für mich, ich würde die Zeit lieber nutzen, um Tennis zu spielen, was ich schon lange nicht mehr kann, mich mit Freunden treffen oder ins Kino gehen. Ich verbringe Stunden bei der Lymphdrainage, um arbeitsfähig zu bleiben. Ohne das manuelle Herausstreichen der Flüssigkeit aus dem Gewebe werde ich ruck, zuck nicht mehr arbeiten können und letzten Endes Sozialhilfeempfängerin werden. Das kann doch nicht gewollt sein?«

AP, 23.05.2006
Der sachsen-anhaltinische Ministerpräsident Wolfgang Böhmer hat sich dafür ausgesprochen, den Leistungskatalog der Krankenkassen zu überprüfen. Er beneide niemanden, der zu entscheiden habe, was künftig nicht mehr solidarisch finanziert werden solle. Dennoch müsse die Entscheidung getroffen werden, und zwar von Experten und nicht von Juristen oder Ökonomen.

Bei Frau Hoffmann ist es sinnvoll, alles zu tun, was möglich ist, doch finanziell wäre es für ihre Praxis besser, sie würde die Therapie lassen.

In Paragraph 12 des *Sozialgesetzbuches* fünf steht geschrieben, dass medizinische Leistungen zweckmäßig und wirtschaftlich sein müssen. Sie dürfen das Maß des Notwendigen nicht überschreiten. Bei Frau Hoffmann steht außer Frage, dass die medizinische Therapie zweckmäßig ist. Die Therapie ist auch wirtschaftlich, weil die Patientin ohne Lymphdrainage auf Dauer arbeitsunfähig wird. Und das Maß des Notwendigen überschreitet sie auch nicht. Zwei Mal pro Woche ist das erprobte Minimum. Dennoch stößt sie an die Grenzen des Systems. Denn die Behandlung erfolgt nicht nach medizinischer Notwendigkeit, sondern nach Kassenlage.

Kämpfen und betteln gibt es dabei umsonst – oder auch klein beigeben ...

Logopäden und Physiotherapeuten können von den Begrenzungen ebenfalls ein Lied singen: Da hat ein 45-jähriger Patient einen komplizierten Oberarmkopfbruch, zudem ist seine Sehne im Oberarmbereich eingerissen. Der Facharzt für Chirurgie verschreibt nur eine Verordnung über Krankengymnastik und eine Elektrotherapie. Der Patient übt und trainiert in Eigenregie. Trotzdem reicht es nicht. Eine weitere Verordnung – sie ist eigentlich Standard – verweigert der Arzt aus Sorge, die Behandlung für den Patienten bezahlen zu müssen. Die Gefahr einer Versteifung des Schultergelenks nimmt er dabei in Kauf. Einer älteren Dame, die eine neue Hüfte erhalten hat, wird vom Arzt lediglich sechs Mal Krankengymnastik zugestanden, und das über sechs Wochen gestreckt. Der Arzt verschreibt ihr nicht einmal so viele Termine, wie es problemlos möglich wäre.

Man tut das Falsche und lässt das Richtige.

Kinder mit Sprachentwicklungsstörungen, Schlaganfallpatienten, Patienten nach Hirnoperationen – viele von ihnen haben es immer schwerer, von ihren Ärzten die notwendigen Verordnungen für therapeutische Hilfe zu erhalten. In den Kassenärztlichen Vereinigungen stapeln sich die Briefe von Patienten, die die Auswirkungen dieser Regelungen schildern. Man schläft ruhiger, wenn man sie nicht liest.

Dr. Kruse fragt sich, ob der Rückgang der Verordnungen, die Panikmache der Kollegen gerechtfertigt ist. Sie hat ihre Zweifel, begründen kann sie diese Zweifel nicht. Vielleicht ist die gefühlte Gefahr größer als die tatsächliche? Sie vermutet nur eines: Da werden politische Gefechte ausgetragen. Die Leidtragenden sind die Patienten.

Im konkreten Fall ist Dr. Kruse optimistisch, gibt ihrer Patientin das Rezept und reicht ihr die Hand: »Ich habe den Brief geschrieben, um mich abzusichern, um meinen Patienten zu erklären, warum auch ich auf die Zahl der Verordnungen achten muss. Ich bin einfach unsicher, wie das ausgeht. Hoffen wir, dass es nicht so schlimm kommt wie befürchtet.«

dpa, 26.05.2006
Die Pläne zur Gesundheitsreform nehmen Formen an. Nach Informationen der Tageszeitung »B.Z.« zeichnen sich folgende Kernpunkte ab: eine Versicherungspflicht für alle, eine höhere Beitragsbemessungsgrenze, die Einführung eines Versorgungsausgleichs privater Kassen für die gesetzlichen, die gleiche Vergütung ärztlicher Leistungen bei gesetzlichen und privaten Kassen sowie eine weitere Öffnung der Krankenhäuser für ambulante Behandlungen.

»Hoffen wir, dass es nicht so schlimm kommt wie befürchtet.« Den Satz kann sie gleich noch einmal wiederholen. Denn er gilt auch für die Cannabis-Verordnung und den drohenden Regress – Herr Drews fährt mit seinem Rollstuhl zu ihr ins Sprechzimmer. Er entschuldigt sich: »Es tut mir Leid, dass Sie jetzt diesen Ärger am Hals haben. Aber wer hätte gedacht, dass eine Verordnung, die eine Universitätsklinik dem Hausarzt empfiehlt, von der Kasse nicht anerkannt wird. Da kommt doch nicht einmal die Spur eines Verdachtes auf. Das wäre ja so, als wenn der Polizeipräsident erlaubt, im Halteverbot zu stehen, und man trotzdem einen Strafzettel erhält.«

Dr. Kruse zuckt mit den Achseln: »Ich zahle nicht jeden Strafzettel, wenn ich das Parken im Halteverbot begründen kann. Vielleicht gelingt mir das in Ihrem Fall auch. Ich bitte Sie nur: Bewahren Sie alle Arztbriefe und Untersuchungsunterlagen auf. Schauen Sie noch einmal Ihre Akten durch. Denn das Verfahren wird sich noch eine Weile hinziehen. Nicht dass uns anschließend irgendetwas fehlt.«

»Ich bin nicht sehr ordentlich mit den Unterlagen«, gesteht Herr Drews, »aber ich werde mich bemühen, alles zu finden.«

»Mit dem Chef der Schmerzambulanz habe ich heute telefoniert. Er hat mir Mut gemacht. Es gibt neu ergangene Urteile, die die Krankenkasse zwingen, in bestimmten Fällen die Kosten für Dronabinol zu erstatten«, erzählt die Hausärztin und fasst zusammen, was ihr der Schmerzexperte berichtet hatte.

»Ganz unabhängig wie die Sache ausgeht«, Herr Drews wird prinzipiell, »ich finde es verwerflich, in Fällen, in denen Ärzte eine therapeutische Besserung dokumentieren können, die Kostenerstattung abzulehnen, zum Beispiel deshalb, weil es bisher keine Zulassung gibt.« Die jahrelange Krankheit hat den Psychologen auch in Sachen Sozialversicherungsrecht und Arzneimittelzulassungen zu einem halben Experten gemacht. Jeder Wissenschaftler weiß, dass es für viele Einzelfälle keine großen Studien gibt und auch nie geben wird. Er weiß es auch.

»Sicherlich muss es Regeln für die Erstattung geben«, so die Schlussfolgerung von Herrn Drews, »aber die Unzulänglichkeit medizinischen Wissens zum Maßstab für ökonomische Entscheidungen zu machen, das lehne ich ab. Ich meine, Krankenkassenmitarbeitern sollte man eine individuelle Entscheidungsgewalt zu gestehen, einen Ermessensspielraum, der auch Einzelfälle berücksichtigen kann.«

Dr. Kruse findet die Diskussion mit ihrem Patienten anregend: »In den letzten Jahren ist der Ermessensspielraum eher kleiner geworden. Es geht nicht um die Frage, ob bei Ihnen Cannabis besser geholfen hat im Vergleich zu anderen starken Schmerzmitteln, die wir ausprobiert haben. Es war ja unsere Ultima Ratio. Sondern entscheidend ist einzig und allein, ob das Medikament für Ihr Krankheitsbild zugelassen ist.«

»Sie werden nie genügend Patienten mit meiner seltenen Erkrankung finden, möglichst noch im gleichen Stadium, um eine groß angelegte Studie durchzuführen. Studien und bewiesene heilende Wirkungen sind etwas Wunderbares, aber für wie viele medizinische Therapien existieren solche Ergebnisse?«

»Nur für einen Bruchteil«, bestätigt Dr. Kruse, »aber das interessiert den Sachbearbeiter in der Krankenkasse nicht. Der entscheidet nach Aktenlage.«

»Genauso ist es. Das System wird immer entfremdeter, das Individuum, der einzelne Mensch spielt kaum noch eine Rolle. Der Krankenkassenmitarbeiter handelt nach Anweisung. Er kennt seine Kunden in der Regel nicht einmal. Die sollten sich zum Beispiel mal meine Beine ansehen – damit wären wir beim Thema.« Herr Drews zieht die Hosenbeine hoch, und die Ärztin schaut sich die Wunden an, große schlecht heilende Wunden – im Fachjargon *Ulcus cruris* genannt. Der Psychotherapeut, der alleine in seinem behindertengerecht eingerichteten

Haus wohnt, hat sie sich zugezogen, als er sich von einem Rollstuhl in den anderen setzen wollte. Seine Beine sind inzwischen taub, er hat dort kein normales Schmerzempfinden mehr, die Wundheilung ist stark verzögert, weil die Beine nicht mehr gut durchblutet sind. Irgendwann bekam er Fieber, dick geschwollene Beine, und die Ärztin überwies ihn ins Krankenhaus. Haut wurde transplantiert.

»Eine wirkliche Besserung hat das alles nicht gebracht?«, stellt die Ärztin fest.

»Nein, ich habe jetzt von einem Gefäßchirurgen gehört, der sich auf solche Wunden spezialisiert hat. Der hat mir am Telefon gesagt, ich sei vielleicht ein geeigneter Fall für eine *Vakuumtherapie*. Das ist meine letzte Hoffnung. Ich werde in den nächsten Wochen stationär aufgenommen. Den genauen Termin erfahre ich noch.«

»Melden Sie sich, wenn Sie die Einweisung brauchen«, bietet ihm die Ärztin an.

»Danke. Werde ich tun. Aber bevor ich gehe – ich wollte mit Ihnen noch über das Bewegungsgerät sprechen.«

»Richtig! Das hätte ich jetzt völlig vergessen.«

»Ich kann ja die Beine nicht mehr bewegen. Mit mir muss Sport getrieben werden. Schreiben Sie mir eine charmante Begründung für meine Krankenkasse? Ich befürchte zwar, dass die sich querstellen ...«

»Warum sollten sie? Ihre Beine sind gelähmt. Um Thrombosen zu verhindern, brauchen Sie ein solches ›Sportgerät‹. Ich schreibe Ihnen auf jeden Fall die notwendige ärztliche Begründung«, verspricht die Ärztin, »der Brief geht Ihnen zu.«

dpa, 30.05.2006
Ausgaben für Arzneimittel sollen nach dem Willen der großen Koalition durch die Gesundheitsreform massiv gebremst werden. Dafür sollen Apotheken mehr Wettbewerb im unteren Preissegment bekommen. Für bestimmte Präparate sollen die Festpreise wegfallen. Auf Einsparungen ziele zudem das Vorhaben ab, Ärzte bei besonders teuren Therapien zum Einholen einer zweiten Meinung zu verpflichten.

Die Sprechstunde ist zu Ende. Es ist neunzehn Uhr.

»Gibt es sonst noch irgendetwas?«, fragt Dr. Kruse ihre Arzthelferinnen.

»Nur noch Frau Weiß ...«

Dr. Kruse öffnet die Fenster. Denn Frau Weiß ist der Code für schlechte Luft im Wartezimmer. Durchzug ... und weg ist sie!

»Was oft fehlt, ist der gesunde Menschenverstand«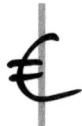
Andreas Becker, der Chef einer regionalen Krankenkasse

Mir wird richtig schlecht, wenn ich höre, wie Privatversicherte bevorzugt werden – bei der Terminvergabe in den Praxen oder bei Operationen im Krankenhaus.

Die Bevorzugung, von der die Sprechstundenhilfen erzählen, gibt es. Das weiß ich, und ich weiß auch, dass es teilweise extreme Auswüchse angenommen hat.

Die privaten Krankenversicherungen bieten diesen »Plüsch«-Patienten, wie Dr. Kruse sie nennt, eine Sonderbehandlung und tun dann noch so, als seien sie die wahren Retter des Systems, weil sie den Ärzten höhere Honorare zahlen können und darüber das Gesundheitssystem stützen. Nach dem Motto: Wir haben ein Herz für die Mühseligen und Beladenen. Die Diskussion ist scheinheilig.

Dennoch hoffe ich, dass die Mehrheit der Ärzte ihren Beruf nicht nur nach finanziellen, sondern auch nach ethischen und moralischen Gesichtspunkten ausübt. Wenn Ärzte argumentieren: »Von Ethik und Humanität kann ich nicht leben. Ich muss an meine Praxis denken, an meine Familie und an die Kredite, die ich abzuzahlen habe«, dann kann ich das nicht nachvollziehen. Es nutzt aber nichts, dort als Chef einer Krankenkasse anzurufen und sich über diese Form der Terminvergabe zu beschweren.

Der Gastroenterologe würde in einem solchen Fall dem Kassenpatienten vielleicht schneller einen Termin geben. Aber beim Nächsten? Illusionen sind fehl am Platze. Eine Beschwerde durch den Chef einer Krankenkasse wäre wie der Kampf von Don Quichotte gegen die Windmühlen: aussichtslos. Das Gleiche gilt für Frau Steinfurt, die Patientin, die sich die Gebärmutter entfernen lassen muss. Ich bin mir sicher, wenn ich in dem Krankenhaus anrufen würde, wäre der Chefarzt höchstens vordergründig einsichtig, dass sein Verhalten unakzeptabel ist. Doch anschließend?

Solange das System es ermöglicht, identische Operationen unterschiedlich zu bezahlen, bleibt mir nichts anderes übrig, als an die Solidarität und die ideelle Einstellung der Ärzte zu appellieren, keine Unterschiede zwischen Privat und Kasse zu machen. Was sich meiner Kenntnis entzieht: Sind solche Bevorzugungen – egal ob bei der Terminvergabe in der Praxis oder im Krankenhaus – Ausnahmen oder eher die Regel? Ich hoffe, Ersteres.

Ebenso wenig akzeptabel finde ich, dass die beiden Sprechstundenhilfen nicht zur privaten Krankenversicherung wechseln können. Frau Vollmar und Frau Engels empfinden es völlig zu Recht als ungerecht, dass sie ausgeschlossen werden, nur weil sie weniger verdienen. Ich finde, das widerspricht dem Grundgesetz, Artikel drei: »Alle Menschen sind vor dem Gesetz gleich«. Warum gilt dieser Artikel nicht für die Krankenversicherung? Die Gutverdienenden können sich privat versichern, und die anderen werden gezwungen, in der gesetzlichen Versicherung zu bleiben. Mit welcher Begründung?

Nicht dass ich falsch verstanden werde: Ich lehne eine individuelle Absicherung von elementaren Lebensrisiken ab. Für mich ist die Solidarität im Krankheitsfall eine Grundlage unserer Gesellschaft, an der auch der soziale Frieden hängt.

Aber ich bin dennoch für die Aufhebung dieser Einkommensgrenze, weil ich es als ungerecht empfinde, dass sich manche dieser Solidarität entziehen können und andere nicht. Individuell betrachtet macht es zwar Sinn, seinen eigenen Vorteil im Blick zu haben, nach dem Motto: »Was scheren mich die anderen? Hauptsache, ich erhalte schnell Termine und eine bessere Versorgung.« Gesellschaftspolitisch betrachtet ist eine solche Haltung aber Schwachsinn. Dieser Egoismus höhlt die Solidarität aus, auf der unser Gesundheitswesen fußt.

Wenn jeder wählen könnte, ob er Kassen- oder Privatpatient sein möchte, müsste gleichzeitig sichergestellt werden, dass die privaten Krankenversicherungen auch für die Schwerkranken und Alten zu zahlen hätten. Es müssten also gleiche Startbedingungen gewährleistet sein zwischen gesetzlicher und privater Versicherung. Sonst wäre das ein sehr unfairer Wettbewerb. Denn die Alten und Kranken wechseln die Krankenkasse nicht. Die bleiben, wo sie sind. Nur die Gesunden und Jungen sind flexibel.

Apropos Alte. Alte Menschen haben in unserer Gesellschaft keine Lobby. Das zeigt der Besuch von Dr. Kruse im Altenheim: Ich habe Verständnis dafür, dass die Ärzte mit der Honorierung der Leistungen bei Hausbesuchen unzufrieden sind. Wenn man von dieser Ärztin hört, dass sie rund 15 Euro für einen Besuch im Altenheim bekommt, dann kommt man schon ins Grübeln – auch als Kassenvertreter.

Ich wundere mich dann nicht mehr, dass die Versorgung alter Menschen so schlecht ist. Sie sind in unserer Gesellschaft nichts wert. Man stelle sich vor, es gäbe einen Euro zu verteilen und es müsste entschieden werden: Geht dieser Euro in den Kindergarten oder geht er ins Altenheim? Die Antwort ist klar. Jeder wird sagen: »Kinder haben die Zukunft noch vor sich, den Euro müssen wir für sie investieren.« Um die alten Menschen hingegen kümmern sich nur sehr wenige in unserer Gesellschaft. Wenn die Alten keinen Sohn, keine Tochter an ihrer Seite haben oder irgendeinen anderen vertrauten Menschen, der sich um sie sorgt, dann gehen sie in diesem System sang- und klanglos unter.

Die medizinische Versorgung alter Menschen ist ein völlig ungelöstes Problem. Ich habe es in der eigenen Familie erfahren. Mein Schwiegervater war ein Schwerstpflegefall. Die Art und Weise, wie man ihn auf manchen Stationen behandelt hat, war die Hölle. Irgendwann wurde er beispielsweise ohne richterlichen Beschluss an sein Bett fixiert. Meine Frau und ich haben mit der Staatsanwaltschaft gedroht, wir haben uns mit dem Pflegepersonal angelegt und auch mit dem Chef des Krankenhauses. Das hat Wirkung gezeigt. Was wäre gewesen, wenn wir uns nicht gekümmert hätten?

Irgendwann haben wir eine gute Hausärztin gefunden, die bereit war, ihn immer abends zu Hause zu besuchen. Ich bin mir bewusst, dass sich diese Hausbesuche für sie finanziell überhaupt nicht gelohnt haben. Das war purer Idealismus von ihr.

Die Versorgung der alten Menschen im Altenheim ist erst recht alarmierend. »Das lohnt sich nicht, dorthin zu gehen. Das sprengt mein Budget«, sagen die Ärzte. Als Folge der unzureichenden Honorierung werden dann beispielsweise alte Menschen ins Krankenhaus eingeliefert, weil die Fachärzte zu selten den Weg ins Altenheim finden. Dann zahlt die Kasse stattdessen Tausende von Euro für den Aufenthalt im Krankenhaus. Was für ein Irrsinn!

Ich habe geglaubt, das müsste man doch ändern können. Seit eineinhalb Jahren kämpfe ich darum, die Versorgung alter Menschen in der Region, für die ich zuständig bin, zu verbessern. Ich könnte daran verzweifeln. Die letzte Gesundheitsreform hat den Kassen das Instrument der »*integrierten Versorgung*« an die Hand gegeben. Damit ist es möglich, auf regionaler Ebene neue Wege in der Versorgung von Patienten zu beschreiten.

Meine Idee war, geriatrischen Fachärzten aus dem Krankenhaus die komplette Versorgung der Menschen im Altenheim zu übertragen. Das sollte gut bezahlt werden. Kaum war die Idee geboren, regte sich Widerstand. Das Krankenhaus sollte auch die Medikamente bereitstellen. Der betroffene Apotheker sah seine Umsätze schwinden und machte Front gegen das Projekt. Das war der Anfang von unendlichen Diskussionen über dieses und jenes.

Das Gesundheitswesen ist nicht nur in der großen Politik, sondern auch im Alltag ein Haifischbecken. Ich habe mir gewünscht, dass unser Beispiel Schule macht, über die Region hinaus, aber bisher haben wir es nicht einmal geschafft, es hier zu installieren.

Selbst wenn es uns gelänge, würden damit bestimmte gesetzliche Regelungen nicht gekippt. Beispielsweise die Taxifahrten.

Die Kosten für eine Fahrt zum Radiologen mögen für Frau Timmermann in dem Altenheim eine horrende Summe sein. »Will die Gesellschaft, dass sie auf den Besuch beim Radiologen verzichtet?«, fragt Dr. Kruse. Die Antwort lautet: Ja. Die Gesellschaft nimmt in Kauf, dass Frau Timmermann nicht zum Radiologen fährt, weil ihr Taschengeld ihr das nicht erlaubt.

Der Grund: Es ist viel Schindluder mit den Taxifahrten getrieben worden. Ich habe Rechnungen vorgelegt bekommen, da haben Rentner noch einen Umweg zu Aldi gemacht, haben dort eingekauft und dann die gesamten Taxikosten eingereicht. Wenn man solche Rechnungen sieht, wird man sehr nachdenklich.

Jeder muss nun selbst schauen, wie er zum Arzt kommt. Wieder ist die Tochter oder der Sohn gefordert, Freunde oder Nachbarn. Oder auch das Altenheim. Ein Platz in einer Seniorenresidenz, oder wie sie alle heißen, kostet gut und gerne 3.000 Euro pro Monat. Warum soll es bei solchen Preisen nicht möglich sein, dass das Altenheim mit einem Kleinbus die alten Menschen zum Arzt transportiert?

Die Zeiten, in denen alles bezahlt wird – die sind vorbei. Vollkasko gibt es noch in der Autohaftpflicht, aber nicht mehr im Gesundheitswesen.

Manche Versicherte kommen in die Geschäftsstelle und empören sich: »Wofür zahle ich denn die vielen Beiträge?« Das würde ich den Versicherten gerne zeigen. Es ist ein großer Nachteil, dass sie in der Regel nicht erfahren, wie teuer die Diagnostik, die Therapien und die Medikamente sind. Es fehlt die Transparenz. Wir haben Versicherte, die gehen im Quartal zu 17 verschiedenen Ärzten. 17! Muss das sein? Gehen die Versicherten dorthin, weil die Sprechstundenhilfe so nett ist oder weil der Arzt ihnen unendlich zuhört? Versicherte sollten die Untersuchungen in der Praxis abzeichnen und eine Rechnung erhalten, um schwarz auf weiß zu sehen, welche Kosten sie verursachen. Vielleicht wären sie dann einsichtiger?

Das System muss also durchschaubarer werden. Das gilt nicht nur für den Versicherten, der Kosten verursacht, sondern auch für die Kassen, die so manches Mal Leistungen verweigern, ohne dass der Versicherte versteht, warum sie das tun.

Vorneweg: Das meiste kann ich erklären. Aber manche Entscheidungen sind auch für mich nicht nachvollziehbar. Warum zum Beispiel die Versorgung der Wunden an den Fersen des alten Herrn im Altenheim von der Kasse bezahlt wird und die an den Händen nicht – das kann ich nicht sagen.

Zu dem Regress, der Dr. Kruse wegen der Verschreibung von Cannabis droht, nehme ich gerne Stellung. Das klingt dramatischer, als es ist. Die Ärztin muss vor einem Gremium Stellung beziehen und begründen, warum sie so oder so gehandelt hat. Und dann wird entschieden.

Es ist nicht so, dass das Geld sofort bei ihr eingezogen wird. Meine Erfahrung ist, dass nur wenige Ärzte am Ende des Verfahrens wirklich zahlen müssen. In diesem konkreten Fall bin ich gespannt, wie es weitergeht, ob ich Recht behalte und sich der drohende Regress für Dr. Kruse in Luft auflöst. Im Fall von Frau Hoffmann, die vor Jahrzehnten den schweren Unfall hatte, bin ich weniger optimistisch. Sie stößt – leider – mit ihren Lymphdrainagen an die Grenzen des Systems. Auf den ersten Blick denkt man, diese Entscheidung ist nicht nachvollziehbar. Menschlich gesehen stimmt das. Nur der menschliche Aspekt interessiert gar nicht.

Die Heilmittelverordnung gibt klare Vorgaben, und danach wird verfahren. Wenn Frau Hoffmann lebenslang diese Lymphdrainagen erhalten soll, müssen sie finanziert werden. Wovon? Aus welchem Topf? Die Mittel für Krankengymnastik, Lymphdrainagen, Ergotherapie, Sprachtherapie sind begrenzt. Das Geld, um ihr regelmäßig Lymphdrainagen zu bezahlen, ist einfach nicht da. So Leid es mir tut, sie fällt durch das Raster.

Das wird für Frau Hoffmann kein Trost sein – auch wenn man hinzufügen muss: Solche Entscheidungen finden hundertmal am Tag statt. Sicherlich, *einer* Patientin könnte ich als Chef einer Krankenkasse außer der Reihe die Lymphdrainagen genehmigen, aber auch ich muss mich nach den gesetzlichen Regelungen richten und unterstehe der privaten Haftung. Das heißt: Wenn die Damen und Herren vom Bundesversicherungsamt kommen, prüfen sie jeden Beleg. Wenn sie dann einen Fall fänden, wo ich gegen geltendes Recht verstoßen habe, werden sie sagen: »Ein Fall, okay, das kann passieren.« Aber wenn sie auf hundert Fälle stießen, wäre ich nicht mehr lange Leiter dieser Geschäftsstelle.

Die einzige Möglichkeit, die ich für Frau Hoffmann sehe: sich einen mildtätigen Arzt suchen, der ihr trotz des finanziellen Risikos die nötigen Lymphdrainagen verschreibt. Neun von zehn Ärzten werden das allerdings ablehnen, mit dem Hinweis, dass sie schon am Ende der Fahnenstange seien.

Man kann das unendlich bedauern, aber man kann nichts für Frau Hoffmann tun.

Natürlich wäre es sinnvoll, mit der Bundesanstalt für Arbeit oder mit der Rentenversicherung einen Deal zu vereinbaren: »Wir finanzieren die Lymphdrainage, ansonsten wird Frau Hoffmann arbeitsunfähig. Sie müsste dann vorzeitig Rente beziehen. Welchen Anteil an den Kosten könnt ihr übernehmen?« Aber eine solche Zusammenarbeit zwischen verschiedenen Institutionen der Sozialversicherung gibt es nicht, auch wenn sie ökonomisch sinnvoll wäre. Die Rentenversicherung hat den eigenen Finanzhaushalt im Blick und die Krankenkasse den ihren.

So sind die Strukturen, und an diese Strukturen bin ich gebunden. Das trifft auch für die Entscheidungen des Gemeinsamen Bundesausschusses zu. Die Krankenkasse ist eine Körperschaft des öffentlichen Rechts, und damit ist es ihre Aufgabe, die Entscheidungen des Gremiums umzusetzen, das auch oft »kleiner Gesetzgeber« genannt wird. Da erhält man eine E-Mail oder einen Rundbrief: »Der Gemeinsame Bundesausschuss hat entschieden ... Das ist mit sofortiger Wirkung umzusetzen.« Fertig ist die Laube.

Mir fehlt der medizinische Sachverstand, um die Entscheidungen bewerten zu können. Ich weiß nicht, ob der Einsatz eines bestimmten Medikaments sinnvoll ist oder nicht. Dennoch habe ich eine Meinung zu diesem Gremium: Der Arzt und niemand sonst sollte die Entscheidung treffen, wie ein Patient behandelt wird. Vorausgesetzt, der Arzt hält sich an die Qualitätsstandards, die für seine Fachrichtung gültig sind. Der Arzt ist derjenige, der Medizin studiert hat, der den Patienten, seine körperliche und seelische Verfassung kennt, und nicht das in der Ferne arbeitende Gremium, das aus meiner Sicht wenig Kontakt zum medizinischen Alltag hat.

Ein Beispiel ist die Akupunktur: Der Gemeinsame Bundesausschuss hat beschlossen, dass bei chronischen Rückenproblemen oder Kniegelenkschmerzen die Akupunktur von der Kasse bezahlt werden darf, nicht aber bei Migräne. Die Patientenvertreter waren gegen diesen Ausschluss, auch einzelne Krankenkassen bewerten die Sachlage auf Grund von Modellversuchen anders.

Ich kann mich des Eindrucks nicht erwehren, dass der eine oder andere Ärztevertreter ein Interesse daran hatte, Akupunktur bei manchen Krankheitsbildern weiter nur privat abrechnen zu können.

Wäre das Gremium anders zusammengesetzt, hätten also andere Menschen in dieser Runde gesessen, dann sähen auch die Beschlüsse anders aus. Warum dürfen beispielsweise die Patientenvertreter in diesem Gremium nicht mitentscheiden, sondern werden nur angehört? Die Funktionäre in dem Gremium diskutieren – so kommt es mir vor – über die Köpfe der Betroffenen hinweg. Der Bundesausschuss argumentiert immer, dass die Patientenvertreter so nicht in die unangenehme Rolle kommen, unpopuläre Entscheidungen mittragen zu müssen. Für mich ist das Mumpitz. Sie wollen die Patienten nicht mitreden lassen. Mir stellt sich die Frage: Ist das Gremium ausreichend demokratisch legitimiert?

Die Bewertung dessen, was medizinisch sinnvoll ist, müsste man sauber trennen von der Frage, was davon bezahlbar ist. Es müsste ein medizinisches Gremium geben, in dem die Experten der jeweiligen Fachrichtungen entscheiden, ob bestimmte Therapien einen Nutzen haben oder nicht. Das heißt: Die Onkologen sollen entscheiden, ob das Irinotecan beim kleinzelligen Bronchialkarzinom sinnvoll ist oder nicht. Die Schmerztherapeuten sollen festlegen, ob Cannabis als Schmerzmittel einen Nutzen für die Patienten mit multipler Sklerose bringt oder nicht.

Dieses ärztliche Gremium müsste also über die medizinische Sinnhaftigkeit von Therapien entscheiden. Danach wären die Krankenkassen gefordert. Sie hätten zu klären: Ist diese Therapie bezahlbar? Denn das ist die Kernfrage, um die man nicht herumkommt. Diese saubere Trennung zwischen medizinischer

Notwendigkeit und Bezahlbarkeit, die gibt es bisher nicht. Sie ist aber dringend nötig. Denn dadurch würde die politische Diskussion endlich zur Ehrlichkeit gezwungen. Man müsste dann nämlich Rückgrat zeigen und sagen: »Die Therapie ist medizinisch sinnvoll. Aber wir zahlen sie nicht, weil ...« Diese Ehrlichkeit fehlt zurzeit.

Um noch eine Stufe weiterzugehen: Diese Entscheidungen, was bezahlt wird und was nicht, sollten für alle Krankenversicherungen Gültigkeit haben. Für alle! Derzeit nimmt die *private Krankenversicherung* die Entscheidungen zur Kenntnis, übernimmt sie aber recht selten. Das bedeutet: Einem 50-jährigen Privatversicherten wird eine moderne, maßgeschneiderte Krebstherapie bezahlt und einem gesetzlich Versicherten gleichen Alters nicht. Wie will man das den Menschen erklären? Das ist nämlich nicht logisch erklärbar. Medizinische Versorgung wird so zum sozialen Sprengstoff. Und dieser Sprengstoff kann leicht hochgehen.

Das Bundesverfassungsgericht hat vor einiger Zeit geurteilt, dass lebensbedrohlich Erkrankten, die gesetzlich versichert sind, eine Leistung nicht verwehrt werden darf, auch wenn der Erfolg der Therapie noch nicht ausreichend bewiesen ist.

Man könnte vermuten, dieses Urteil triebe mir als Kassenvertreter die Schweißperlen auf die Stirn, weil ich jetzt gezwungen bin, Therapien zu bezahlen, die eigentlich nicht im Katalog der Kassen stehen. Ganz und gar nicht.

Denn der Mitarbeiter, der beispielsweise die Kostenübernahme für die Chemotherapie mit Irinotecan bei Frau Krämer abgelehnt hat, der entscheidet mit über Leben und Tod. Ob er will oder nicht. Das ist so, hart und nüchtern festgestellt. Das Urteil eröffnet jetzt trotz aller Regeln und Richtlinien, aller Entscheidungen des Gemeinsamen Bundesausschusses einen größeren Entscheidungsspielraum. Bis jetzt gab es nur schwarz und weiß. Jetzt gibt es eine Grauzone. Der Entscheidungsspielraum wird für die Krankenkassen größer, und darüber freue ich mich.

In einem Fall habe ich den neuen Entscheidungsspielraum schon genutzt. Der Patient hatte eine Erkrankung, bei der die Blutungsneigung sehr groß ist, weil die Blutplättchen fehlen.

Der Chefarzt beantragte bei uns, den (teuren) Wirkstoff *Rituximab* verwenden zu dürfen. Ich habe mich eingeschaltet, mit dem Chefarzt des Krankenhauses gesprochen und die Therapie genehmigt.

Ehrlicherweise muss man sagen: Nur wenige Versicherte legen Widerspruch gegen die Entscheidungen der Krankenkasse ein. Noch weniger ergreifen die Chance, den Geschäftsführer ihrer Krankenkasse um Hilfe zu bitten. Meine Eltern kämen nie, aber auch wirklich nie auf die Idee, Entscheidungen, die auf unterer Ebene getroffen worden sind, in Frage zu stellen.

Solidarität hin, Solidarität her – es ist in der gesetzlichen Krankenversicherung auch nicht anders als bei Verhandlungen mit der Bank oder in einem Autohaus: Derjenige, der etwas darstellt, derjenige, der gut reden kann, derjenige, der kämpft und sich kümmert, der nicht lockerlässt, wird so manches Medikament, so manche Therapie noch bekommen, während ein alter Mensch, der das alles nicht gelernt hat, leer ausgeht. Der junge, gebildete Versicherte ist häufig der »Winner«, der alleinstehende Alte ist eher der »Loser«.

Hilfsmittel, 3
Körperhygiene und ein Kassenkampf

»Privathotel Rothenstein – Kosmetik und Wellness«, »entfliehen Sie dem Stress – Golf unlimited drei Tage«.

Hotels, Golfclubs, Psychotherapeuten schicken ihre Werbeprospekte. »Mehr Optionen in der Arthrose-Behandlung«, »typisch für verstopften Reizdarm – nach Stuhlgang Bauchweh gelindert«, »Wonnemonat Mai – woher kommen die Frühlingsgefühle?«. Dreißig Zentimenter hoch ist der Stapel, den Dr. Kruse vor sich liegen hat. Ein Berg von Papier. »Rastlose Beine – RLS-on-tour«, »So sichern Sie die Zukunft Ihrer Praxis: 20 Prozent: *IGeL* anstreben«, »Privatpatienten drücken sich vorm Zahlen«. Das soll sie alles lesen?! Ab in den Papierkorb damit.

»Quotenverfall verlangsamt sich«, »kooperative Versorgungsformen auf dem Vormarsch« – das Erste betrifft ihre Gegenwart, das Zweite ihre Zukunft. Das muss sie lesen! Die Bekanntmachung »Änderung von Abs. 7 der ergänzenden Vereinbarung zur Reform des einheitlichen Bewertungsmaßstabes« wird auf jeden Fall ihre Abendlektüre, wenn die Praxis geschlossen ist. Regelungen, Gesetze, Änderungen, Bekanntmachungen, Wirtschaftlichkeitsberechnungen, Statistiken so manches Mal verliert sie den Überblick, den sie doch eigentlich behalten müsste. Wenn sie alles lesen würde, was sie sollte, müsste sie weniger Patienten behandeln. Das wiederum kann sie sich nicht leisten; Kredite wollen abbezahlt sein, und leben will sie auch. Sie fährt deshalb auf Sicht und überfliegt die Artikel nur. Immerhin hat sie heute vor der Sprechstunde den Packen schon einmal sortiert.

Reuters, 30.05.2006
Die SPD wolle die Strukturen der Krankenkassen und kassenärztlichen Vereinigungen neu ordnen, verlautete am Dienstag aus Verhandlungskreisen. Erklärtes Ziel der Koalition ist es, die Zahl der rund 300 Krankenkassen deutlich zu senken und kassenartenübergreifende Fusionen zu ermöglichen. Die Union will nach Angaben eines Experten die Zahl der Verbände aber nicht antasten.

Als ihre beiden Sprechstundenhilfen die Praxis betreten, teilt sie ihnen als Erstes mit: »Frau Holler ist heute Nacht gestorben.« Das Altenheim habe in den frühen Morgenstunden angerufen, Frau Holler bekäme schlecht Luft, erzählt die Ärztin. »Sie haben mich aus dem Tiefschlaf geholt. Ich bin dann selbst hingefahren, anstatt auf den Kollegen des Notdienstes zu verweisen. Als ich dort ankam, war sie bereits tot. Sie ist in den Armen ihres Sohnes friedlich entschlafen. Meine Aufgabe war nur noch, den Totenschein auszustellen.«

»Dann hat das Leiden ja endlich ein Ende«, meint Frau Vollmar. So kann man das sehen. Dr. Kruse ist ein wenig erleichtert, weil die alte Dame mit ihrem Tod nicht nur ihr eigenes, sondern auch das Leiden der Ärztin beendet hat. Denn die Entscheidung, ob sie eine Magensonde legen soll oder nicht – diese Entscheidung hat Frau Holler ihr abgenommen.

ddp, 31.05.2006
Der Unions-Nachwuchs droht mit Ablehnung von Gesetzentwürfen der großen Koalition ..., wenn die Interessen der jüngeren Generation nicht ausreichend berücksichtigt werden. Der Chef der Jungen Union, Philipp Missfelder, forderte die Abschaffung der Kassenärztlichen Vereinigungen. »Dieser bürokratische Moloch, der sehr viel Geld verschlingt, ist ein Systemfehler«, erläuterte der CDU-Bundestagsabgeordnete.

Die erste Patientin des heutigen Sprechstundentages ist Frau Wilde. Sie ist 85 Jahre alt, geht schwer gebeugt: Folge einer degenerativen Wirbelsäulenerkrankung. Sie hat einen Strauß Märzenbecher in der einen Hand: »Frau Doktor, ein kleiner Strauß aus meinem Garten«, und in der anderen ein Glas Gurken: »Ich bin Ihnen so dankbar und hoffe, die Gurken schmecken Ihnen. Ich habe gute Nachrichten: Ich bekomme den Badewannenlifter. Die Kasse hat angerufen. Morgen liefert das Sanitätshaus.«

Die drei Frauen aus der Arztpraxis freuen sich mit der alten Dame. Das ist das Happy End einer langen Auseinandersetzung. Die Wirbelsäule ist so gekrümmt, dass sie nur noch ein Meter zweiundvierzig groß ist. Sie kommt deshalb nicht mehr alleine in die Wanne. Dr. Kruse hatte einen Badewannenlifter bei der Krankenkasse beantragt. Denn alle Hilfsmittel wie Rollstühle, Prothesen und auch Badewannenlifter müssen von den Kassen genehmigt werden, wenn sie teurer sind als 130 Euro.

Der *medizinische Dienst der Krankenversicherung* hatte den Antrag vor ein paar Wochen abgelehnt. »Die medizinische Notwendigkeit für einen Badewannenlifter liegt nicht vor«, schrieb die Kasse.

Frau Wilde war in die Praxis gekommen und hatte gefragt: »Geben die mir den Lifter nicht, weil ich so alt bin?«

»Das glaube ich nicht«, versicherte die Ärztin und war gleichzeitig erbost über die Absage. »Aus medizinischer Sicht ist ein Badewannensitz für die Körperhygiene ausreichend«, stand in dem Brief. Dabei kann die alte Dame von dem erhöhten Sitz aus mit einem Waschlappen nicht einmal mehr die Wasseroberfläche erreichen, geschweige denn ihre Beine und Füße. Ein Blick würde reichen, um das zu erkennen.

»Kommen Sie, zwei starke Frauen lassen sich das nicht gefallen. Wir rufen jetzt dort an«, ermunterte Dr. Kruse ihre Patientin. Sie hatten Glück. Die Sachbearbeiterin war gleich am Telefon: »Warum hat die Kasse das abgelehnt?«, fragte Dr. Kruse.

»Wir sind nur verpflichtet, die Körperpflege sicherzustellen. Baden hat nichts mit Körperpflege zu tun«, begründete die Sachbearbeiterin die Absage.

»Stimmt! Menschen ohne Badewanne sterben nicht schneller«, antwortete die Ärztin in ihrer ironischen Art, »aber waschen kann sich Frau Wilde nur unzureichend, weil sie in ihrer Beweglichkeit stark eingeschränkt ist.«

Das veranlasste die Sachbearbeiterin zu dem Vorschlag: »Dann lassen Sie doch den Medizinischen Dienst kommen, um die alte Dame in die *Pflegestufe* eins einzustufen. Das wäre doch eine Lösung!«

»Meinen Sie das im Ernst?«, fragte die Ärztin konsterniert. Die Pflegestufe eins käme die Solidargemeinschaft weit teurer als ein Badewannenlifter, aber für die Krankenkasse wäre es billiger, die Kosten in die Pflegeversicherung abzuschieben.

Nach diesem Gespräch rief die Ärztin das Sanitätshaus an. Die Dame dort erklärte der Ärztin: »Ein Lifter bleibt im Besitz des Sanitätshauses. Für drei Jahre kostet ein solches Gerät die Kasse um die 450 Euro an Miete. Der Lifter könnte also – falls Frau Wilde stirbt – noch weiter verwendet werden. Einen Sitz hingegen muss die Kasse kaufen. Der kostet einmal 250 Euro«, und gab der Ärztin noch den Tipp, sie solle sich eine ausführliche medizinische Begründung »einfallen« lassen.

epd, 30.05.2006
Der gesetzlichen Krankenversicherung droht ohne weitere gesetzgeberische Maßnahmen ein Defizit von rund sieben Milliarden Euro im kommenden Jahr. Mehrausgaben entstünden unter anderem durch die Mehrwertsteuererhöhung. Mindereinnahmen kämen zudem durch die Streichung des Bundeszuschusses aus der Tabaksteuer für versicherungsfremde Leistungen zustande.

Logisch findet Dr. Kruse das alles nicht: Besitz, Eigentum, Pflegestufe, Körperhygiene. Trotz dieses Verwirrspiels hat sie nicht lockergelassen und ist nun nicht nur Ärztin, sondern auch Expertin für Badewannensitze und -lifter.

Eine Ordinationsziffer für den Kampf mit der Kasse um einen solchen Lifter gibt es nicht.

Auch mit den privaten Kassen hat sie solche Spielchen schon erlebt, allerdings ging es dabei vor allem um die Pflegeversicherung. Eigentlich gibt es zwischen der privaten und der gesetzlichen Pflegeversicherung keine unterschiedlichen Leistungen. Dennoch ist es Dr. Kruses Eindruck, dass die privaten Pflegeversicherungen Hilfsmittel inzwischen genauso gerne ablehnen wie die gesetzlichen. Die medizinische Notwendigkeit eines Toilettenstuhls, eines Gehwagens oder Lifters wird grundsätzlich erst einmal in Zweifel gezogen.

Bürokratie ist versteinertes Misstrauen, hat Dr. Kruse irgendwo gelesen. Der Satz gefällt ihr, weil er zu ihrem Alltag passt.

Die Ärztin erinnert sich an eine 88-jährige Patientin, die an einer schweren *Osteoporose* mit Knocheneinbrüchen der Wirbelkörper litt, deren Hüft- und Kniegelenke kaputt waren und die stärkste Schmerzen hatte. Ihr war die Pflegestufe eins zugesprochen worden. Dr. Kruse hatte zusammen mit dem ambulanten Pflegedienst ein Krankenbett beantragt und auch medizinisch begründet.

Irgendwann hat eine Sachbearbeiterin der privaten Pflegeversicherung bei der alten Dame angerufen. Nicht bei der Ärztin. Nicht beim Pflegedienst. Die Patientin konnte sich zwar körperlich kaum noch bewegen, aber geistig war sie noch sehr rege. »Brauchen Sie das Bett, damit Sie gepflegt werden, oder stehen Sie auf, wenn der Pflegedienst kommt?«, war die Frage der Sachbearbeiterin.

Die alte Dame wollte immer tapfer und selbstständig sein und antwortete deshalb: »Ich versuche schon aufzustehen, wenn die Pflegerin kommt.« Damit war die Bereitstellung eines elektrisch verstellbaren Krankenbettes verwirkt. Die private Versicherung wollte nur zahlen, wenn die Patientin ununterbrochen im Bett liegt.

Damals wollte Dr. Kruse nicht glauben, dass ein kurzes Gespräch einer Sachbearbeiterin mit der Patientin ihre Diagnose und Verschreibung kippen könne. Doch sie wurde eines Besseren belehrt. Die alte Dame hat sich übrigens das Bett selbst gekauft und ist darin auch gestorben.

Bei Frau Wilde hat sich der Einsatz der Ärztin dieses Mal gelohnt. Ohne ihren Wort- und Briefwechsel mit der Kasse wäre die alte Dame wohl kurzerhand abgefertigt worden. Doch für wie viele Patienten kann sie einen solchen Aufwand betreiben?

Frau Wilde jedenfalls ist glücklich, dass sie jetzt wieder baden kann, und die Ärztin freut sich über den Strauß weißer glockenförmiger Blüten und das Glas selbst gemachter Gurken.

AFP, 31.05.2006
Die Allgemeinen Ortskrankenkassen befürchten aufgrund der geplanten Reform der Arzthonorare drastische Kostensteigerungen im Gesundheitswesen. »Falls die Koalition wirklich die Vergütung der niedergelassenen Ärzte auf Pauschalen umstellen will, kann das nicht das Ende der Budgetierung sein«, sagte der stellvertretende Vorstandsvorsitzende des AOK-Bundesverbandes.

Die Freude über den gewonnenen Badewannenkampf verfliegt schnell. Das alltägliche Einerlei hält die Ärztin und ihre beiden Helferinnen in Atem. Rezepte, Überweisungsscheine, Arbeitsunfähigkeitsbescheinigungen, Poliklinik-Berechtigungsschein, Überweisungsschein für Laboratoriumsuntersuchungen als Auftragsleistung, Atteste ... hier ein Stempel, dort eine Unterschrift.

»Bürokratie ist versteinertes Misstrauen«, Dr. Kruse wiederholt diesen Satz vor Frau Vollmar. »Wie finden Sie das? Gut, nicht wahr?«

Frau Vollmar nickt und drückt den Türöffner. Herr Drews fährt in die Praxis. »Guten Morgen, die Damen. Es ist so weit, ich brauche einen Einweisungsschein.«

»Scheine – davon haben wir genug. Frau Vollmar herrscht über 30 verschiedene!«

»Dann wird ja wohl der richtige für mich dabei sein«, steigt Herr Drews in die Unterhaltung ein. »Nächste Woche gehe ich wegen meiner offenen Beine ins Krankenhaus! Bei den Tsunami-Opfern war die Vakuumtherapie auch erfolgreich.«

»Interessant! Was man durch Sie alles lernt!« Frau Vollmar und die Ärztin hören gespannt zu.

»Ja, die meisten von den Opfern hatten massive Verletzungen an den Füßen und Armen. Die Wunden wollten nicht heilen«, erzählt Herr Drews weiter. »Man hat dann diese Technik benutzt, um die Wunden von den teilweise seltenen und resistenten Keimen zu säubern. Man hat einen Schwamm und eine Drainage auf die Wunden gesetzt, einen Unterdruck erzeugt und so das Wundsekret abgesaugt. Drücken Sie mir die Daumen, dass die neue Vakuumtherapie Besserung bringt?«

Eine rhetorische Frage, denn er weiß, dass die Ärztin und ihre Sprechstundenhilfen ihm Erfolg wünschen. »Übrigens, ich habe Antwort von meiner Krankenkasse. Das Trainingsgerät ist abgelehnt.«

Dr. Kruse nimmt ihn kurz mit ins Sprechzimmer: »Abgelehnt?«

»Ja, die Begründung ist, ich hätte bereits einen Badewannenlift, ein Trainingsfahrrad, einen Heberollstuhl und einen Treppenlift.«

»Das hat doch alles nichts mit Ihren Beinen zu tun!«

»Richtig, das habe ich der Krankenkasse auch gesagt. Aber ich habe für mich eine Entscheidung getroffen. Ich werde keinen Widerspruch einlegen. Ich kann das nur noch mit Sarkasmus nehmen: Wer sagt denn, dass Behinderte, bloß weil sie behindert sind, einen größeren Anspruch auf Leistungen durch die Kasse haben? Mein Bedarf an permanenten Auseinandersetzungen ist gedeckt. Ich habe mir das Gerät inzwischen gekauft und bin froh darüber. Auch wenn es 3.000 Euro kostet. Ich jogge fleißig vor mich hin und habe den Eindruck, es hilft schon. Die *Ödeme* gehen zurück, die Füße sind weniger geschwollen.«

»Bei einer anderen Patientin habe ich den Kampf um ein Hilfsmittel gewonnen!« Dr. Kruse ist immer noch voller Stolz auf ihren errungenen Sieg.

Herr Drews versteht das Angebot, das in dem Satz mitschwingt, aber winkt ab: »Ich habe die Nase voll, ständig als Bittsteller und Bettler aufzutreten. Lassen Sie es gut sein. Ich habe geerbt, ich habe ein gutes Einkommen. Wichtiger ist mir, dass mir das neue Verfahren der Vakuumtherapie hilft und meine Wunden heilen.«

Herr Drews verabschiedet sich, und Dr. Kruse denkt noch über ihn nach, bevor der nächste Patient ihre volle Aufmerksamkeit fordert. Sie kann verstehen, dass er keine Lust hat, sich vor der Kasse, dem Medizinischen Dienst ständig zu rechtfertigen. Aber er kann es sich auch leisten. Er ist kein typischer Behinderter. Er hat ein hohes Einkommen, ein schönes Haus, einen guten Job, er ist gebildet und durchsetzungsfähig. Dr. Kruse weiß, dass bei den meisten Behinderten die sozialen Umstände anders aussehen. Viele sind arbeitslos, besuchen Werkstätten für Behinderte, sind frühverrentet, haben ein niedriges Einkommen. Sie brauchen Geräte, Medikamente, Heilmittel. Je stärker die gesetzlichen Krankenversicherungen sparen müssen, desto mehr werden vor allem die Behinderten Opfer dieser Politik. Denn bei ihrem geringen Einkommen müssen sie dann auch noch die Leistungen selbst bezahlen, die die Kasse inzwischen ausschließt oder stark begrenzt. Das Bewegungsgerät ist ein Beispiel. Ein anderes sind Fahrtkosten. Frau Timmermann im Altenheim fällt ihr ein, die wirklich so wenig Taschengeld zur Verfügung hat, dass sie auf einen Arztbesuch eher verzichtet, als die Kosten für das Taxi zu zahlen. Viele Patienten können die Fahrkosten selber tragen. Andere aber nicht. Gleiche Regeln für alle – ist das gerecht? Die Ärztin stört, dass das System so wenig flexibel ist.

AP, 31.05.2006
Kaum zeichnen sich die ersten Einzelheiten der Gesundheitsreform ab, formiert sich der Widerstand von Interessengruppen. Die gesetzlichen Krankenkassen wandten sich gegen die Pläne, ihre sieben unterschiedlichen Verbände abzuschaffen und sie unter einem Dachverband zu organisieren. Die Pharmabranche warnte vor weiteren Einsparungen bei Arzneien. Die Private Krankenversicherung lehnte jeden weiteren finanziellen Beitrag zur Stabilisierung des Systems ab.

Frau Krämer kommt ins Sprechzimmer. Sie hat Rückenprobleme, und für ihre krebskranke Mutter braucht sie die Bluthochdruck-Medikamente.

»Wie geht es Ihrer Mutter?«, fragt Dr. Kruse.

»Ich bin optimistisch, obwohl es ihr alles andere als gut gegangen ist in den letzten zwei Wochen. Wir mussten sie mit dem

98

Notarzt ins Krankenhaus bringen, weil sie nach der Chemotherapie mit Irinotecan schweren Durchfall bekam, auch weil
sie zu wenig getrunken hat.«

»Das klingt nicht gut, eher lebensbedrohlich«, Dr. Kruse ist
besorgt.

»Stimmt, war es auch«, bestätigt die Tochter, »aber das Wun-
derbare ist: Im Krankenhaus haben sie eine Computertomo-
graphie der Lunge gemacht. Das Ergebnis: Das *Karzinom* ist
um mehr als die Hälfte zurückgegangen. Dr. Schumacher sagt:
ein klasse Ergebnis.«

»Glückwunsch, vielleicht schafft sie es doch noch eine Weile«,
hofft Dr. Kruse und fragt weiter: »Wohnt sie denn immer noch
in ihrer Wohnung im fünften Stock?« Sie kennt die persönlichen Verhältnisse.

Die Tochter stöhnt: »Da sprechen Sie etwas an. Ich versuche
sie zu überzeugen, in eine Einrichtung mit betreutem Wohnen umzuziehen. Der Zusammenbruch hat sie doch nachdenklich werden lassen. Ich kann sie ja nicht zu uns nehmen. Aber
eins nach dem anderen. Morgen wird sie erst einmal entlassen.«

»Und wie geht es weiter mit der Chemotherapie?«

»Irinotecan wird Dr. Schumacher ihr nicht mehr geben wegen der Nebenwirkungen. Stattdessen bekommt sie jetzt eine
schwächere Chemo. In dem Zusammenhang habe ich aber
noch eine Bitte, Frau Doktor. Meine Mutter ist zurzeit so
schwach, dass sie keine Kraft zum Essen hat. Ich möchte ihr
gerne *Astronautennahrung* geben. Können Sie mir ein Paket
verschreiben?«

Dr. Kruse atmet tief durch: »Nein, das wissen Sie doch! Sie
arbeiten doch selbst in einer Praxis. Energiereiche Trinknah-
rung gibt es nicht auf Rezept. Auch eine Chemotherapie ist
keine Indikation, um solche Nahrung zu verschreiben. Keine
Chance.«

»Dann hat sie Pech, wenn sie nach der Chemo nichts bei sich
behalten kann?!«

»Die Idee ist nicht schlecht, ihr solche Nahrung zu geben,
damit sie zu Kräften kommt. Aber auf Kassenkosten – keine
Chance.« Dr. Kruse schüttelt den Kopf und reicht der Patientin

das Rezept für das Blutdruck-Mittel und eine Überweisung zum Orthopäden für sie selbst. »Halten Sie mich auf dem Laufenden und bestellen Sie Grüße.«

dpa, 01.06.2006
Die Formularflut im Gesundheitswesen soll eingedämmt werden. So sollen die mehrere 1.000 Programme zur Behandlung von Menschen mit chronischen Krankheiten stark vereinfacht und vereinheitlicht werden. Zahlreiche Dokumentationsbögen und Anträge sollen entfallen. Der Aufwand für Berichte über die Qualität von Krankenhäusern solle halbiert werden.

In der kleinen Küche stehen drei Cappuccino. Dr. Kruse nimmt sich ihre Tasse. Frau Engels stößt dazu. Die Arbeiten im Labor sind abgeschlossen, am Empfang aber klingelt weiter das Telefon und hält Frau Vollmar von einer Pause ab. »Einen Termin für eine Akupunktur? – Ich schau mal. Frau Nick – wie wäre es nächste Woche Dienstag, um halb eins?«

Der Termin für die Plüschpatientin ist festgehalten. Frau Vollmar holt sich ihre Tasse an den Schreibtisch, währenddessen erzählt Frau Engels: »Ich war gestern auf dem Wochenmarkt, beim Metzger, und dort wurde über diesen fürchterlichen Unfall gesprochen, bei dem der chirurgische Oberarzt des Rot-Kreuz-Krankenhauses tödlich verunglückt ist. Eine Kundin sagte zum Metzger: ›Sie filetieren den Rinderbraten so geschickt und schön. Sie könnten glatt die Oberarztstelle besetzen.‹ Daraufhin die Fleischverkäuferin: ›Die will der Chef nicht haben, da kann man doch nichts verdienen.‹«

Frau Engels lacht, ihre Chefin auch: »Das nenne ich erfolgreiche Pressearbeit der Kollegen vom Marburger Bund. Da glauben die Metzger schon, dass ein Oberarzt weniger Geld verdient als sie.«

»Wer weiß, vielleicht verdienen Metzger wirklich mehr«, gibt Frau Engels zu bedenken, »wie hoch sind die Gehälter denn im Durchschnitt?«

»Das kommt drauf an, welchen Zahlen Sie glauben. Die Deutsche Krankenhausgesellschaft hat errechnet, ein Oberarzt

100

mit zwei Kinder kommt mit Einnahmen von den Privatpatienten auf gut 92.000 Euro brutto.«

dpa, 08.06.2006
Krankenversicherte müssen sich im Zuge der von der Koalition geplanten Gesundheitsreform auf höhere Kosten einstellen. So wird etwa die Mehrwertsteuererhöhung dazu führen, dass Medikamente ab dem nächsten Jahr teurer werden. Andererseits steigen die Kosten auch wegen der Alterung der Gesellschaft.

Die Kaffeepause ist zu Ende. Im Sprechzimmer sitzt Natalie Degen. Sie plagen Sorgen ganz anderer Art. Sie ist 25 Jahre alt und hat nach einem Musikstudium an der Hochschule ihr Konzertdiplom als Pianistin mit Bravour abgeschlossen.

»Dass Sie mich besuchen, Frau Degen, hat nichts Gutes zu bedeuten?«, beginnt Dr. Kruse das Gespräch. »Ich habe Ihnen doch geraten, zu einem Rheumatologen zu gehen, weil ich nicht mehr weiter weiß. Die entzündungshemmenden Medikamente und das Naturheilpräparat haben ja nicht geholfen.«

Die junge Frau nickt. »Stimmt. Schauen Sie: Hände und Füße sind weiter geschwollen. An manchen Tagen ist es gut, an anderen komme ich kaum aus dem Bett.«

»Und waren Sie nun beim Rheumaspezialisten?«

»Nein, dazu brauche ich Ihre Hilfe.« Dr. Kruse schaut irritiert. »Ich habe fünf Praxen angerufen«, erklärt die Pianistin. »Ich wurde jedes Mal gefragt, ob ich Kassenpatientin sei. Drei haben gar keinen Termin für mich frei, in einer Praxis kann ich in vier Monaten kommen und in einer anderen – und das ist jetzt meine Hoffnung – erhalte ich schnell einen Termin, wenn Sie mit dem Rheumatologen reden. Wenn Sie überzeugend sind, dass es drängt, dann komme ich bald dran.«

»Das Verfahren ist mir wohl bekannt«, Dr. Kruse amüsiert sich ein wenig und verspricht: »Klar, ich gebe mein Bestes und werde anrufen. Wenn ich ihn medizinisch nicht überzeugen kann, sich Ihre Hände anzuschauen, dann werde ich das musikalische Register ziehen: Wollen Sie, werter Kollege, werde ich fragen, eine Pianistenkarriere beenden, bevor sie richtig begonnen hat? Mögen Sie nicht auch die Partiten von Bach, einige der größten und reifsten Suiten, die der Komponist je geschaffen hat? Eben! Dann schauen Sie sich ihre Pianisten- und Kassen-patienten-Hände an.«

Natalie Degen lacht: »Sie haben zugehört beim letzten Mal!«

»Stimmt. Das habe ich und ich rufe ihn an. Heute noch.«

»Wir müssen rationieren«
Andreas Becker, regionaler Geschäftsführer einer Krankenkasse

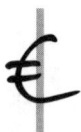

Ob wir es nun wahrhaben wollen oder nicht: Der finanzielle Haushalt im Bereich Hilfsmittel ist auf Kante genäht.

Mein Vorschlag wäre, dass wir eine größere Selbstbeteiligung einführen. Um eine Hausnummer zu nennen: Alle Versicherten sollten Hilfsmittel bis 500 Euro komplett selbst bezahlen. Das würde für Frau Wilde, die alte Dame, bedeuten: Sie müsste sich den Badewannenlifter selbst kaufen. Sie bekäme ihn nicht mehr von der Krankenkasse. Alle Hilfsmittel aber, die teurer sind, zahlt auch weiterhin die Kasse – zum Beispiel das Bewegungsgerät für Herrn Drews.

Ich kann mir den Aufschrei schon vorstellen, wenn ein solcher Vorschlag in der Öffentlichkeit diskutiert würde.

Die gesetzlichen Krankenkassen geben zurzeit jährlich rund viereinhalb Milliarden Euro für Badewannenlifter, Rollstühle, Hörgeräte, Treppenlifte, Prothesen aus. Und das wird in Zukunft eher mehr als weniger werden.

Die Menschen werden immer älter und leben auch mit ihren Krankheiten immer länger. So erfreulich das auch ist, es bedeutet gleichzeitig, dass die Ausgaben für Hilfsmittel steigen, und weil das so ist, können in Zukunft nicht mehr alle Wünsche finanziert werden. So notwendig und zweckmäßig sie auch sein mögen. Wir müssen rationieren!

Vor Jahren wurden Brillengestelle komplett aus dem Leistungskatalog der Krankenkassen gestrichen. Inzwischen zahlt jeder seine Brille selbst. Ich sehe niemanden, der vor einen Laternenpfosten läuft, und hässlicher sind die Gestelle auch nicht geworden, die die Menschen auf der Nase tragen.

Auch wenn ich mir mehr Wettbewerb unter den Anbietern, weniger Anspruchshaltung auf Seiten der Versicherten und einen höheren Selbstbehalt wünsche, sollte man bei aller Kritik eines nicht vergessen: Viele Patienten erhalten ihre dringend benötigten Hilfsmittel schnell und in guter Qualität.

Ich bin für klare Regelungen. Das ist allemal besser, als den Eindruck entstehen zu lassen: Jede Verordnung wird vom Sachbearbeiter erst einmal in Zweifel gezogen. Oder: Nur derjenige, der sich wehrt, kommt zum Zuge.

Im Alltag müssen die Sachbearbeiter in den Krankenkassen schon jetzt genau hinschauen, ob sie dieses oder jenes Hilfsmittel genehmigen. Auch die Hilfsmittelabteilung in meinem Haus sollte die ihr zugewiesene Summe nicht überschreiten. Ihr Chef muss die Ausgaben verantworten und begründen, wenn er mehr ausgibt als vorgesehen.

Nehmen wir das Beispiel von Frau Wilde und ihrem Badewannenlifter. Die Sachbearbeiterin schlägt vor, die alte Dame als pflegedürftig einstufen zu lassen. Warum tut sie das? Ganz einfach, weil die Kosten für den Badewannenlifter dann nicht bei der Krankenkasse zu Buche schlagen würden, sondern bei der Pflegeversicherung, die von allen gesetzlichen Krankenkassen gemeinsam getragen wird. Die Sachbearbeiterin versucht also, die Kosten in die Pflegeversicherung zu verschieben und das Hilfsmittelbudget ihrer eigenen Kasse zu schonen.

Das ist nicht zulässig, aber gängige Praxis.

Im Fall von Frau Wilde agiert die Sachbearbeiterin gegenüber der Ärztin nicht sehr glücklich. Man könnte den Eindruck gewinnen, die Verordnung von Dr. Kruse werde von ihr in Zweifel gezogen. Dabei gilt der Grundsatz: Was der Arzt sagt, ist grundsätzlich glaubhaft.

Ich als Chef einer Regionaldirektion hätte überhaupt nichts dagegen, wenn eine Sachbearbeiterin sich vor Ort einen Überblick verschaffen würde, bevor sie entscheidet.

In meinem Haus bearbeitet ein Team von sieben Mitarbeitern alle Hilfsmittelanträge. Wenn man Tag für Tag mit Menschen konfrontiert wird, die schlecht hören, die wegen einer Krankheit im Rollstuhl sitzen oder eine Prothese benötigen, dann werden diese Schicksalsschläge für einen irgendwann normal. Eine Akte ist eben nicht mehr als eine Ansammlung von Papier. Wenn man den Menschen und sein Leiden aber mit eigenen Augen sieht, kommt man oft zu ganz anderen Erkenntnissen und Entscheidungen.

Ich gebe allerdings auch zu bedenken: Wenn ein Sachbearbeiter mit dem Versicherten persönlich in Kontakt tritt, dann werden Erwartungen geweckt, die der Mitarbeiter der Krankenkasse nicht immer einlösen kann. Plötzlich muss er seinem Gegenüber erklären, warum er zum Beispiel keinen neuen Gehwagen erhält, oder keinen neuen Badewannenlifter. Der einzelne Versicherte sieht immer nur sein eigenes Schicksal, der Sachbearbeiter hat aber 168 Schicksale pro Tag auf dem Schreibtisch liegen und immer im Hinterkopf: Es ist nicht genug Geld für alles da.

Ich würde mir wünschen, dass auch die Versicherten sich die Kosten stärker bewusst machen. In Frankreich zum Beispiel kaufen die Patienten ihre Hilfsmittel selbst und lassen sich die Ausgaben anschließend von ihrer Kasse erstatten. Der Versicherte sieht also, wie teuer das Krankenbett oder der Gehwagen ist. Ein Beispiel, das ich nachahmenswert finde. Denn bei uns erfahren die Versicherten erst, wenn sie das Hilfsmittel bereits geliefert bekommen haben, was es die Krankenkasse gekostet hat.

Auch bei den Anbietern von Hilfsmitteln müsste es mehr Wettbewerb geben: Eine Elektrorollstuhl kostet schnell 10.000 Euro – es wäre sicherlich sinnvoll, solche teuren Hilfsmittel im Internet auszuschreiben, mehrere Angebote einzuholen und dem preiswertesten den Zuschlag zu geben.

Gerade im Bereich der Hilfsmittel gibt es mafiöse Strukturen, denen man ein Ende bereiten sollte. Ein Beispiel aus meinem Erfahrungsschatz: Ein Sanitätshaus schließt mit einem Krankenhaus hier in der Region, für die ich zuständig bin, einen Vertrag ab. Das Sanitätshaus zahlt dem Krankenhaus eine Beratungspauschale pro Monat. Dafür erhält das Sanitätshaus sämtliche Aufträge. Die Sozialarbeiterin setzt sich also an das Bett einer älteren, gehbehinderten Frau im Krankenhaus und sagt: »Ich besorge Ihnen das Krankenbett, den Gehwagen, den Toilettensitz. Wir stellen Ihnen alles bereit.« Die alte Dame ist glücklich, dass sich jemand kümmert, und das Sanitätshaus reibt sich die Hände. Diesen Super-Service einschließlich der Beratungspauschale und oft überhöhter Preise zahlt der Beitragszahler.

Solche mafiösen Kartelle zwischen Sanitäts- und Krankenhäusern ärgern mich ungemein. Ich kann aber nichts dagegen tun, solange der Vertrag sauber und rechtlich einwandfrei formuliert wurde.

Rheuma,
Unterversorgung und Schiffsunglücke

Glück kommt oft überraschend. Natalie Degen war überrascht und glücklich, drei Tage nach dem Anruf der Hausärztin bereits einen Termin in der Rheumapraxis zu bekommen. Jetzt sitzt sie im Wartezimmer des Rheumatologen Dr. Gehrke. Eine Kassenarztpraxis, die in einem Krankenhaus angesiedelt ist. Erst hatte sie gedacht, sie hätte sich verhört: eine Praxis im Krankenhaus?

> dpa, 08.06.2006
> Das Vertrauen der Bürger in die Gesundheitspolitik nimmt auch in Zeiten der großen Koalition weiter dramatisch ab: Nicht einmal mehr jeder Dritte traut der Politik noch zu, die gesundheitliche Versorgung der Bevölkerung langfristig sicherstellen zu können. Auch das Vertrauen in die Leistungsfähigkeit der gesetzlichen Krankenversicherung ist rückläufig. Gleichzeitig verstärkt sich bei vielen Bundesbürgern der Eindruck, dass sich die Akteure im Gesundheitswesen deutlich stärker von Eigeninteressen als vom Patientenwohl leiten lassen.

Es könnte noch dauern, hat die Sprechstundenhilfe gesagt, als sie die Praxis betreten und den Überweisungsschein abgegeben hat. »Ich habe Zeit«, hat sie geantwortet. Sie ist auch bereit, den ganzen Tag zu warten. Hauptsache, ihr wird geholfen. Die Sprechstundenhilfe hat ihr zwei Fragebogen in die Hand gedrückt. Die wird sie brav ausfüllen. Wenn es hilft ... In ein paar Wochen will sie einen Klavierabend in Baden-Baden geben, der Südwestrundfunk will das Solokonzert ausstrahlen. Sie müsste üben ... Debussy und Ravel, französische Impressionisten. Schmerzhaft geschwollene Hände und Füße stehen dem entgegen.

Das Wartezimmer – die Wände sind in blau-grauer Wischtechnik gestrichen – ist nur durch zwei Säulen und eine kleine Glaswand vom Empfang getrennt. Während Natalie Degen den ersten Fragebogen ausfüllt – Frage eins: Welche Beschwerden führen Sie her? – Antwort: Schmerzen in den geschwollenen Händen, Füßen, besonders morgens –, beobachtet sie die Hektik am Empfang. Links sitzt die Sprechstundenhilfe, Frau Meier. Und rechts Frau Schlosser. Die Namen stehen auf Schildern auf dem Empfangstresen.

Die beiden sitzen an einem langen Schreibtisch, aber scheinen ganz unterschiedliche Jobs zu haben. Während Frau Meier die Sprechstunde des niedergelassenen Rheumatologen organisiert, managt die andere OP-Termine im Krankenhaus.

Natalie Degen ist derweil bei Frage zwei: Welche Untersuchungen wurden bereits durchgeführt? – Antwort: kleines Blutbild.

Das Telefon klingelt – auf der linken Seite: »Praxis Dr. Gehrke, Meier am Apparat ... Wo sind Sie versichert? Bei der Barmer? Nein, wir haben vorläufig keine Termine frei. Erst wieder ab Januar.« – »Nein, jetzt können Sie keinen Termin machen. An den ersten vier Tagen im Dezember verteilen wir alle Termine für Januar, Februar und März des kommenden Jahres. Dann müssen Sie anrufen ... Ja, danach ist erst einmal wieder für drei Monate Schluss ... Bis dahin sind Sie tot? Das wollen wir nicht hoffen.« – »Nein, Schmerzen sind für uns kein Notfall. Dicke Gelenke auch nicht. Das haben alle unsere Patienten ... Wie Sie schneller einen Termin bekommen? Wenn ihr Hausarzt Dr. Gehrke anruft.« Sie legt auf und wendet sich an ihre Kollegin: »Immer dieses Vertrösten. Die Hälfte meiner Arbeitszeit verbringe ich inzwischen damit zu sagen: Nein, ich habe keine Termine. Und dann lese ich in der Zeitung: Deutschland leistet sich zu viele Ärzte. Vor allem Großstädte seien um bis zu hundert Prozent überversorgt.« Sie stöhnt: »Eines weiß ich. Für Rheumatologen gilt das nicht.«

Frau Degen konzentriert sich auf Frage drei: Wie beurteilen Sie Ihre jetzige Krankheitsaktivität auf einer Skala von eins bis zehn. – Antwort: acht!

Das Wartezimmer wird immer voller. Ein junges Mädchen und seine Mutter setzen sich auf die letzten freien Plätze. Ob die Tochter die Mutter begleitet oder umgekehrt? Die ältere Dame neben ihr liest Zeitung. Sie hat das Alter für Rheuma, findet Frau Degen. Frage vier: Können Sie sich morgens ein Brot streichen? – Antwort: kaum. Gegenüber sitzt ein Mann, schätzungsweise Mitte dreißig, mit Ohrring. Ob der auch Rheuma hat? Er sitzt verspannt und krumm auf dem Stuhl. Das fällt ihr auf.

Frage fünf. Können Sie einen Kasten Mineralwasser vom Boden auf den Tisch stellen? – Antwort: morgens nicht, abends ja.

Die Frau neben dem Mann mit den Ohrringen ist in Begleitung ihrer Schwester oder Freundin gekommen: »Mein Gott, ist die Frau dick«, schießt es Natalie Degen durch den Kopf. Auch eine junge Türkin und ihr Mann warten. Die Frau hat zwei Krücken dabei. Der Mann zwei Stühle links von ihr ist auch nicht gerade schlank. Sie schätzt ihn auf Mitte fünfzig. Er wirkt ein wenig ungepflegt. Jedes Alter, jede soziale Schicht scheint hier vertreten zu sein.

AP, 08.06.2006
In der Koalition gibt es offenbar Sympathie für einen Gesundheitsfonds. Nach dem Modell sollen neben den Beiträgen von Arbeitnehmern und Arbeitgebern auch Steuergelder in einen Fonds fließen.

Während die Patienten warten, zischt und dampft in der kleinen Küche die italienische Espressomaschine. Dr. Gehrke ist Mitte fünfzig und schlank. Seine dunklen Haare sind an den Schläfen leicht ergraut. Er beginnt zusammen mit seinen beiden Krankenhauskollegen den Arbeitstag mit einer Tasse Espresso und einer kleinen Stehkonferenz. Stationäre und ambulante Versorgung Hand in Hand.

»Drei Kombitermine haben wir heute?«

»Stimmt« Dr. Gehrke nickt dem Kollegen zu, »zwei Mal *chronische Polyarthritis*, einmal *Bechterew*. Vor allem bei dem noch jungen Bechterew-Patienten bin ich mir unsicher, ob man das Sprunggelenk versteifen sollte.«

»Hat er es schon mit Einlagen versucht?«, fragt der Krankenhauskollege.

»Nein, noch nicht«, antwortet Dr. Gehrke, »ob das eine Alternative wäre, ist die Frage.«

Der chirurgische Kollege hat auch noch eine Bitte: »Herr Pass liegt auf Station. Er ist gestern operiert worden. Kannst du noch einmal vorbeischauen und entscheiden, wie lange die *Basistherapie* ausgesetzt werden soll?«

»Heute Nachmittag gehe ich kurz zu ihm hoch«, verspricht Dr. Gehrke.

Dieses Konzept der engen Zusammenarbeit hat Dr. Gehrke noch nicht einmal bereut, seit er seine in der Innenstadt gelegene Praxis gegen die im Krankenhaus eintauschte. Stationäre und ambulante Versorgung unter einem Dach – das findet er für viele internistische Fachrichtungen sinnvoll. Das ist für ihn das Konzept der Zukunft, wenngleich er nicht vergessen hat, wie schwer es vor fünf Jahren war, alle administrativen Hindernisse zu überwinden, die diesem Konzept im Wege standen. Die Strukturen im Gesundheitswesen, egal ob es sich um Kassenärztliche Vereinigungen oder Krankenkassen handelt, sind wie Tanker. Sie brauchen Jahre, um den Kurs zu wechseln. Dr. Gehrke hat beispielsweise beantragt, dass seine Kassenpatienten eine Etage tiefer im Krankenhaus geröntgt werden dürfen. Dies wurde abgelehnt, weil das Krankenhaus dafür keine *Institutionsermächtigung* hat. Die Privatpatienten können eine Etage tiefer gehen. Die Kassenpatienten müssen sich einen Termin bei einem niedergelassenen Radiologen holen.

Überrascht hat ihn damals auch, wie schwierig es war, die eigenen Praxisräume in der Innenstadt zu vermieten. Plötzlich saß er auf den Räumen und fürchtete schon ein finanzielles Desaster.

Er hat trotz allem an seiner Idee festgehalten und sie realisiert. Denn als internistischer Rheumatologe muss man so oder so mit den chirurgischen Kollegen zusammenarbeiten.

Bei den meisten Rheumakranken stellt sich im Laufe der Zeit die Frage: »Operieren – ja oder nein?« Absprachen zwischen ihm und chirurgischen Kollegen im Krankenhaus sind also immer vonnöten. Es ist aber etwas anderes, ob man auf einer Etage sitzt und solche Absprachen auf Zuruf erfolgen können oder ob man telefonieren und Faxe schicken muss. Die kurzen Wege haben Vorteile für die Ärzte – aber auch für die Patienten. Ein Termin, zwei Ärzte – das sind die so genannten Kombitermine.

Doch auch ohne Kombitermin zieht Dr. Gehrke so manches Mal spontan einen chirurgischen Kollegen während der Sprechstunde hinzu. Das letzte Mal hat er das bei einer Lehrerin getan, der die Strecksehne am kleinen Finger abgerutscht war. Die Finger waren nicht mehr präzise zu bewegen, weil sie keine Führung mehr hatten. Ein Gang über den Flur: »Kannst du mal schauen?«, und fünf Minuten später war klar: Ein kleiner operativer Eingriff wäre angebracht, meinte der Kollege, um einer weiteren Deformation der Hände vorzubeugen.

AP, 09.06.2006
Der Deutsche Gewerkschaftsbund fürchtet »faule Kompromisse« als Ergebnis der Gesundheitsreform. Mit einem Fondsmodell würde das Solidarprinzip außer Kraft gesetzt, sagte DGB-Vorstandsmitglied Annelie Buntenbach. Künftige Belastungen würden einseitig auf die Versicherten der gesetzlichen Kassen abgewälzt.

Der Espresso ist getrunken, die Stehkonferenz beendet, der ärztliche Alltag beginnt. Frau Delling, die medizinisch-technische Assistentin der Praxis, verteilt die Patienten auf die Sprechzimmer: »Frau Degen bitte in Sprechzimmer eins, Denise bitte in Zimmer zwei, Frau Becker in die Drei, Frau Weber bitte in die Vier.«

Dr. Gehrke begrüßt im Sprechzimmer eins die junge Frau mit den langen blonden Haaren und schaut kurz auf den Bildschirm: »Frau Degen! Was führt Sie zu mir?«

»Vor ein paar Wochen hat es begonnen, Hände und Füße

sind angeschwollen. Sie schmerzen, besonders morgens. Manchmal waren auch die Knie dick.«

»Was machen Sie beruflich?«

»Ich habe vor ein paar Monaten mein Konzertdiplom als Pianistin gemacht. Zuerst habe ich gedacht, diese Schmerzen seien psychischer Natur, ein Ergebnis des Stresses, der sich auf diese Art und Weise seinen Weg bahnt. Aber es geht nicht weg. Meine Hausärztin vermutet, es könnte Rheuma sein. Aber Rheuma??«

»Hat irgendjemand in Ihrer Familie Rheuma gehabt?«, fragt Dr. Gehrke nach.

»Ja, meine Oma«, ist die Antwort und dabei schwingt unausgesprochen mit: »Die war alt, und ich bin noch jung und kann deshalb kein Rheuma haben.«

Dr. Gehrke protokolliert das Gespräch im Computer: »Großmutter hatte Rheuma.« Wie oft hat er das schon in seiner langen Karriere als Rheumaspezialist gehört. Die ewige Wiederholung macht es nicht besser: Rheuma – darunter verstehen Laien keine echte Erkrankung. An Rheuma stirbt man nicht. Rheuma, das läuft unter »Oma tut es hier weh und da weh.« Dabei haben die Patienten, wenn die Krankheit nicht behandelt wird, eine um zehn Jahre verkürzte Lebenserwartung. Das entspricht in etwa einer unbehandelten Krebserkrankung oder einem schweren Bluthochdruck. Mehr als die Hälfte der Rheumatiker geht frühzeitig in Rente.

Etwa drei Millionen Menschen in Deutschland leiden unter den verschiedenen entzündlichen rheumatischen Erkrankungen. Alte wie junge Menschen. Die bekanntesten der etwa 400 Erkrankungsformen sind die chronische Polyarthritis, der Morbus Bechterew und *Schuppenflechtenrheumatismus*. Weil aber immer noch der Glaube vorherrscht, Rheuma habe man erst als Oma, kommen die meisten erst nach einer langen Krankheits-Odyssee zu ihm. Viele Ärzte erkennen Rheuma im frühen Stadium nicht, vermuten Bandscheibenvorfälle, Gelenkverschleiß oder psychische Erkrankungen.

AP, 10.06.2006
Bei der Gesundheitsreform erwägt die Koalition nach

Medieninformationen tiefe Einschnitte im Kassenka-
talog. So stünden sowohl das Krankengeld als auch
die Kosten für »selbstverschuldete Unfälle« zur Debatte.

Die Irrfahrt, die viele Patienten durchlaufen, bis ihnen geholfen
wird, hat aber auch noch einen anderen Grund: Es gibt zu
wenige Rheumatologen in Deutschland. Schon rein logistisch
ist es nicht möglich, mit rund 500 internistischen Rheumatologen bundesweit etwa drei Millionen Erkrankte medizinisch
optimal zu betreuen und zu behandeln. Zumal viele Ärzte im
Krankenhaus nur begrenzte Sprechstundenzeiten haben und
Hausärzte noch viele andere Patienten mit anderen Erkrankungen. Auch in der Praxis von Dr. Gehrke reichen die Termine
nie – egal ob Kasse oder privat. Er hat deshalb vor einiger Zeit
einen zweiten Vertragsarzt für seine Praxis beantragt, den er
dringend bräuchte. Der Antrag wurde mit der Begründung abgelehnt, im fachinternistischen Bereich herrsche Überversorgung. Für Internisten generell mag das stimmen, nicht aber für
Rheumatologen.

Dr. Gehrke lässt die Patientin an seinem gedanklichen Exkurs
nicht teilhaben, der durch ihren Hinweis ausgelöst wurde, dass
ihre Oma Rheuma gehabt habe. »Ihre Hausärztin hat mich angerufen und von den Beschwerden erzählt. Wie ist das bisher
behandelt worden?«

»Mit Diclofenac und mit einem Enzympräparat.«

»Und hat das geholfen?«

»Überhaupt nicht!«

»Mhm«, Dr. Gehrke ist kein redseliger Arzt, obwohl er viel
zu sagen hätte. Zum Beispiel, dass nicht einmal ein Drittel der
Patienten, die zu ihm kommen, richtig vorbehandelt wurde.
Enzympräparate helfen nicht gegen Rheuma und entzündungs-
hemmende Mittel nur sehr beschränkt.

»Morgens sind die Schmerzen besonders schlimm?«, fragt er
rein rhetorisch, weil er die Antwort schon weiß.

Frau Degen nickt: »Ich komme nicht aus dem Bett.«

»Machen Sie bitte den Oberkörper und die Beine frei und
legen Sie sich auf die Liege.« Er beginnt, die Fingergelenke zu

untersuchen, dann die Handgelenke. Er tastet, er drückt. Die Patientin verzieht das Gesicht: »Auah!«

Er fordert sie auf: »Nehmen Sie meine Hände und drücken Sie fest zu.« Sie greift beherzt zu ... und er spürt die Kraftlosigkeit in ihren Händen.

Er nimmt die Ellenbogen. »Tut das weh?« Er lässt die Arme im Schultergelenk kreisen. Er tastet die Hüftgelenke ab und beugt die Kniegelenke. »Können Sie noch laufen?«

»Manchmal fällt es mir schwer, wenn die Fußgelenke so geschwollen sind.«

»Stellen Sie sich einmal hin.« Er dreht ihren Kopf hin und her. »Die Fingerspitzen bitte einmal zum Boden.« Er schaut auf die Wirbelsäule. »Jetzt bitte wieder hinstellen.« Er fasst ihre Schultern und zieht den Oberkörper nach hinten. Er fühlt, er tastet. »In Ordnung, ziehen Sie sich bitte wieder an.«

Er wäscht sich die Hände, dokumentiert im Computer die Ergebnisse seiner Untersuchung und erklärt: »Sie haben eine chronische Polyarthritis. Die Krankheit befindet sich noch im Anfangsstadium. Dass sie so früh entdeckt wurde, haben Sie Ihrer Hausärztin zu verdanken. Die hat sehr richtig reagiert.«

Dr. Gehrke sagt der Patientin nicht direkt, dass sie Glück gehabt hat. Glück, weil die Hausärztin sie frühzeitig an einen Rheumaspezialisten überwiesen hat. Glück, weil die Heilungschancen in den ersten sechs Monaten nach Auftreten der Beschwerden am größten sind, aber nur ein Bruchteil der Rheumakranken in dieser Zeit eine entsprechende Therapie beginnen kann.

Wehe dem, der beispielsweise an Morbus Bechterew leidet: Dann dauert es in der Regel acht bis zehn Jahre, bis die zutreffende Diagnose gestellt wird. Die junge Pianistin hat aber auch Glück, weil Frauen häufig später als Männer in den Genuss der richtigen Therapie kommen. Das sagt zumindest die Rheuma-Statistik. Vor allem ältere Frauen werden benachteiligt: Nur 12 Prozent der über 60-Jährigen erhalten moderne Therapien, bei den Männern gleichen Alters sind es 57 Prozent. Aber auch der Sozialstatus und Bildungsstand spielen eine Rolle: Angestellte, Beamte und Selbstständige werden eher als Arbeiter und Ungelernte medizinisch optimal betreut.

Immerhin: Es gibt kaum eine Fachrichtung in der Medizin, bei der die – schlechte – Versorgung so gut erforscht ist wie bei Rheuma.

»Rheuma? Sind Sie sicher?«, fragt die Pianistin ungläubig.

»Ja, ziemlich«, Dr. Gehrke will nicht sagen: »Ich bin mir einhundertprozentig sicher.« Für ihn ist die körperliche Untersuchung das A und O. Diagnostik heißt für ihn fühlen, und er kann Rheuma fühlen. »Wir machen aber zur Sicherheit noch eine Blutuntersuchung und fragen einen speziellen *Rheumafaktor* ab. Das ist ein Eiweißstoff, der sich bei rund 70 Prozent der Patienten im Blut nachweisen lässt. Es gibt auch noch den neueren und genaueren CCP-Test, der nachweist, ob sich ein Eiweißbaustein verändert hat. Dieser Test gibt uns Auskunft, ob Sie spezifische Anlagen für Rheuma haben. Er ist aussagekräftiger für den Gelenkrheumatismus, und das Ergebnis könnte die Therapie beeinflussen.«

Er schaut in den Computer: »Sie sind Kassenpatientin. Ich will Ihnen nichts verkaufen. Bis jetzt bekommen nur Privatpatienten diesen CCP-Test bezahlt. Aber wenn Ihre Oma wirklich Rheuma hatte, und so jung wie Sie sind ... der Test kostet dreißig Euro.«

dpa, 12.06.2006
In der CDU gibt es unterschiedliche Auffassungen über die Einbeziehung der Privatversicherungen in die geplante Gesundheitsreform der großen Koalition. Thüringens Ministerpräsident Althaus sprach davon, dass die Privatkassen mit Sicherheit einen Beitrag leisten müssten. Niedersachsens Ministerpräsident Wulff warnte hingegen davor, das System der Privatversicherung in Frage zu stellen.

Medizinisch hält Dr. Gehrke den Test für angemessen, und trotzdem fühlt er sich wie ein Vertreter, auch wenn er nichts an dem Verkauf verdient. Sicher ist, dass dieser Test in Zukunft die Untersuchung nach Rheumafaktoren im Blut ersetzen wird. Das ist nur eine Frage der Zeit. Aber noch ist dieser Test keine Kassenleistung. Bis moderne Diagnostik in den Leistungskatalog der Kassen übernommen wird, kann eine Weile vergehen. Manchmal sind es Jahre.

Tests wie CCP als Ware zu präsentieren, das lehnt Dr. Gehrke eigentlich ab. Für ihn ist eine Arztpraxis kein Supermarkt, Gesundheit keine Ware, der Patient ein Bedürftiger und kein Kunde, und der Arzt ein Heilender und kein Verkäufer. Die zunehmende Ökonomisierung der Medizin hat die Begriffe durcheinander gebracht. Das ist seine Meinung.

Die junge Patientin und er einigen sich trotzdem. Sie »kauft« den CCP-Test.

»Wir beginnen mit einer *Cortison*-Therapie. Ich schreibe Ihnen ein Schema für die nächsten sechs Wochen auf, und dann hoffen wir, dass wir damit den chronischen Verlauf stoppen können. Es ist ja – Gott sei Dank – sehr früh entdeckt worden.«

Er macht ihr Hoffnung und weiß gleichzeitig, dass diese Hoffnung manches Mal in Enttäuschung umschlägt. Nämlich dann, wenn Cortison allein nicht in der Lage ist, die Entzündung abklingen zu lassen.

Eine Basistherapie wäre dann der nächste Schritt, mit Methotrexat (MTX), einem Medikament, das die Zellteilung hemmt. Bei mehr als zehn Prozent der Patienten mit rheumatoider Arthritis hilft aber auch die Basistherapie nicht. Und dann? Dann fängt der Ärger an. Häufig mit den gesetzlichen Kassen, seltener mit privaten Krankenversicherungen.

Wenn der Verlauf der Erkrankung sehr heftig ist, wenn alle Therapien versagen, dann können TNF-Blocker die letzte Rettung sein, moderne biologische Hemmstoffe. Diese *Biologika* sind High-Tech-Medikamente, die nichts mit *naturheilkundlichen Therapien* gemein haben. Sie greifen ins Immunsystem ein und blockieren im Körper die Stoffe, die die Entzündungen in den Gelenken verursachen. Diese Medikamente sind ein Meilenstein in der Behandlung schwer kranker Rheumatiker und oft die letzte Hoffnung bei extremen Krankheitsverläufen. Allerdings sind sie auch extrem teuer.

Die Cortisontherapie schlägt mit 64 Euro im Jahr zu Buche. Das sind Peanuts – sogar für die gesetzliche Krankenversicherung. Eine Standardtherapie mit MTX ist für rund 200 Euro pro Jahr zu haben. Selbst wenn Zusatzmedikamente erforderlich sind, kommt man alles in allem auf maximal 600 Euro. Aber wehe dem Patienten, der auf die neuen Biologika angewiesen ist. Die kosten pro Jahr schnell 20.000 Euro.

Lange Zeit galt die Rheumatologie als billiger Jakob unter den medizinischen Fachrichtungen. Verglichen mit Krebs oder mit Herz-Kreislauf-Erkrankungen waren die Jahrestherapiekosten vergleichsweise niedrig. Das änderte sich schlagartig, als die bahnbrechenden TNF-Blocker auf den Markt kamen.

Jetzt ist der ehemals billige plötzlich ein teurer Jakob. Entsprechend groß ist der Druck der Kassen und Versicherungen, die teuren Therapien nur sehr selten einzusetzen. Dr. Gehrke könnte Geschichten erzählen ... Das lässt er aber, weil die Patientin ihn zurückholt in die Realität seines Sprechzimmers.

»Kann ich wieder spielen? Ich habe in ein paar Wochen ein großes Konzert in Baden-Baden.«

»Was steht auf dem Programm?«, fragt der Doktor.

»Eine Sonatine von Ravel und Children's Corner von Debussy – französische Impressionisten.«

»Klingt gut. Sie werden wieder spielen können. In zwei, drei Tagen werden Sie schon eine Besserung spüren. Die Cortisontherapie wirkt schnell«, sagt Dr. Gehrke und fügt im Stillen hinzu: Die Frage ist nur, wie lange. Wenn das Cortison nicht zum kompletten Rückgang der Beschwerden führt und auch die Basistherapie versagt, werde ich bei ihr alle Register ziehen. Sie wird die modernsten Therapien erhalten, damit ihre Karriere nicht endet, bevor sie richtig begonnen hat. Kasse hin, Kasse her.

AP, 13.06.2006
Die Kritik an dem in der großen Koalition erwogenen Fondsmodell für die Krankenversicherung reißt nicht ab. Der Vorsitzende der Wirtschaftsweisen, Bert Rürup, nannte das Modell ein »Reform-Alibi, das der Gesichtswahrung der beiden politischen Partner dient«. Es löse keine Strukturprobleme, und auch die Entkoppelung der Gesundheitskosten von den Löhnen komme nicht voran, sagte der Sozialexperte. »Wenn man nicht mehr

mehr zustande bringt als den Fonds, sollte man die Strukturreform lieber abblasen und sich der Beseitigung der selbst geschaffenen kurzfristigen Probleme widmen«, sagte Rürup.

»Kommen Sie in sechs Wochen wieder! Und viel Erfolg bei Ihrem Konzert.«

Er gibt ihr die Hand, spürt wieder ihren schwachen Händedruck und geht in Sprechzimmer zwei: »Denise – schön dich zu sehen.«

Das 15-jährige Mädchen ist mit seiner Mutter gekommen. Die Jugendliche hat kindliches Rheuma, eine juvenile Arthritis. Von dieser Form der *Autoimmunerkrankung* sind bundesweit etwa 6.000 Kinder und Jugendliche betroffen. Denise ist eine von ihnen.

»Wie klappt es mit den Spritzen?«

»Super!« Denise strahlt ihren Arzt an. Sie kann laufen, zur Schule gehen, ein Buch aus dem Regal nehmen. Sie kann einen Kuchen in den Ofen schieben, den Wasserhahn aufdrehen, sie kann mit ihren Freundinnen ins Kino gehen. Zugegeben, das klingt, als sei das nichts Besonderes. Für Denise ist es das aber. Dr. Gehrke hat ihr zu einem weitgehend normalen Leben verholfen. Deshalb freut sie sich, wenn sie ihn sieht, und er freut sich umgekehrt genauso. Weil er sieht, dass es ihr so viel besser geht als vor drei Jahren, als er sie kennen lernte. Damals war dieses Mädchen schwer depressiv und verzweifelt. Ihre Leidensgeschichte ist ihm ans Herz gegangen.

Dr. Gehrke könnte ein Klagelied anstimmen, von Fehldiagnosen, die er tagtäglich in seiner Praxis zu sehen bekommt. Er hat die Sekretärin vor Auge, die sich erst gestern in seiner Praxis vorstellte und deren schwerer Gelenkrheumatismus von mehreren vorbehandelnden Ärzten nicht erkannt wurde. Sie fühlte sich als Simulantin abgestempelt. Wie oft fällt dieser Begriff! Fast so oft wie der Satz »Rheuma, das bekommt man erst als Oma.« Ihm fällt der Lagerist ein, der Schuppenflechte und Arthritis hat – eine Kombination, die recht häufig vorkommt. Dennoch ist der Patient von Pontius zu Pilatus gelaufen. Doch einen so schweren Fall jahrelanger Falsch- und Fehlbehandlung wie bei Denise – den bekommt auch Dr. Gehrke nicht alle Tage zu sehen.

»Die rheumatologische Versorgung in Deutschland befindet sich auf dem Stand von Sambia.« Er liebt Zuspitzungen und weiß gleichzeitig, dass er damit provoziert. Denn natürlich ist ihm bewusst, dass der Vergleich so nicht stimmt: In den Entwicklungsländern ist die Situation weit dramatischer. Nur ein Fünftel aller Aidskranken weltweit beispielsweise hat Zugang zu den notwendigen Arzneimitteln, in Nigeria nicht einmal zwei Prozent. In Afrika sterben jedes Jahr 450.000 Frauen während der Schwangerschaft, der Geburt oder im Wochenbett, weil es an einer medizinischen Basisbetreuung fehlt. Nicht einmal die Hälfte der Diabetes-Patienten in afrikanischen Ländern hat Zugang zu Insulin.

Aber sollte sich die medizinische Versorgung in einem hoch entwickelten Industrieland wie Deutschland an der von Tansania, Nigeria oder Malawi messen?

AFP, 15.06.2006
Der geplante Gesundheitsfonds stößt bei den deutschen Krankenhausträgern auf Ablehnung. Dadurch drohe eine weitere Verschärfung der Unterfinanzierung im Gesundheitswesen, erklärte der Hauptgeschäftsführer der Deutschen Krankenhausgesellschaft in Berlin.

Fakt ist: Nur 30 Prozent der Rheumakranken in Deutschland werden von einem Spezialisten untersucht und versorgt. In diesem Fachgebiet herrscht in Deutschland also keine Überversorgung, von der in den Medien immer wieder die Rede ist, sondern Unterversorgung.

Gäbe es genügend Ärzte, die mehr von ihrem Fach verstehen, dann wäre Denise vieles erspart geblieben. Sähen Studenten während ihrer Ausbildung nicht fünf, sondern fünfzig Patienten mit rheumatischen Krankheitsbildern, dann wäre die Flut an Fehldiagnosen vielleicht geringer. Hätte, wäre – es ist nicht so.

Bei Denise hat Dr. Gehrke alles an Therapiemöglichkeiten aufgefahren, was medizinisch möglich und machbar ist. Allerdings in dem Tempo, das ihm die Kassen vorschreiben. Er ärgert sich, dass er so viel Zeit verplempern musste, bis er ihr wirklich helfen konnte. Medizinisch war der Fall klar: Die Krankheit war, als Denise zum ersten Mal in die Praxis kam, so weit fortgeschritten, dass sofort die neuen biologischen Therapien angesagt gewesen wären. Aber nein, sie ist Kassenpatientin und das bedeutet: Er konnte erst nach Umwegen zu der Therapie kommen, die er sofort hätten geben wollen. Über sechs Monate musste er zwei andere Therapien ausprobieren und wusste dennoch, dass das nichts nutzen würde. In solchen Fällen fragt er sich, warum er studiert und sich spezialisiert hat, wenn andere am Schreibtisch doch vermeintlich besser wissen, was er tun bzw. lassen soll. Bei Privatpatienten ist das Vorgehen einfacher. Noch.

»Spürst du Nebenwirkungen?«, fragt er seine jüngste Patientin.

»Nein, mir geht es gut.«

Die Mutter mischt sich ein: »Das linke Knie ist ja immer noch deformiert. Geht das auch noch zurück?«

»Ich will Ihnen keine Illusionen machen. Ich glaube kaum. Wären Sie Jahre früher gekommen, hätte ...«

Hätte, wäre – es ist nicht so.

Der Konjunktiv irrealis dient in der deutschen Sprache dazu, Wünsche und Vorstellungen Ausdruck zu verleihen, die nicht (mehr) im Bereich des Möglichen liegen. Hätte, wäre – das reicht aus, um vor den Augen der Mutter in Sekundenschnelle die Leidensgeschichte ihrer Tochter abzuspulen: Mit fünf Jahren die erste Schwellung am Knie – der Notdienst ratlos, die Uniklinik empfiehlt Kühlen. Im kleinen *Blutbild* ist nichts zu sehen. Der Kinderarzt vermutet *Borreliose*. Orthopäden, Internisten, Chirurgen – keiner weiß, was es ist. Die Krankheit schreitet weiter voran – Denise kann nicht mehr laufen. Eine OP des Knies soll Besserung bringen – das Knie ist danach noch mehr entstellt als vorher. Später die Diagnose: »Denise hat Knochenkrebs« – Nein, Fehlalarm. Sie hat doch keinen Krebs. Inzwischen ist sie zehn. Operativ werden die Knie gestreckt – kurze Linderung. Hände, Füße, Beine sind inzwischen betroffen – das Kind ist schwer behindert. »Bestellen Sie einen Rollstuhl«, sagt eine Schwester. Dramen spielen sich in der Familie ab – »Das ist die letzte Pizza, die ich in den Backofen schieben kann«. Als das Kind zwölf ist, vermutet der Kinderarzt erstmals: Rheuma!

Im Internet findet die Familie einen Hinweis auf Dr. Gehrke. Bei dem ersten Termin in der rheumatologischen Praxis schaut Dr. Gehrke das Kind an und schüttelt den Kopf: »Warum haben Sie als Mutter nichts unternommen?«

»Ich war bei siebzig Ärzten«, sagt sie.

Er sagt nichts mehr, aber handelt und behandelt nach medizinischem Standard.

»Sambia ...« – mehr fällt ihm nicht dazu ein.

Mutter und Tochter beten diesen Arzt an. Die Mutter möchte ihm gerne sagen: »Sie haben das Leben meiner Tochter und auch mein Leben gerettet.« Aber sie sagt es nicht, findet nicht die richtigen Worte. Das klingt so schwülstig, so kitschig.

Die Untersuchung ist vorbei, der Ultraschall gemacht, die Therapie besprochen.

»Wir sehen uns in sechs Wochen wieder.« Er lächelt seine jüngste Patientin an und geht in Sprechzimmer drei. Dort wartet die 72-jährige Frau Becker.

AP, 17.06.2006
Der saarländische Ministerpräsident Peter Müller befürwortet eine Öffnung der privaten Krankenversicherung nicht nur für Gutverdiener. »Ich kann mir vorstellen, dass die PKV künftig einen Grundtarif für jedermann anbieten muss«, sagte der CDU-Politiker.

»Wie schön, ein bekanntes Gesicht. Frau Becker, was führt Sie zu mir?«, eröffnet Dr. Gehrke das Gespräch mit der Patientin, die seit vielen Jahren zu ihm kommt. Sie hat eine schwere Polyarthritis, die medikamentös gut eingestellt ist.

»Ich habe Schmerzen vor allem in der Schulter.«

Dr. Gehrke spult sein Programm ab: »Machen Sie bitte den Oberkörper und die Beine frei und legen Sie sich auf die Liege.«

Er untersucht die Finger-, dann die Handgelenke. Er tastet, er drückt. Er nimmt die Ellenbogen, lässt die Arme im Schultergelenk kreisen. »Tut das weh?«

»Was für eine Frage! Klar. Das habe ich Ihnen doch schon vorher gesagt«, frotzelt die ältere Dame. Über die Jahre ist Vertrauen gewachsen.

Er tastet die Hüftgelenke ab und beugt die Kniegelenke. »Stellen Sie sich einmal hin.« Er dreht den Kopf hin und her. »Die Fingerspitzen bitte einmal zum Boden.« Er schaut auf die Wirbelsäule. »Sie können sich wieder anziehen.«

Er ist still, denkt, geht an seinen PC, tippt seine Diagnose ein.

»Herr Doktor, erst die Patientin und dann der PC!«, kritisiert ihn die Patientin liebevoll.

Er lacht: »Frau Becker, Sie wissen doch, dokumentieren ist heute wichtiger als behandeln. Das muss alles seine Ordnung haben, sonst steigt mir die Kasse aufs Dach.«

»Und was dokumentieren Sie heute unter ›Frau Becker‹?«

»Frau Becker, zu Ihrer Polyarthritis kommen jetzt normale Verschleißerscheinungen hinzu.«

»Na, Sie machen mir Mut. Ich bin doch noch ein junger Hüpfer!«

»Hüpfer ja! Aber jung? Frau Becker, Sie wissen doch, irgendwann ist die innere Schönheit wichtiger als die äußere«, umschreibt der Doktor charmant die Alterserscheinungen.

»Das haben Sie aber nett gesagt. Dann bitte ich jetzt auch noch nett um ein Rezept von Ihnen – Diclofenac Gel und Lymphdrainagen. Dann gehe ich und bin zufrieden.«

»Das Gel müssen Sie selbst bezahlen, und Lymphdrainagen ...«, er stockt kurz, wiegt den Kopf, »zwölf Stück – mehr ist nicht drin.«

Frau Becker stöhnt: »Ich weiß ja, Sie können nichts dafür, aber ich finde, der Kanal ist langsam voll. Ich zahle meinen Beitrag zur Krankenversicherung, ich zahle die Praxisgebühr, ich zahle das Funktionstraining, ich zahle die Zuzahlungen zu den Medikamenten. Ich zahle die Sitzkissen, um die Gelenke zu entlasten, Greifzangen, um ein Buch aus dem Regal zu nehmen, ich zahle meine Spezialmesser und -scheren, ohne die ich nicht schneiden kann. Irgendwann muss doch mal Schluss sein!«

Dr. Gehrke zuckt mit den Achseln. Schluss? Die Verknappung von medizinischen Leistungen – die fängt seiner Meinung nach erst richtig an. Unzählige Male führt er am Tag dieselben Diskussionen und hat doch keine Lösung parat: »Ich weiß das. Krankengymnastik, Massage, Krankenhaus- und Reha-Aufenthalte, Salben, Tees, Einlagen, Stützstrümpfe, Haltegriffe, Toilettensitzerhöhungen, Bettzubehör, Fahrtkosten, Patientenschulungen, diätetische Lebensmittel ... Krank sein ist für Rheumatiker ein teures Vergnügen. Und nur gut 15 Prozent meiner Patienten sind von der Zuzahlung befreit ...«

Frau Becker fällt ihm ins Wort:

»... und kein Ende ist in Sicht. Ich fühle mich inzwischen als gesetzlich Krankenversicherte und chronisch Kranke wie ein Bettler, und dabei wäre ich froh, wenn ich die Krankheit los wäre.«

AFP, 18.06.2006
Unmittelbar vor der Koalitionsrunde zur Gesundheitsreform hat Peer Steinbrück (SPD) zu größeren Einsparungen im Gesundheitswesen aufgerufen. Das System müsse transparenter werden; außerdem sei mehr Wettbewerb erforderlich, sagte er. Wenn das nicht gelinge, werde das Thema Gesundheitsreform »in zwei, drei Jahren« wieder auf der Tagesordnung stehen.

Rheumakranke – das weiß Dr. Gehrke – bringen rund 600 Euro pro Jahr an Eigenleistung auf. Je schwerer ihre Erkrankung ist, desto höher sind die Zuzahlungen aus eigener Tasche. Dr. Gehrke hat Patienten, deren Rente so niedrig ist, dass sie die Beiträge zur Deutschen Rheumaliga nicht finanzieren können. Deshalb können sie bei der Gruppengymnastik, die dort angeboten wird, nicht mitmachen.

Amerikanische Studien an Brustkrebs- und Diabetespatienten haben ergeben, dass Zahlungen aus eigener Tasche Betroffene dazu verleiten, notwendige Behandlungen hinauszuzögern oder zu vermeiden, um die Kosten zu umgehen. Amerikanische Studien, amerikanische Verhältnisse. Ob diese Verhältnisse auch in Deutschland Alltag werden? Das wäre für die Rheumakranken fatal.

AP, 18.06.2006
Bundesärztekammerpräsident Jörg-Dietrich Hoppe hat
vor einer Gesundheitsreform »im Schnelldurchgang«
gewarnt. Gleichzeitig lehnte er ein Fondsmodell zur Finanzierung der Krankenkassen ab. Ein solches Konzept
führe »zur Vollendung der Planwirtschaft im Gesundheitswesen« und setze eine gigantische Umverteilungs-
maschinerie in Gang, anstatt Bürokratie abzubauen.

Er reicht ihr das – grüne – Rezept und ist weg. Durch die Tür.
In Zimmer vier.

»Was führt Sie zu mir«, er schaut auf die Karte, die vor ihm
liegt, und ergänzt: »Frau Weber?«

»Herr Doktor, die Gelenke werden immer dicker. Manchmal kann ich mich gar nicht bewegen ... Die Medikamente, die
helfen nicht und schlagen mir auf die Leber.«

»Sie nehmen Cortison und ...?«

»Sulfasalazin.«

»Eine gängige Basistherapie gegen Polyarthritis. Hilft Ihnen
nicht?«

»Nein!«

Dr. Gehrke trägt das Medikament in den PC ein und fügt
hinzu: »schweres Übergewicht«. Schon vor Jahren hat er bei
ihr die rheumatische Erkrankung diagnostiziert. Er blickt vier
Zeilen höher auf den Bildschirm. Rot gekennzeichnet stehen
dort drei Termine, die Frau Weber in den letzten zwei Jahren nicht wahrgenommen hat, ohne abzusagen. Er registriert
es.

»Bei wem waren Sie in Behandlung, seit Sie das letzte Mal
hier waren?«

»Beim Hausarzt und beim Orthopäden. Der hat geröntgt.«

»Wo sind die Bilder?«

»Die habe ich nicht mit.«

Dr. Gehrke reagiert ein wenig genervt: »Soll ich alle Untersuchungen noch einmal machen? Die Bilder mitzubringen ist
ein Muss.«

»Aber der Arzt hat sie mir nicht gegeben.«

Er zieht die Augenbrauen hoch. Immer wieder dasselbe Spiel:

Die Patienten fragen nicht nach den Unterlagen, die Ärzte halten die Unterlagen unter Verschluss, und gleichzeitig wird über Doppeluntersuchungen geklagt. Er fordert die Patientin auf: »Bringen Sie die Unterlagen bitte in den nächsten Tagen in die Praxis, damit ich mir den Verlauf anschauen kann. Wenn Sie jetzt bitte den Oberkörper und die Beine freimachen und sich auf die Liege legen.«

Das ist für Frau Weber nicht so einfach. »Wie viel wiegen Sie?«, fragt er, um die Zeit zu überbrücken, bis sie sich ausgezogen hat und auf die Liege geklettert ist.

»140 Kilogramm.«

»Und wie groß sind Sie?«

»Ein Meter zweiundsechzig.«

Frau Weber liegt nun auf der Liege, und zum vierten Mal an diesem Tag spult Dr. Gehrke sein Programm ab: Finger, Handgelenke, Ellenbogen, Schulter-, Hüft-, Knie-, Fuß-, Zehengelenke. Er drückt, er tastet und fragt: »Tut das weh?«

Er geht zu seinem PC und schreibt: »Schwere Adipositas, Diagnose kaum zu stellen.«

Die Patientin hat Schmerzen – daran zweifelt er nicht. Aber welchen Anteil hat an den Beschwerden die Fettleibigkeit? Ob sie sich das Cortison einfach in Mengen einwirft, wenn sie Schmerzen hat? Nach dem Motto: Viel hilft viel? Zutrauen würde er es ihr.

»Arbeiten Sie inzwischen?«, fragt Dr. Gehrke und weiß doch die Antwort.

»Nein, Herr Doktor, ich bekomme doch Sozialhilfe!«

Dr. Gehrke überlegt medizinisch und handelt ökonomisch – gesundheitsökonomisch. Er analysiert die Kosten und den Nutzen. Die teuren Biologika würden der Patientin helfen, die Entzündungen würden zurückgehen. Allerdings hätte die Therapie nur dann einen Erfolg, wenn sie diszipliniert genug wäre, sich genau an die ärztlichen Anweisungen zu halten. Diese Medikamente bergen schließlich auch enorme Risiken. Das sind keine Lutschbonbons. Er kann sie nur verordnen, wenn Patienten zuverlässig sind. Daran hat er bei Frau Weber seine Zweifel.

Außerdem fragt er sich, was würde sich durch die Therapie ändern? Die Patientin ist ungelernt, sie hat ihr ganzes Leben von Sozialhilfe gelebt. Sie wird nie in Arbeit kommen. Mit und ohne Therapie. Die Kosten für die Gemeinschaft wären hoch – und der Nutzen? Gering.

Wem ist er mehr verpflichtet: der Gesellschaft oder dem Einzelnen? Wo fängt seine Verantwortung für die Gesellschaft an? Hat jeder das Recht, die teuersten Therapien zu erhalten? Wo beginnt und wo endet die Solidarität? Heikle Fragen, die er sich jeden Tag in seiner Praxis stellt.

Das Krankenhaus, in dem sich seine Praxis befindet, ist fest im Boden verankert. Und dennoch kommt er sich manchmal vor wie auf einem Schiff, das leckgeschlagen ist. Das Schiff sinkt, aber es gibt nur ein Rettungsboot. Nur ein Teil der Menschen an Bord kann gerettet werden. Er ist der Kapitän und entscheidet, welche Person in das Rettungsboot darf und welche nicht.

Frau Weber lässt er nicht in das Rettungsboot.

Sie erhält die neuen teuren Medikamente nicht, jedenfalls nicht von ihm.

Er wendet sich seiner übergewichtigen Patientin zu, die sich inzwischen wieder angezogen hat: »Frau Weber, lassen Sie bitte gegenüber im Labor Blut abnehmen und machen Sie erst einmal weiter mit der Basistherapie und Cortison. Und versuchen Sie, das Gewicht zu reduzieren. Das brächte Ihnen bestimmt Linderung.«

Dr. Gehrke gibt ihr die Hand und spürt auch hier wieder den für Rheumakranke typischen schwachen Händedruck. Er verlässt das Sprechzimmer, denn er muss mit Frau Delling, einer seiner Arzthelferinnen, noch klären, wie sie die Dokumentation im Computer verbessern können.

AFP, 18.06.2006
Bundeskanzlerin Angela Merkel (CDU) will bei der geplanten Gesundheitsreform »die Solidarität in der Gesellschaft auf breitere Füße stellen«. Sie sei für die Beibehaltung der privaten Krankenversicherung, sagte Merkel am Sonntagabend. Die PKV sei »ein funktionierendes System«.

Dr. Gehrke unterliegt keinem Budget wie die Hausärzte. Die Behandlungen seiner Patienten gelten als so genannte Praxisbesonderheiten. Das heißt: Da die Therapien für diese Patientengruppe immer aufwendiger und teurer geworden sind, gibt es für sie spezielle Abrechnungsziffern. Solche Praxisbesonderheiten existieren für Rheumatologen, aber auch für Onkologen wie Dr. Schumacher. Was Dr. Gehrke wann und wie oft verschreibt, wird im Einzelfall geprüft. Eine gute Buchführung ist dafür unverzichtbar. Deshalb dokumentieren er und seine Arzthelferinnen alles, aber auch alles, im Computer: Die Ordinationsziffer 13701 steht für die rheumatologische Funktionsdiagnostik, also für die körperliche Untersuchung, das Abtasten und Fühlen der Hände, Füße, Hüften und Schultern. Hinter der Ziffer 33050 versteckt sich eine Ultraschalluntersuchung der Gelenke.

AP, 19.06.2006
Der CSU-Vorsitzende Edmund Stoiber hat eine Zerschlagung der privaten Krankenversicherung strikt ausgeschlossen und sieht sich darin »völlig einig« mit Bundeskanzlerin Angela Merkel. Bei der Gesundheitsreform sei es für die CSU »eine absolute Grundbedingung, dass die private Krankenversicherung nicht in einem Fonds aufgeht«, sagte Stoiber.

Die gründliche Dokumentation dient aber auch noch einem anderen Zweck. Der Rheumatologe will sich absichern. Für ihn existiert zwar keine finanzielle Obergrenze wie für die Hausärztin Dr. Kruse, aber dennoch kann er nicht verschreiben, was und wie er will.

dpa, 19.06.2006
Im Ringen von Union und SPD um das künftige Gesundheitswesen zeichnet sich die Einbeziehung der privaten Krankenkassen in die Reform ab.

Vor gar nicht langer Zeit hat ein Treffen aller Rheumatologen der Region mit Standes- und Kassenvertretern stattgefunden

Dr. Gehrke wird es nicht so schnell vergessen: Thema des Gesprächs sollten die Verordnungen der neuen modernen Rheumatherapien sein. Hinter verschlossenen Türen wurde den Ärzten klargemacht: »Wenn ihr verstärkt die neuen Medikamente verordnet, dann werden wir euch verstärkt prüfen.« Es wurde eine Drohkulisse aufgebaut, die nicht misszuverstehen war – so jedenfalls hat er das empfunden. Auch viele andere Kollegen saßen da – schreckerstarrt. Denn wer diese »Kontrollen« einmal mitgemacht hat, der sagt sich: Das tue ich mir nicht mehr an. Dann verschreibe ich meinen Patienten das Medikament eben nicht mehr.

Die Botschaft war für Dr. Gehrke eindeutig: Die neue Medikamentengeneration ist etwa fünfzig Mal so teuer wie der Standard, deshalb sollen die Rheumatologen sie bitte möglichst selten verordnen.

Er denkt wieder an sein Schiff, das leckgeschlagen ist. Er soll als Kapitän mehr Passagiere ertrinken lassen und noch weniger ins Rettungsboot holen.

Dr. Gehrke empfand diese Aufforderung, weniger zu verschreiben, als Eingriff in seine Therapiefreiheit als Arzt. Sicher, wenn alle Patienten mit schweren rheumatischen Beschwerden in Deutschland TNF-Blocker erhielten, entstünden Mehrkosten in Höhe von 350 Millionen Euro im Jahr. Geld, das nicht vorhanden ist. Es sei denn, man rechnet die Einsparungen der Rentenversicherung dagegen. Denn ohne die neuen Medikamente ist weit mehr als ein Drittel der Patienten fünf Jahre nach Beginn der Erkrankung verrentet. Doch Krankenversicherung und Rentenversicherung – das sind zwei verschiedene Paar Schuhe.

Die unverhüllten Drohungen bei diesem Treffen – die hat er schon verstanden. Nur, Drohungen helfen nicht weiter. Nach welchen Kriterien soll er als Kapitän die Passagiere auswählen? Nach welchen Merkmalen Medikamente zuteilen und verwehren? Soll er den Patienten sagen: »Ich habe zwar eine Medizin für Sie. Aber ich gebe Sie Ihnen nicht«? Oder soll er die Patienten im Unklaren lassen?

Darauf gab es leider keine Antworten bei dieser Sitzung hinter verschlossenen Türen.

Dr. Gehrke ist sich sicher, jedes Sozialgericht würde ihm Recht geben, wenn er bei schweren rheumatologischen Erkrankungen mit chronischem Verlauf die neuen Medikamente verschreibt. Die Gabe von Biologika ist medizinischer Standard, entspricht den Empfehlungen der Deutschen Gesellschaft für Rheumatologie. Die TNF-Blocker können die Gelenkzerstörung aufhalten, sie können sie manchmal sogar rückgängig machen. Trotzdem sollen die Ärzte davon möglichst wenig Gebrauch machen.

Während der Sprechstunde rechnet er im Kopf immer mit: »Heute hatte ich schon drei Kandidaten für Biologika. Geht auch noch ein vierter? Ist meine medizinische Argumentation schlüssig? Lohnt sich der Aufwand für den Patienten? Stehen Kosten und Nutzen in einem angemessenen Verhältnis?«

Bei Privatpatienten hingegen entscheidet er – noch – rein medizinisch. Sie erhalten die Medikamente schneller, sie werden ihnen auch selten von ihrer Versicherung verwehrt.

Auch wenn die wenigsten Kassenpatienten von diesen Unterschieden wissen, spüren sie es doch. Er hat vor kurzem von einer Umfrage gelesen, die ihn wenig überrascht hat: Privatversicherte sind deutlich zufriedener mit der Gesundheitsversorgung als gesetzlich Versicherte. Von denen befürchten zwei Drittel, dass sie im Alter nicht ausreichend medizinisch versorgt werden, dass sie auf bestimmte Therapien oder Operationen warten müssen. Vier Fünftel glauben, dass in Zukunft ihre Krankenkasse wichtige Leistungen nicht mehr für sie übernimmt. Sie ahnen die Wahrheit, auch wenn sie hinter verschlossenen Türen diskutiert wird.

Dr. Gehrke hingegen macht die Tür auf zum Sprechzimmer eins, schaut schnell auf die Karte und beginnt mit seiner zweiten Runde:

»Herr Adams, was führt Sie zu mir?«

Der Mann ist Mitte fünfzig. Etwa ein Meter neunzig groß, breit, übergewichtig. Er wirkt ein wenig ungepflegt. »Ich habe solche Schmerzen im Rücken. Herr Doktor, ich war überall, beim Hausarzt, beim Radiologen, beim Orthopäden, beim Neurologen – alles ist untersucht worden, und keiner kann mir helfen.«

»Haben Sie die Unterlagen dabei?«

»Nein.«

Dr. Gehrke sagt kurz und knapp: »Bitte morgen nachliefern«, und fragt weiter: »Was machen Sie beruflich?«

»Ich kann nicht mehr arbeiten. Früher war ich Taxifahrer.«

Dr. Gehrke lässt sich die Schmerzen beschreiben, er untersucht den Patienten. »Bitte einmal bücken und mit den Fingerspitzen den Boden berühren.« Er ist froh, als er sagen kann: »Ziehen Sie sich bitte wieder an.« Denn der ungepflegte Eindruck hat sich bestätigt.

Dr. Gehrke hätte weder die Untersuchung benötigt noch die Beschreibung der Schmerzen, um die Diagnose zu stellen: Herr Adams zieht von Arzt zu Arzt, nimmt bildgebende Diagnostik ohne Ende in Anspruch, weil er nach einer medizinischen Erklärung für seine Rückenschmerzen sucht, für die es keine medizinische Erklärung gibt. Nur, dass er sich zu wenig bewegt, zu viel trinkt, den ganzen Tag herumhängt ...

AP, 20.06.2006
Die gesetzlichen Krankenkassen und privaten Versicherer lehnen die Pläne der großen Koalition für eine grundlegende Gesundheitsreform ab.

Am liebsten würde Dr. Gehrke den griechischen Philosophen Platon zitieren: »Wenn man die Heilkunst braucht, nicht etwa wegen Wunden oder einiger jahreszeitlicher Krankheiten, sondern weil man infolge der Faulheit und einer Lebensweise den Leib mit Säften und Winden voll füllt wie einen Sumpf und die klugen Jünger des Asklepsios zwingt, den Krankheiten Namen wie Blähung und Katarrh zu geben. Ist das nicht schandbar?«

Zugegeben, das war ziemlich abgehoben, was Platon 400 Jahre vor Christus von sich gegeben hat. Aber es zeigt, Krankheiten, die auf einer schlechten Lebensführung basieren, und Arztbesuche, die überflüssig sind, gab es schon im Altertum. Sie sind keine Erfindung der Neuzeit. Aber ob Herr Adams Platons Botschaft verstehen würde? Dr. Gehrke sagt stattdessen: »Sie haben keine rheumatische Erkrankung, Herr Adams, da bin ich mir sehr sicher. Bringen Sie trotzdem morgen die Bilder vorbei. Ich schaue sie mir an. Treiben Sie Sport und ernähren Sie sich gesund. Mehr kann ich nicht für Sie tun.« Er reicht ihm die Hand, und raus ist er.

Jetzt braucht er eine Pause. Einen Kaffee. Fünf solcher Patienten, und er möchte seinen Job am liebsten hinschmeißen. Er nennt diese Sorte Patienten »bad guys«. In Arztromanen – drei Stück für drei Euro fünfzig – ist der Mediziner Dr. Daniel Gordon, oder wie er sonst heißen mag, gutherzig und heldenhaft, er empfindet keinen Ekel und keine Abscheu. Es ist ihm egal, wie ungepflegt und unförmig seine Patienten ihm gegenübertreten. Wenn Dr. Daniel Gordon überhaupt solche Patienten hat. Vor diesem Halbgott in Weiß sitzen nur bildhübsche, gebildete Gräfinnen: »Elfriede Katharina Elisabeth von und zu Hohenstein war wirklich eine reizende Person von natürlicher Anmut.« Während die Gräfin – aus verarmtem Adel natürlich – blond und blauäuig ist, hilft und heilt der Arzt mit den schwarzen Haaren und den rehbraunen Augen Tag und Nacht. Er rettet die Gräfin von jedem Leid und macht sie zum guten Schluss zu seiner persönlichen Prinzessin. Und wenn sie nicht gestorben sind ...

Die Wirklichkeit sieht anders aus: Dunkle Haare hat Dr. Gehrke zwar auch, aber er trägt keinen weißen Kittel, und seine Frau ist auch keine verarmte Gräfin. Manche Patienten will er nicht retten, sie bringen ihn auf die Palme, weil sie sich gehen lassen, weil sie ihr Leben nicht anpacken, weil sie trinken, zu viel essen und sich nicht bewegen oder weil sie eine Anspruchshaltung an den Tag legen, die er völlig unangemessen findet.

Ihm ist nichts mehr fremd nach 25 Berufsjahren, das heißt aber nicht, dass ihm alles gefällt, was er sich anhören, was er sehen und was er riechen muss.

Ein Großteil der Krankheiten ist psychisch bedingt. Gerade in der Wirbelsäule äußern sich oft seelische Probleme. Aber er kann die psychischen Beschwerden seiner Patienten nicht therapieren, er kann auch die Menschen nicht wieder in Lohn und Brot bringen, die entlaufene Ehefrau zurückholen, und er kann kein soziales Netz wiederherstellen, das zerrissen ist. Er ist kein Psychologe, kein Sozialarbeiter und kein Missionsbischof. Er ist niedergelassener Arzt und versucht als Rheumatologe einen guten Job zu machen. Mehr nicht. Und schon das ist schwierig genug.

AP, 20.06.2006
Die umstrittene Einbeziehung der Privatversicherten in einen Gesundheitsfonds könnte dem System Milliarden zusätzlicher Einnahmen bringen. Nach den Informationen aus Regierungskreisen könnten theoretisch neun Milliarden Euro zusätzlich in das Gesundheitswesen fließen, falls auch von allen Privatversicherten Beiträge verlangt würden, die sich nach dem Einkommen richten.

Frau Delling, seine medizinisch-technische Assistentin, kommt in die Küche. Er erzählt ihr von den »bad guys« des heutigen Tages.

»Ich baue Sie wieder auf«, sagt Frau Delling, »Sie werden heute noch geküsst!«

Er schaut ungläubig. »Von wem?«

»Nachher kommt noch Frau Winkelmann zu Ihnen. Ältere Dame, 68, Gelenkrheuma – Sie erinnern sich? Vorhin am Empfang hat sie zu uns gesagt: ›Ich kann wieder laufen. Ich knutsch ihn heute. Ob er will oder nicht.‹«

Dr. Gehrke lacht. »In Ordnung, ich lass mich knutschen!« Der Espresso ist schnell getrunken, die zwei Plätzchen sind in den Mund geschoben.

»Jetzt erst bitte Herrn Dettmer die Infusion legen. Er wartet bereits im Labor«, dirigiert Frau Delling ihren Chef.

Reuters, 20.06.2006
Gutverdiener müssen künftig erheblich mehr für ihre Krankenversicherung zahlen. Gesundheitsministerin Ulla Schmidt wolle im Zuge der Gesundheitsreform die Beitragsbemessungsgrenze im Westen auf 5.250 und im Osten auf 4.400 Euro im Monat anheben. Damit würde der monatliche Beitrag für Westdeutsche um 127 Euro auf gut 394 Euro steigen.

»Hallo, Herr Dettmer, wie geht's?«

»Sie sehen ja, ich brauche wieder Stoff, ich sehne die Infusion geradezu herbei«, begrüßt ihn sein Patient, der an Morbus Bechterew leidet, eine langsam fortschreitende, entzündliche rheumatische Erkrankung, die vor allem die Wirbelsäule betrifft. Auf Dauer wird die Bewegung eingeschränkt und die Wirbelsäule krumm. »Ich bin wieder steif wie ein Brett«, beschreibt der Patient seinen Zustand, »ich gehe krumm, und die Schmerzen fangen auch wieder an.«

»Von diesem Stoff werden Sie aber nicht high ...«

Dr. Gehrke nimmt eine Braunüle und sticht in die Handoberfläche von Herrn Dettmer, fixiert die Nadel mit einem Pflaster und schließt die Infusionsflasche an. Tropfen für Tropfen rinnt die durchsichtige Flüssigkeit in die Vene. Drei Stunden lang.

»Ich spüre inzwischen, wann die Medikamente ihre Wirkung verlieren. Zehn, elf Wochen reichen sie – länger nicht.«

»Das ist nicht nur bei Ihnen so. Die meisten Patienten wissen, wann sie wieder eine Infusion brauchen. Alle drei Monate – das ist die Norm«, erläutert Dr. Gehrke.

Inzwischen arbeitet der 35-jährige Bauzeichner wieder – kaum zu glauben bei der Irrfahrt, dem Drama, das er hinter sich hat. Als er zu Dr. Gehrke in die Praxis kam, konnte er vor Schmerzen und Krämpfen nicht mehr gehen. Seine Gliedmaßen waren steif, jede Bewegung eine Qual. Er war schwerstbehindert mit Anfang dreißig. Er versuchte, nur noch im Stehen zu schlafen.

Mit leichten Rückenschmerzen hatte es vor 13 Jahren begonnen. Ein Dutzend Orthopäden hat er aufgesucht und mindestens ebenso viele verschiedene Diagnosen zu hören bekommen: »Sie haben als Jugendlicher zu viel Leistungssport gemacht.« – »Die Hüfte ist schief.« – » Sie haben einen Bandscheibenvorfall.« – »Das linke Bein ist verkürzt.« – »Sie haben eine krumme Wirbelsäule.« Die Therapien waren genauso abwechslungsreich wie die Diagnosen: Er erhielt Spritzen und Schmerztabletten ohne Ende, er bekam Krankengymnastik, ihm wurde aber auch empfohlen, jeden Abend ein Glas Rotwein »mehr« zu trinken ... bis endlich ein Arzt auf die Idee kam, im Blut den Rheumafaktor zu bestimmen und ihn anschließend zu einem Rheumatologen zu überweisen. So kam Paul Dettmer 13 Jahre nach den ersten Symptomen zu Dr. Gehrke. Untypisch ist an dem Fall nur, dass es 13 Jahre gedauert hat. Im Durchschnitt dauert es bei Bechterew-Patienten »nur« acht bis zehn Jahre, bis die Erkrankung diagnostiziert wird.

Dr. Gehrke fällt in dem Zusammenhang wieder Sambia ein ...

Die Erkrankung war so weit fortgeschritten, dass nur noch von den neuen Therapien eine wirkliche Besserung zu erwarten war: Wieder das gewohnte Spiel: »Erst bekommen Sie Diclofenac, dann MTX – beides wird Ihnen nicht helfen, aber erst wenn ich zwei Standardtherapien erfolglos eingesetzt habe, darf ich Ihnen die neuen Präparate geben«, hat er seinem Patienten erklärt. Der musste die Schmerzen also noch ein wenig aushalten.

Reuters, 21.06.2006
Der saarländische Ministerpräsident Peter Müller lehnt höhere Krankenkassenbeiträge für Besserverdienende ab. Dies sei mit der CDU nicht zu machen, sagte Müller.

Paul Dettmer hat ihm vertraut. Er hat die geforderten Therapien hinter sich gebracht, die zwar Geld gekostet haben, aber keine Wirkung hatten. Dann endlich war es so weit: Der Erfolg der TNF-Blocker war durchschlagend. Er kann wieder laufen, er kann wieder schlafen. Er hat keine Schmerzen. Er kann wieder voll arbeiten.

»Ich komme krumm zu Ihnen und gehe gerade wieder heraus«, sagt der Patient seinem Arzt.

Der lächelt: »Wenn es so schnell hilft ...!?«

Dr. Gehrke wirft noch einen Blick auf die laufende Infusion und sagt »Tschüss!«. Er geht in sein Sprechzimmer und ruft im Computer die fachärztlichen Gutachten auf, die er als Vorlage gespeichert hat. Nachfragen von Krankenkassen gehören zu seinem Alltag, auch so manche private Versicherung fordert inzwischen Begründungen ein.

Einer seiner Privatpatienten betreibt eine Gaststätte und leidet ebenfalls an einer schweren fortschreitenden rheumatischen Erkrankung. Zwei Wochen, nachdem er die Infusionen der neuen Medikamentengeneration erhalten hatte, konnte er wieder seine Gaststätte leiten. Die private Krankenkasse forderte einen ärztlichen Befund- und Verlaufsbericht an, mit geplanter Therapiedauer und Dosierung. Er hat die Versicherung angerufen und die zuständige Sachbearbeiterin gefragt: »Was ist billiger – dem Gastwirt die Therapie zu bezahlen oder vier Monate das Krankentagegeld à 120 Euro pro Tag?« Die Sachbearbeiterin war irritiert ... Die medizinische Begründung hat er trotzdem abgeliefert. Kurz, knapp, präzise. Die Therapie sei zwingend notwendig. Sie lasse sich nicht auf billigere Medikamente umstellen. Jetzt hat der Patient erst einmal Ruhe.

Solche Anfragen sind bei Privatversicherten noch die Ausnahme. Noch.

dpa, 24.06.2006
Der bayrische Ministerpräsident Edmund Stoiber hat eine Verschiebung der Gesundheitsreform ins Gespräch gebracht. Mit Blick auf eine von der SPD erwogene kräftige Steuererhöhung sagte der CSU-Politiker: »Wenn die SPD von dieser Steuerlawine nicht abrückt, ist es besser, sich mit der Entscheidung über die Gesundheitsreform noch etwas mehr Zeit zu lassen.«

Nur bei 10 Prozent der Rheumakranken verschreiben internistische Rheumatologen in Deutschland die modernen biologischen Medikamente, in Schweden sind es 25 Prozent. Auf Fachtagungen hat Dr. Gehrke gehört, dass Deutschland bei der Verschreibung der Biologika an letzter Stelle in Europa liegt. Ihn wundert das nicht. Der Druck der Kassen, der Druck der Standesorganisationen – das hinterlässt Spuren. Nicht bei allen Rheumakranken, aber bei vielen sind diese Therapien medizinisch notwendig. Bei vielen sind sie auch zweckmäßig, weil es den Patienten besser geht und die meisten damit wieder ihrer Arbeit nachgehen können.

Wäre es wirtschaftlicher, die schwer Rheumakranken nicht zu behandeln? Nach dem Motto: Jeder, der früher stirbt, statt lange behandelt zu werden, entlastet die Sozialkassen?!

dpa, 25.06.2006
Das DGB-Vorstandsmitglied Annelie Buntenbach hat die
große Koalition bei den Verhandlungen zur Gesundheitsreform aufgefordert, die »Zwei-Klassen-Gesell-
schaft in den Wartezimmern zu überwinden«. Maßstab
könne nicht sein, »dass Gesundheit teurer wird«. »Wir
wollen mehr Gesundheit für alle, unabhängig vom Portemonnaie«, sagte Buntenbach.

Leitliniengerechte Therapien fordern alle, aber in Wirklichkeit würde die medizinische Behandlung nach den *Leitlinien* der Fachgesellschaften das System in den Bankrott führen. Und das gilt nicht nur für die Rheumatologie.

Würden alle Patienten mit Bluthochdruck nach den eindeutig formulierten Therapiestrategien behandelt werden, wäre dafür ein zusätzlicher finanzieller Aufwand von rund 700 Millionen Euro im Jahr nötig.

Würde man alle Patienten mit multipler Sklerose nach den Empfehlungen der Fachgesellschaften therapieren, bräuchte man dafür jährlich 280 Millionen Euro mehr.

Viele Menschen in Deutschland leiden an Depressionen. Eine Behandlung nach den Leitlinien der Deutschen Gesellschaft für Psychiatrie, Psychotherapie und Nervenheilkunde machten zusätzliche Ausgaben von 200 Millionen Euro nötig.

Migräne, Demenz, koronare Herzkrankheit, Osteoporose, Alzheimer, Hepatitis – wenn man nur die Standardversorgung für 17 verschiedene Erkrankungen zugrunde legt, müssten rund sechs Milliarden Euro im Jahr zusätzlich zur Verfügung stehen.

Die Diagnose lautet also nicht »Rheuma«, sondern eigentlich müsste er den Patienten sagen: »unbezahlbar.« Denn es ist zu wenig Geld da, um alle Kranke sinnvoll zu versorgen.

Er druckt das Gutachten aus und nimmt die Liste in die Hand, die seine Arzthelferinnen ihm auf den Tisch gelegt haben: Hausärzte, Patienten, Fachkollegen warten noch auf Rückruf. Und oben auf der Station liegt noch der Patient, der gestern operiert wurde. Auch ihn wird er noch besuchen.

dpa, 28.06.2006
Die Pläne der großen Koalition für die drastische Reduzierung der Zahl der gesetzlichen Krankenkassen sind auf ein gespaltenes Echo gestoßen. Zustimmung kam aus der SPD und vom Bund der Steuerzahler, Ablehnung aus der FDP. Nach einer Studie wirtschaften kleine Krankenkassen kostengünstiger als große.

Dr. Gehrke ist auf dem Weg nach Hause. Er freut sich auf den Abend. Aus zwei Gründen: Er kocht für sein Leben gerne – heute soll es italienisches Risotto geben – und hat Freunde zu Gast, die seine Kochkünste zu schätzen wissen.

Als sie gemeinsam am Tisch sitzen, erzählt er den beiden Juristen von seinem Praxisalltag:

Dass er bei Privatpatienten schneller die neuen modernen Medikamente einsetzt als bei Kassenpatienten.

Dass er den Druck von Standesorganisationen, die teuren Therapien nur sehr begrenzt zu verschreiben, unerträglich findet. Dass er auswählt, wer Biologika erhält und wer nicht.

Dass er der Pianistin beispielsweise alles geben wird, was er an Medikamenten zur Verfügung hat, damit sie ihre berufliche Laufbahn fortsetzen kann, und dass er genau dieses bei der Sozialhilfeempfängerin nicht tun wird.

Der Rechtsanwalt und seine Frau sind entsetzt: »Du selektierst? Du entscheidest nach Nützlichkeit für diese Gesellschaft? Das kann man doch nicht machen!«

»Doch, das kann man«, verteidigt sich Gehrke. »Das müssen wir. Viele Ärzte tun es.«

Er erzählt von einer Gynäkologin, die vor kurzem auf einem Kongress einen Vortrag gehalten hat über die Frage »Gibt es noch *eine* Medizin für alle?«. Sie wollte bei der Veranstaltung nicht nur ihrem eigenen Gefühl Ausdruck verleihen und ihre persönlichen Erfahrungen schildern. Deshalb schrieb sie vorher insgesamt 176 niedergelassene Kollegen an, 44 antworteten ihr auf die Frage »Gibt es eine Medizin für alle oder gibt es eine Rationierung in der ambulanten Medizin?«. 38 von 44 waren der Auffassung, Medizin werde inzwischen rationiert. Anders ausgedrückt: Es wird Patienten eine Medizin verweigert, die eigentlich allen zusteht. Mehr als die Hälfte der Ärzte gab zu, in den letzten sechs Monaten selbst medizinische Behandlungen nicht durchgeführt zu haben, obwohl sie für die Patienten von Nutzen gewesen wären.

»Und nach welchen Kriterien haben die Ärzte entschieden, wer etwas bekommt oder nicht bekommt?«, fragt die Juristin am Tisch.

»Die gesunde Lebensführung, das Verhalten der Patienten und das Alter spielen für die Ärzte eine Rolle, wem sie was geben, und ich glaube, auch der Sozialstatus spielt eine Rolle«, berichtet Dr. Gehrke. »Ich befinde mich also in guter Gesellschaft. Wir müssen diese Entscheidungen treffen, weil uns die Gesellschaft alleine lässt mit der Frage: Wer soll am medizinischen Fortschritt teilhaben, wenn die finanziellen Mittel begrenzt sind? Würde es euch besser gefallen, wenn ich sowohl der Pianistin und der Sozialhilfeempfängerin die teuren biologischen Therapien verweigern würde? Ich würde sie gleich behandeln. Aber wäre das auch gerecht?«

»Juristisch ist es trotzdem problematisch, Therapien nach Gutdünken zu verteilen«, hält sein Freund dagegen, »jeder Patient hat einen Anspruch, nach dem allgemein anerkannten Stand der medizinischen Erkenntnisse behandelt zu werden. Der medizinische Fortschritt ist zu berücksichtigen, und der Humanität der Krankenbehandlung ist Rechnung zu tragen. Das findest du alles im Sozialgesetzbuch. Die Paragraphen 2, 70, 72 und 76 weisen dir den Weg!«

»Paragraphen helfen mir nicht weiter in meinem Alltag«, wischt Dr. Gehrke die Argumentation beiseite, »wie willst du den Konflikt lösen? Hast du eine Idee? Du kannst gerne einen Tag in meine Praxis kommen und mitentscheiden.«

»Ich muss das erst einmal sacken lassen. Verstehe ich dich richtig«, fragt der Freund nach, »die Frage ›Welche Behandlung ist optimal‹ steht nicht ausschließlich im Vordergrund deines ärztlichen Handelns?«

»Stimmt. Ich stehe vor der Entscheidung: Wem gebe ich die Therapie, und viel wichtiger noch: Wem verweigere ich sie?«

Diagnostik,
Studien und die Schlacht bei Leipzig

»Ein 42-jähriger Mann hat am Samstag im St.-Joseph-Krankenhaus einen Pfleger mit einem Messer bedroht. Er verlangte nach einem Medikament, das bei Alkoholproblemen verschrieben wird ... Anschließend bedrohte er in der Kassenärztlichen Notdienstpraxis eine Mitarbeiterin und forderte Geld und Schmuck. Mit fünfzig Euro und einer Uhr flüchtete er aus dem Krankenhaus, nahm vermutlich ein Taxi und entkam unerkannt.«

Als Frau Vollmar vor ein paar Tagen Dr. Kruse fragte, ob sie von dem Überfall auf die Notdienstpraxis gehört habe, hatte die Ärztin erst vermutet, das sei ein schlechter Scherz. Frau Vollmar legte ihr dann aber die Zeitung auf den Tisch. Dr. Kruse las den Artikel: »Kaum zu glauben. Das klingt wie ein miserables Drehbuch.« Aber es war wahr. Die Kassenärztliche Notarztpraxis war das Ziel eines Überfalls gewesen, der Gott sei Dank glimpflich ausging. Trotzdem ist Dr. Kruse froh, dass nicht sie in dieser Nacht Dienst hatte.

AFP, 30.06.2006
SPD-Generalsekretär Hubertus Heil ist optimistisch, dass sich die Koalition in der Nacht zum Montag auf Eckpunkte für die Gesundheitsreform verständigen wird. Zugleich wies er Forderungen der Union nach einer »massiven Ausgrenzung« von Leistungen aus der

gesetzlichen Krankenversicherung zurück. Auch be-
harrte Heil auf der Forderung der SPD nach einem
»sachgemäßen und angemessenen Beitrag« der Privatkassen.

Sie ist auf dem Weg ins St.-Joseph-Krankenhaus, wo die Notdienstpraxis der niedergelassenen Ärzte untergebracht ist. Für
zwölf Stunden – von sieben Uhr abends bis zum nächsten
Morgen um sieben Uhr – ist sie nun zuständig für die Patienten
von 180 Hausärzten in einem Umkreis von rund 30 Kilometern. Patienten, die sich in der Nacht verletzen, die erbrechen,
die akute Schmerzen bekommen oder unter plötzlicher Atemnot oder Blutungen leiden, werden von ihr behandelt. Wenn es
nicht anders geht, macht sie auch Hausbesuche.

Die vier Räume der Notdienstpraxis befinden sich im Tief-
geschoss des Krankenhauses. Als sie in den Keller geht, begegnet sie Kollegen. Man grüßt sich. »Hallo, auch wieder einmal
da?« Noch ist Betrieb wie in einem Bienenstock, aber nachts ist
dieser Bienenstock wie ausgestorben. Dann findet sie es manchmal ein wenig gruselig, wenn es so still ist und sie niemanden
auf den Gängen trifft.

»Hallo, Frau Kellermann, schon etwas los?« Frau Kellermann ist die Arzthelferin des Notdienstes.

»Ja, zwei Patienten warten bereits auf Sie!«

Bis 22 Uhr ist Dr. Kruse nicht allein, die Arzthelferin nimmt
Telefonanrufe entgegen, regelt die Aufnahme der Notdienst-
patienten und die Abrechnung, bringt Blut oder Urin ins Labor.

»Ich habe Herzschmerzen«, empfängt sie ein 40-jähriger Ver-
sicherungsangestellter im ersten Untersuchungszimmer. »Ich
habe Angst, dass ich einen Herzinfarkt habe.«

Dr. Kruse untersucht ihn, misst den Blutdruck, nimmt Blut
ab. »Legen Sie sich besser hin. Beim Blutabnehmen habe ich
schon die stärksten Männer umkippen sehen«, frotzelt sie in
ihrer bekannten Art. Auf dem Zettel für das Labor kreuzt sie
Blutbild, *Troponintest* und weitere Infarktmarker an und be-
festigt Elektroden auf dem Brustkorb, an den Handgelenken
und den Knöcheln des Patienten.

dpa, 30.06.2006
Ärztepräsident Jörg-Dietrich Hoppe hat die große
Koalition aufgefordert, als Baustein der Gesundheitsreform eine Positivliste mit erstattungsfähigen
Arzneimitteln zu erstellen. Generell gelte, dass die
Ärzte das Leistungsversprechen der Politiker schon
lange nicht mehr einhalten könnten, kritisierte Hoppe. Rationierung werde täglich in den Praxen erlebt.

Die Hausärztin übernimmt den Notdienst nicht ungern. Sie
springt manches Mal für Kollegen ein, die ihre Dienste abgeben. Zwei Notdienste im Monat sind eine sichere Bank. Nach
einer solchen Nachtschicht kann sie sich genau ausrechnen,
was sie verdient hat. 5,11 Cent gibt es für jeden Punkt, der in
den Leistungsziffern aufgeführt ist. Ein EKG bringt ihr also
11,24 Euro, eine kleine Wundversorgung 7,92 Euro. In ihrer
Praxis hingegen hängt die Höhe des Punktwertes auch vom
Verhalten ihrer Kollegen ab, das für sie und alle anderen Ärzte
unkalkulierbar ist. Behandeln alle Ärzte zusammen mehr, als
das Budget zulässt, sinkt der Punktwert, weil die Gesamtsumme für alle medizinischen Behandlungen nach oben gedeckelt
ist. Der Notdienst aber geht in diese Summe nicht ein. Im Fachjargon heißt das: Er ist außerbudgetär.

Je mehr Patienten kommen, desto besser für sie. Aber sie
schätzt den Notdienst auch noch aus einem anderen Grund.
Alle Laborleistungen werden bezahlt. Sie kann alle Blutwerte
untersuchen lassen, die sie für erforderlich hält. In ihrer Praxis
ist das anders. Auch die Blut- und Urinuntersuchungen sind
limitiert. Verordnet sie zu viel »Labor«, wird sie dafür bestraft
und muss draufzahlen. Bei einem Gesundheitscheck beispielsweise, den die Kassen alle zwei Jahre finanzieren, darf sie bei
einem Kassenpatienten in ihrer Praxis nur zwei Blutwerte untersuchen lassen: Blutzucker und Cholesterin. Keine Leukämie,
keine Rheumaerkrankung, keine Niereninsuffizienz, keine Le-
berentzündung kann sie so erkennen.

Ähnliches gilt für die Urinuntersuchung. Ein Gesundheitscheck beinhaltet einen Urinstreifentest. Mehr nicht. In diesem

Test wird zwar auch auf Eiweiß untersucht, aber für manche Krankheiten reicht dieser Wert nicht aus.

Eiweiß im Urin eines Diabetikers kann beispielsweise ein Zeichen dafür sein, dass die Erkrankung auf die Nieren geschlagen ist. Sinnvoll wäre es, den Urin auf dieses spezielle Eiweiß zu untersuchen, bevor der Diabetes die Augen in Mitleidenschaft gezogen hat. Diese Untersuchung wird aber nicht von der Kasse bezahlt. Es sei denn, der Patient hat bereits eine Augenhintergrunderkrankung. Dann ist die Leistung abzurechnen, nur macht die Untersuchung dann keinen Sinn mehr. Denn wenn der Augenhintergrund bereits erkrankt ist, findet man immer Eiweiß im Urin.

Zu einem Gesundheitscheck gehört weiterhin eine körperliche Untersuchung und – immerhin – ein Gespräch mit dem Patienten. Natürlich kann man in Frage stellen, ob solche Gesundheitsuntersuchungen überhaupt sinnvoll sind. Dr. Kruse findet, man sollte konsequent sein. Wenn man sie vorsieht, sollten sie dem Namen auch gerecht werden. Oder man streicht sie ganz.

Ein Schilddrüsenultraschall ist im Check beispielsweise nicht enthalten. Den hält Dr. Kruse aber alle paar Jahre für sinnvoll. Zum einen hat sie auf einer Fortbildung gelernt, dass etwa bei 40 Prozent der Bevölkerung die Schilddrüse verändert ist. Zum anderen sind zwei ihrer Freunde jung an Schilddrüsenkrebs erkrankt. Nie, das hat sie sich geschworen, will sie sich den Vorwurf machen müssen, eine Schilddrüsenveränderung übersehen zu haben. Deshalb macht sie bei jedem Check-up einen Ultraschall der Schilddrüse und begründet die Untersuchung beispielsweise mit »Ausschluss von Knoten«.

Auch ein EKG ist in der Gesundheitsuntersuchung nicht enthalten. Trotzdem gehört ein EKG für Patienten über vierzig bei ihr zum Standardprogramm. Entweder sie »dehnt« die Indikation für die Krankenkasse, was sie eigentlich nicht darf, oder sie bezahlt die Untersuchung selbst und stellt sie der Kasse gar nicht erst in Rechnung. Alle diese Verrenkungen sind bei ihren Plüschpatienten überflüssig.

dpa, 01.07.2006
Der Vorsitzende des Gemeinsamen Bundesausschusses von Krankenkassen, Ärzten und Kliniken, Rainer Hess, warnt vor übertriebenen Hoffnungen auf Einsparungen durch Strukturreformen im Gesundheitswesen. So könne zu viel falscher Wettbewerb den gegenteiligen Effekt haben.

Im Notdienst ist das Leben als Arzt viel einfacher.

Natürlich wäre es unsinnig, stets alle Untersuchungen, die möglich sind, auch durchzuführen. So viel wie nötig und so wenig wie möglich, lautet die Devise von Dr. Kruse.

Eine Türkin kommt an diesem Abend in den Notdienst. Sie hat hohes Fieber. Bei dieser Patientin braucht sie die Entzündungswerte im Blut nicht bestimmen zu lassen, weil sie bei einer Infektion mit Sicherheit hoch sind. Das ist eindeutig, eine Untersuchung infolgedessen überflüssig.

Aber dass sie bei dem 40-jährigen Versicherungsangestellten, der über Herzschmerzen klagt, im Labor die Infarktmarker und das Troponin überprüfen lassen kann, ohne abwägen zu müssen, ob ihr Laborbudget das noch hergibt, findet sie richtig und auch entlastend.

Während des Notdienstes hat sie infolgedessen keine Schere im Kopf. Sie kann Nieren- und Leberwerte auf die erwähnten Infarktmarker oder auf rote und weiße Blutkörperchen untersuchen lassen, ohne ein finanzielles Risiko einzugehen. Sie kann ein EKG anschließen und hat anschließend keine Abrechnungsprobleme.

Die Ärztin wendet sich wieder ihrem Patienten zu, der noch an das EKG-Gerät angeschlossen ist. Sie schaut sich die Ergebnisse an: »Die Untersuchung hat nichts von Bedeutung ergeben. Auch die Laborwerte sind in Ordnung!«

»Ach, da bin ich aber beruhigt, Frau Doktor«, sagt der Patient.

Manchmal hat die Ärztin den Eindruck, der Notdienst wird als Geheimtipp gehandelt. Ein aktuelles EKG, einen Haufen Laborwerte – das alles in knapp einer Stunde. Ein Programm, das man in einer niedergelassenen Praxis in dieser Ausführlichkeit kaum noch erhält, und wenn doch, dann muss man dafür mindestens zwei Termine und zwei Stunden Wartezeit aufwenden. Eine schwangere Frau aus Libyen ist die Nächste. Sie klagt über Atemnot. Ein älterer Mann hat starke Schmerzen – Verdacht auf Gallensteine. Es geht Schlag auf Schlag bis kurz vor zweiundzwanzig Uhr.

dpa, 03.07.2006
Die Koalition hat sich auf Eckpunkte der Gesundheitsreform geeinigt. Das erklärte Bundeskanzlerin Angela
Merkel am frühen Montagmorgen nach neunstündigen
Verhandlungen in Berlin. Unter anderem sollen die Beiträge für die gesetzliche Krankenversicherung Anfang
kommenden Jahres um 0,5 Prozentpunkte steigen.

Frau Kellermann, die Arzthelferin, hat Dienstschluss. Sie hat alle Formulare, die die Ärztin in der Nacht benötigen wird, zusammengestellt und informiert sie noch über die Patienten, die im Wartezimmer der Notpraxis sitzen: »Die nächste Patientin will übrigens die Praxisgebühr nicht bezahlen.«

Dr. Kruse zieht die Augenbrauen hoch. Das kennt sie schon. Im Untersuchungszimmer fragt sie die Patientin zunächst nach ihren Beschwerden.

Der Blutdruck ist hoch, sie klagt über starke Oberbauchschmerzen: »Es sticht, es tut weh.« Dann aber bittet die Ärztin um die zehn Euro. »Ich nehme am *Barmer Hausarztmodell* teil, ich muss nichts zahlen«, meint die Patientin ein wenig aggressiv.

»Leider doch«, Dr. Kruse bleibt ruhig. »Für die Inanspruchnahme des Notdienstes gilt die Befreiung nicht. Auch wenn Sie die zehn Euro in ihrer Hausarztpraxis entrichtet habe, müssen Sie erneut zahlen.«

Notgedrungen gibt die Patientin klein bei und zahlt mit Murren. Nun spult die Ärztin ihr Programm ab. Blut, EKG, Untersuchung. Die Blutröhrchen bringt die Ärztin jetzt selbst ins Labor, weil die Arzthelferin nicht mehr da ist. Sie geht durch die dunklen leeren Gänge bis zum Labor und denkt an den Überfall ...

dpa, 03.07.2006
Der Verband der Krankenversicherten Deutschlands ist
enttäuscht von den bekannt gewordenen Eckpunkten
der Gesundheitsreform. Die Reform sei mit heißer Nadel
gestrickt worden, sagte der Präsident des Verbandes,
Heinz Windisch. Er befürchte, dass die Reform nur ein
oder zwei Jahre Bestand haben werde.

Die nächsten Patienten: Eine Frau hat eine starke Blasenentzündung, ein Mann leidet unter undefinierbaren Schmerzen im Bein. So geht es in einem fort.

Um ein Uhr nachts kommt sie zum ersten Mal zur Ruhe. Sie isst ein belegtes Brötchen, sie trinkt eine Apfelsaftschorle. »Iss und schlafe, wenn sich die Gelegenheit dazu ergibt. Es könnte für viele Stunden das letzte Mal sein.« Das lernt man, wenn man Notdienst hat. Sie zieht den Lattenrost aus der Couch und baut sich ein Bett. Sie ruht sich aus, sie wird nicht schlafen, weil sie weiß, dass der nächste Patient bestimmt nicht lange auf sich warten lassen wird. Draußen hört sie einen Rettungswagen.

Dr. Kruse erinnert sich: Früher, als sie noch im Krankenhaus beschäftigt war, arbeitete sie regelmäßig als Notärztin: Rettungswageneinsatz, Unfälle, Akutversorgung. Sie ist froh, dass diese Zeit hinter ihr liegt. Sie hatte immer Angst, entscheiden zu müssen, wer zum Beispiel bei einem Unfall zuerst versorgt wird. Sichten, sortieren, einteilen – das gehört zum kleinen Einmaleins der Notfallmedizin.

»Triage« nennt man das. Der Begriff stammt aus dem Französischen und hat seinen Ursprung in der Kriegsmedizin. 1934 führte der französische Sanitätsdienst den Begriff der Triage ein. Die Notwendigkeit, Verletzte nach der Schwere der Erkrankung zu sortieren, erkannten die Ärzte allerdings schon früher. In den vielen Kriegen des 19. Jahrhunderts standen die Mediziner den vielen Toten und Verletzten hilflos gegenüber.

Der Arzt und Inspekteur des preußischen Lazarettwesens Johannes Christian Reil schrieb 1813: »In Leipzig fand ich ungefähr 20.000 verwundete und kranke Krieger ... Man hat unsere Verwundeten an Orte niederlegt, die ich der Kaufmännin nicht für ihr krankes Möppel anbieten möchte. An jenen Orten liegen sie geschichtet wie die Heringe in der Tonne, alle noch in den blutigen Gewändern, in welchen sie aus der heißen Schlacht herbeigetragen worden sind.«

Zustände wie bei dieser Schlacht von Leipzig ließen dem russischen Militärmediziner Nicolai Pirogow keine Ruhe. Nach dem kaukasischen und dem Krimkrieg kam er zu der Auffassung: »In meiner Überzeugung steht es fest, dass die gut geordnete Administration auf dem Schlachtfelde und auf dem Verbandsplatz viel wichtiger und segenreicher ist als die rein ärztliche Tätigkeit.«

Wenige Ärzte und viele verletzte Soldaten – das war die Situation damals auf den Schlachtfeldern. Es galt, die knappen personellen Mittel so effektiv wie möglich einzusetzen. Die Triage war erfunden: erst die Verletzten sichten und dann entscheiden, wer von der Hilfe am meisten profitiert, und anschließend bergen.

Notfallmediziner des 21. Jahrhunderts werden weniger auf Schlachtfelder und Verbandsplätze gerufen, dennoch gelten die Prinzipien des russischen Chirurgen und des französischen Sanitätsdienstes auch heute noch bei jedem Unfall: Der Arzt entscheidet, bei wem eine medizinische Versorgung noch sinnvoll ist und bei wem nicht. Der einzelne Patient muss zurückstehen, um möglichst viele retten zu können.

AFP, 03.07.2006
Wenn die von Union und SPD vereinbarten Eckpunkte umgesetzt werden, ist die Gesundheitsversorgung aller Bürger nach Ansicht von Bundesgesundheitsministerin Ulla Schmidt (SPD) auf lange Zeit gesichert. »Die gesetzliche Krankenversicherung kann auf der Grundlage dieser Festlegungen ihre Funktionen für alle Menschen in Deutschland jetzt und in der Zukunft voll und ganz erfüllen.«

Dr. Kruse schaut auf die Uhr. Es ist halb zwei. Wunderbar – die Pause dauert schon eine halbe Stunde. Sie hängt weiter ihren Gedanken nach. Triage ... In der ambulanten Versorgung denkt jeder, er bekomme alles, weil ihm alles zustehe. Schon das ist eine Fiktion, aber in der Notfallmedizin existiert nicht einmal diese Annahme. Dort sind die Grenzen medizinischer Behandlung offensichtlich und werden akzeptiert.

Ein Kollege erzählte ihr einmal von einem schweren Unfall, zu dem er gerufen wurde: Fünf Jugendliche hatten einen Abend in der Disco verbracht, der Fahrer fuhr zu schnell, das Auto kam von der Fahrbahn ab und überschlug sich. Es gab fünf Schwerstverletzte. Zwei Rettungssanitäter und der Kollege kamen an den Einsatzort. Eine junge Frau hörte auf zu atmen. Eine Reanimation hätte sie zurückholen können. Aber in der Abwägung, wem die begrenzte notärztliche Hilfe zuteil werden sollte, stand die junge Frau zunächst hintenan. Eine Wiederbelebungsmaßnahme hätte mindestens zwei Personen des Notfallteams blockiert. Die wurden dringend für die anderen Schwerstverletzten benötigt. Der Arzt entschied nach den akzeptierten Kriterien der Triage – er sichtete, sortierte und wandte sich den Jugendlichen zu, die eine höhere Überlebenschance hatten.

Reuters, 03.07.2006
Die von Union und SPD vereinbarten Eckpunkte der Gesundheitsreform sind auf breite Ablehnung gestoßen. Kritik kam von der Opposition, Wirtschafts- und Sozialverbänden, Gewerkschaftern und Konjunkturforschern.

Wenn nicht alle gerettet werden können, muss man begrenzte Mittel optimal nutzen. Diese Regeln lernt jeder Student im Medizinstudium. Sie sind unumstritten und notwendig. Trotzdem leiden die Ärzte nicht selten unter der Verantwortung, einen Verletzten nicht zu behandeln und damit seinen Tod in Kauf zu nehmen. Sie müssen entscheiden: Atmet der Patient noch? Ist er bei Bewusstsein? Ist er in der Lage, sich zu artikulieren? Verblutet er?

Neuerdings wird die Notfallversorgung selbst zum Notfall: Immer mehr Kreiskrankenhäuser und kleinere Kliniken schließen oder stellen aus wirtschaftlichen Gründen die kostenintensive Notfallversorgung ein. Die Zahl der Notarztstandorte wird verringert. Die Folge: Längst nicht überall können Notfallmediziner innerhalb von 15 Minuten am Einsatzort sein – so wie es eigentlich gesetzlich vorgeschrieben ist.

Wehe dem, der einen Herzinfarkt im Bayrischen Wald oder an der Mecklenburgischen Seenplatte bekommt. Da kann es zeitlich knapp werden. Ein Notfalleinsatzteam sollte in maximal fünfzehn Kilometern Entfernung vom nächsten Krankenhaus stationiert sein, sagt der Gesetzgeber. Doch immer häufiger fahren die Teams eben nicht das nächste Krankenhaus an, sondern suchen eines, das bereit ist, den Verletzten aufzunehmen. In manchen ländlichen Regionen sind daraus mittlerweile fünfzig Kilometer und mehr geworden. Die Krankenhäuser spezialisieren sich immer mehr, viele sind inzwischen privatisiert. Kapazitäten für die Notfallversorgung werden abgebaut.

Auch wenn man nicht gerne offen darüber redet: Schwerstverletzte Unfallopfer sind nicht gerade beliebt, weil sie für Krankenhäuser oft ein Verlustgeschäft sind. Hat ein Unfallopfer eine Lungenverletzung mit Blutung, schwere Knochenbrüche und auch noch eine Hirnverletzung, liegt er unter Umständen wochenlang auf der Intensivstation und kostet die Klinik mehr, als sie den Kassen in Rechnung stellen kann.

dpa,04.07.2006
Der Koalitionskompromiss zur Gesundheitsreform ist aus Sicht der gesetzlichen Krankenkassen keine Lösung der weiter wachsenden Finanzprobleme. Es sei zweifelhaft, ob die für 2007 geplanten Beitragserhöhungen von durchschnittlich 0,5 Prozentpunkten ausreichten, heißt es in einer gemeinsamen Erklärung der sieben Kassen-Spitzenverbände.

Dr. Kruse denkt an ihren Alltag: Triage heißt sortieren. Auch sie »sortiert« in ihrer Hausarztpraxis, wenn auch in ganz anderem Sinne: Sie muss entscheiden, wer die teuren, wer die billigeren Medikamente bekommt, wem sie Heil- und Hilfsmittel verwehrt oder genehmigt, welche Laboruntersuchungen noch möglich sind, welche Therapien von der Kasse übernommen werden.

Es können nicht mehr alle alles erhalten. Auswählen ist angesagt. Triage ...

dpa, 04.07.2006
Der CSU-Vorsitzende Edmund Stoiber über den Gesundheitskompromiss: »Ich bin davon überzeugt, dass wir mit diesem Schritt in die Gesundheitsreform auch das Gesundheitssystem für die nächsten zehn, zwanzig Jahre unter den veränderten Bedingungen stabil und wasserdicht machen.«

Das Telefon klingelt und holt Dr. Kruse aus ihren geistigen Höhenflügen zurück in die Niederungen des ärztlichen Alltags. Ein älterer Mann ist am Apparat und wirkt sehr aufgeregt: »Frau Doktor, ich wollte ins Bett gehen. Aber immer wenn ich mich hinlege, höre ich plötzlich ein solches Piepsen. Als ich wieder aufstand, war es kurz weg. Dann kam es wieder – dieses Piepsen.«

Dr. Kruse hört zu. So richtig begriffen hat sie noch nicht, was den älteren Herrn umtreibt.

»Wissen Sie, ich habe einen Herzschrittmacher. Jetzt habe ich Sorge, dass der Akku leer sein könnte.«

Dr. Kruse überlegt: »Der Akku eines Herzschrittmachers leer? Das kommt sehr selten vor.«

»Aber ich bin so in Sorge. Können Sie nicht vorbeikommen?«

»Ich erkundige mich erst einmal, ob ein leerer Akku Warnsignale abgibt und piepst«, schlägt Dr. Kruse vor. »Wo ist Ihnen der Schrittmacher denn eingesetzt worden?«

»In der Universitätsklinik.«

Dr. Kruse verspricht, sich schlau zu machen und dann zurückzurufen. Sie beginnt ihre Recherche bei dem Dienst habenden Arzt im eigenen Krankenhaus: »Lachen Sie mich nicht aus. Kann ein Akku eines Herzschrittmachers verbraucht sein?«

»Das habe ich noch nie gehört, aber Fachmann bin ich nicht.«

Die Ärztin telefoniert mit der Uniklinik. Nach einer ganzen Weile hat sie auch dort den Dienst habenden Internisten am Apparat, der aber ebenso wenig helfen kann. »Wenn Sie sichergehen wollen, würde ich hinfahren«, empfiehlt er.

»Halten Sie es für denkbar, dass es Sparversionen von Herzschrittmachern gibt?«, fragt sie ihren Kollegen.

Der frühere Ärztepräsident hatte einmal vom »sozialverträglichen Frühableben« gesprochen – das war das Unwort des Jahres 1998. Ob man jetzt schon die Lebensdauer von Herzschrittmachern begrenzt? Geht ihre Phantasie mit ihr durch? Sieht sie Gespenster? Eine Folge des Nachtdienstes?

»Ich glaube es nicht, aber möglich ist alles«, der Sarkasmus des Kollegen am Telefon ist unüberhörbar. Dann wird der Internist ernst: »Nein, ich kann mir das eigentlich nicht vorstellen.«

Es hilft nur eins: Sie muss hinfahren und sich vor Ort ein Bild machen. Sie informiert den älteren Herrn über ihr Kommen und macht sich auf den Weg. 13 Kilometer durch die Dunkelheit.

Dem älteren Herrn fällt ein Stein vom Herzen, als die Ärztin vor ihm steht.

»Wo kann ich Sie untersuchen?«, erkundigt sie sich.

Er führt sie ins Schlafzimmer und legt sich auf das Bett. »Hören Sie das Piepsen?«, fragt er.

Sie hört es, schaut sich um und fängt schallend an zu lachen. »Das ist Ihr Telefon. Schauen Sie, der Akku des Telefons ist leer. Es ist nicht Ihr Herzschrittmacher.« Sie legt die mobile Telefoneinheit auf die Basisstation. Das Piepsen hört auf.

Auf dem Weg zurück in die Klinik denkt sie darüber nach, wie sie diese Fahrt abrechnen kann. Es handelt sich um einen Privatpatienten. »Verdacht auf Schrittmacher-Fehlfunktion«, das wird sie in die Rechnung schreiben.

AP, 05.07.2006
Der Parteivorsitzende der Grünen, Reinhard Bütikofer, hat die Gewerkschaften und Sozialverbände zu einem »massiven gesellschaftlichen Protest« gegen die Regierungspläne zur Gesundheitsreform aufgerufen. Es

brauche diese starken Protest, »damit sich noch etwas bewegt«, sagte Bütikofer. Der SPD warf er vor, »ihre Seele und ihre Überzeugungen verkauft« zu haben.

Am Empfang im Krankenhaus warten bereits zwei Patienten auf Dr. Kruse. Inzwischen ist es halb fünf. Ein Mann leidet unter Übelkeit und Erbrechen, eine Frau wird von einem starken Migräneanfall heimgesucht. Als beide ärztlich versorgt sind, ist es halb sieben.

Das Telefon klingelt erneut: Eine Altenpflegerin mit starkem polnischen Akzent berichtet, die ältere Dame, die sie privat betreue, habe stark erhöhten Blutdruck.

»Können Sie nicht den Hausarzt anrufen?«, bittet Dr. Kruse. »Ich habe in einer halben Stunde Dienstschluss, und bis ich bei Ihnen bin, ist es schon nach sieben.«

Die Pflegerin der alten Frau hat Gott sei Dank ein Einsehen ...

So gerne Dr. Kruse ihren Job macht, nach zwölf Stunden Notdienst kann sie keinen Patienten mehr sehen.

dpa, 10.07.2006
Eine Woche nach der Vereinbarung der großen Koalition über die Eckpunkte der Gesundheitsreform sieht Bundesfinanzminister Peer Steinbrück (SPD) Bedarf für einen zweiten Anlauf. »Die prinzipielle Frage ist nicht geklärt«, sagte Steinbrück der »Financial Times Deutschland« zur künftigen Rolle der Steuerfinanzierung. 2008 müssten 1,5 Milliarden finanziert werden, 3 Milliarden Euro im Jahr 2009 und bis 2013 bis zu 9 Milliarden.

Sie macht einen kurzen Abstecher nach Hause, duscht, zieht sich um und packt die letzten Utensilien in den schon vorbereiteten Koffer. Denn nach der Sprechstunde in der Praxis fährt sie direkt zum Internistenkongress nach Wiesbaden weiter.

»Kaputt?«, fragt Frau Vollmar, als die Chefin die Praxis betritt.

»Hallo«, begrüßt die Ärztin ihre Arzthelferin, »es geht so.«

Frau Vollmar hat den Kaffee schon vorbereitet und informiert die Ärztin kurz und knapp über das, was am Vormittag ansteht: »Das Wartezimmer ist voll, Erkältung und Rückenschmerzen sind heute der Renner. Einmal Privat-Akupunktur bei Frau Nick um zehn. Der Onkologe Dr. Schumacher bittet um Rückruf wegen Frau Krämer, Herr Drews kommt gegen elf Uhr dreißig.«

Dr. Kruse trinkt ihren Kaffee und bittet ihre Arzthelferin: »Sie wissen ja, um zwei fährt mein Zug. Also nichts Zusätzliches mehr. Ich muss pünktlich weg.«

Frau Vollmar reicht ihr noch eine Postkarte, und Dr. Kruse liest: »Viele Grüße aus Tirol. Das Wetter ist nicht gut. Schnee und Regen, die zehn Tage, wo ich hier bin. Und ich habe eine Allergie bekommen. Das wünscht Ihnen und den Damen Frau Börnsen.«

Dr. Kruse lacht: »Die liebe Frau Börnsen, eine treue Seele, auch wenn sie uns allen eine Allergie an den Hals wünscht.« Sie trinkt den letzten Schluck Kaffee: »Dann fangen wir mal an. Am besten zuerst das Telefongespräch mit Dr. Schumacher, damit es am Schluss nicht so hektisch wird.«

AFP, 10.07.2006
Die Forderung der Kassenärztlichen Bundesvereinigung nach einer deutlichen Aufstockung der Ärztehonorare stößt bei den Krankenkassen auf entschiedenen Widerstand. »Das ist völlig überzogen«, sagte Eckart Fiedler, der Vorstandsvorsitzende der Barmer Ersatzkasse. Die Kassenärztliche Bundesvereinigung fordert im Rahmen der Gesundheitsreform mindestens 20 Prozent mehr Geld für Honorare. Fiedler bestritt, dass die niedergelassenen Ärzte einen Nachholbedarf bei den Gehältern hätten. Im Gegenteil seien die Honorare von 1992 bis 2004 um 35 Prozent gestiegen.

Der Onkologe möchte mit der Hausärztin gerne absprechen, wie bei Frau Krämer weiter zu verfahren ist. »Die Tochter von Frau Krämer hat mir mitgeteilt«, beginnt die Hausärztin das

Telefonat, »dass ihre Mutter in drei, vier Wochen in ein Altenheim ziehen wird.«

Der Onkologe ist froh über diesen Umzug: »Das ist auch dringend nötig. Frau Krämer ist inzwischen so entkräftet, das sie nicht mehr allein in ihre Wohnung im fünften Stock kommt.« Er teilt der Kollegin mit, dass sich an diesem Zustand auch nichts mehr ändern wird. Denn sowohl die Chemotherapie als auch das Wachstums des Tumors fördern diese starken Ermüdungserscheinungen, auch *Fatigue-Syndrom* genannt.

Dr. Kruse kommt noch einmal auf das Irinotecan zu sprechen, das Frau Krämer erhalten hat: »Die Nebenwirkungen waren ja ziemlich heftig«, stellt sie nüchtern fest.

Der Onkologe bestreitet das nicht: »Richtig, aber wir haben den Tumor gewaltig zurückgedrängt, die *Remission* war schon gigantisch. Das hat ihr sicher ein paar Monate Leben gebracht.«

Dr. Kruse hakt nach, und ein Quäntchen Kritik schwingt dabei mit: »Zu welchem Preis! Der Gemeinsame Bundesausschuss hat ja seine Zweifel, ob dieses Medikament besser ist als andere. Ich habe gelesen, dass er kürzlich den Einsatz des Medikamentes eingeschränkt hat, auch um den Patienten zu schützen! So Unrecht scheint der Ausschuss ja nicht zu haben, wenn man sich die Nebenwirkungen bei Frau Krämer anschaut.«

Der Onkologe weist die Kritik zurück: »Eine Chemotherapie in dem fortgeschrittenen Zustand kann immer solche Nebenwirkungen haben. Ganz abgesehen davon hat der Ausschuss nicht verboten, Irinotecan in einem Fall wie bei Frau Krämer einzusetzen. Allerdings hat er es auch nicht erlaubt. Das bedeutet, es ist weiterhin unklar, ob die Kasse zahlt.«

Dr. Kruse spürt: Da ist Dampf im Kessel. Der Onkologe legt los. Er erklärt und ordnet ein, was dieses Gremium, das sich selbst als Richtliniengeber bezeichnet, beschlossen hat: Das Krebsmittel darf nicht als Erstes bei Behandlung des kleinzelligen Bronchialkarzinoms eingesetzt werden, weil das Irinotecan nicht besser sei als andere Mittel. Die Pharmaindustrie solle mit Studien belegen, dass dieses Krebsmittel auch bei diesem Karzinom wirke. Die Hersteller machten es sich gerne einfach, sie konzipierten diese Studien so, dass wirtschaftlich gesehen die optimale Ausnutzung des Präparates gegeben sei. Die Zulassung sei sozusagen ökonomisch optimiert. Die Industrie ginge davon aus, dass das Krebsmedikament, das beim Darmkrebs erwiesenermaßen hilft, auch beim Lungenkarzinom Wirkung zeigt.

»Das versteht kein Mensch mehr. Da werden Richtlinien erlassen, die mit meinem ärztlichen Alltag herzlich wenig gemein haben. Frau Krämer hat das Medikament off label erhalten, also außerhalb der eigentlichen Zulassung. Und nicht nur für sie, sondern für viele Schwerkranke ist der Off-label-Gebrauch die letzte Hoffnung. Als Onkologe werden Sie jeden Tag mit Patienten konfrontiert, die nicht zum Beipackzettel passen.

Liebe Kollegin, Sie werden mir hoffentlich glauben: Auch ich als Onkologe will meinen Patienten helfen und ihnen nicht schaden. Im Fall von Frau Krämer hatte ich das Standardpräparat schon verwendet. Das konnte ich nicht mehr einsetzen. Die Entscheidung des Gemeinsamen Bundesausschusses schafft das Problem nicht aus der Welt. Den schwarzen Peter haben also weiterhin die Ärzte. Soll ich den Patienten sagen: Es gibt zwar noch ein Medikament für Ihren fortgeschrittenen Krebs. Das hilft auch, es hat aber keine formale Zulassung. Deshalb kann ich es Ihnen nicht geben. Solche Gespräche mit Patienten sollen die führen, die diese Entscheidungen treffen.«

Der Onkologe wiederholt, was er ihr beim letzten Gespräch schon einmal erklärt hat. Er braucht gerade bei fortgeschrittenen Krebserkrankungen viele verschiedene Medikamente. Je mehr zur Verfügung stehen, desto besser. »Das ist letztendlich in der Krebstherapie wie bei einer schweren Bronchitis. Das eine Antibiotikum hilft nicht. Wenn man dann kein zweites Antibiotikum zur Verfügung hätte, sähe es schlecht für den Kranken aus. Jetzt stellen Sie sich vor, man würde sagen: Sie dürfen nur noch Penicillin verwenden, weil die anderen Antibiotika ja nicht besser, sondern gleichwertig sind. Jeder würde sagen: Der spinnt! Mag sein, dass die Entscheidung des Bundesausschusses gut gemeint ist. Aber wenn wir schon vor fünfzig Jahren so vorgegangen wären, wären neue Antibiotika gar nicht entwickelt worden. Mit dem Argument, wir haben ja bereits Penicillin, und die neuen Mittel sind in ihrer Wirksamkeit nicht besser als die alten.«

dpa, 11.07.2006
Mit Piercings und Tätowierungen hatten sich die Bundespolitiker bislang wenig beschäftigt. Im Rahmen der von der großen Koalition geplanten Gesundheitsreform spielen Körperschmuck und ästhetische Chirurgie nun aber eine Rolle. Denn »selbst verschuldete Behandlungsbedürftigkeiten nach Schönheitsoperationen, Piercings, Tätowierungen« sollen künftig verstärkt aus der eigenen Tasche bezahlt werden.

Der Widerspruch ist offensichtlich. Die Mitglieder des Gemeinsamen Bundesausschusses wollen den Patienten so lange schützen, bis der Ordnung Genüge getan und für jedes Stadium einer Krebstherapie bewiesen ist, dass das Präparat wirkt. Der Onkologe aber steht vor der Frage: Was kann ich noch für den Patienten tun, wenn die bisher eingesetzten Mittel nicht mehr helfen und die Erkrankung fortschreitet?

Die einen haben die Versichertengemeinschaft als Ganzes im Blick, der Arzt hingegen das Individuum. Das eine ist politische und das andere pragmatische Medizin. Zwei Sichtweisen, die unvereinbar sind und sich entsprechend unversöhnlich gegenüberstehen.

Der Onkologe ist Pragmatiker. Als niedergelassener Spezialist darf er Irinotecan eigentlich nicht verwenden, ohne Gefahr zu laufen, von den Krankenkassen in Regress genommen zu werden. Jedes Kreiskrankenhaus in Kleinkleckersdorf hingegen kann seinen Patienten weiter Irinotecan verabreichen. Egal in welchem Stadium sich der Patient befindet. Denn die Beschlüsse des Ausschusses gelten nur für die ambulante Versorgung. Wo ist da die Logik?

AP, 11.07.2006
Der Leiter des Instituts für Gesundheits-System-Forschung in Kiel, Fritz Beske, hält eine Gesundheitsreform ohne deutliche Einschnitte bei den Kassenleistungen für unmöglich. »Die Politik muss endlich die Wahrheit akzeptieren, dass Leistungskürzungen unumgänglich sind.«

Dr. Schumacher treibt aber auch noch etwas anderes um: Manchmal dauert es Jahre, bis in der Krebstherapie Daten zur Verfügung stehen, die die Wirksamkeit eines Medikamentes gut belegen. Außerdem ist die Vielfalt an Krebserkrankungen und unterschiedlichen Stadien so groß, dass man nie Studienergebnisse für alle Eventualitäten bei der Behandlung von Krebspatienten wird vorweisen können. Manchmal läuft der Prozess der Erkrankung schnell, manchmal langsam, manchmal wird der Krebs früh, manchmal spät entdeckt. Jeder Tumor ist anders. Die richtigen Therapieentscheidungen sind nicht am grünen Tisch zu fällen. Da ist der Arzt gefragt, der Experte, der für jeden Patienten, der vor ihm sitzt, eine individuell zugeschnittene Entscheidung trifft.

dpa, 12.07.2006
Das Bundeskabinett hat am Mittwoch die von den Koalitionsspitzen vereinbarten Eckpunkte zur Gesundheitsreform gebilligt. Das teilte das Gesundheitsministerium mit. Die Eckpunkte sehen zur Finanzierung der gesetzlichen Krankenkassen die Einführung eines Gesundheitsfonds vor, der aus Beiträgen der Beschäftigten und der Arbeitgeber sowie zu einem kleinen Teil aus Steuermitteln gespeist wird. Für 2007 ist zunächst eine Anhebung der Kassen-Beitragssätze um 0,5 Prozentpunkte vorgesehen.

Auf dem Bildschirm von Dr. Kruse blinkt eine Nachricht: »Das Wartezimmer ist voll. Bitte voranmachen.« Dr. Kruse nimmt den Hinweis zur Kenntnis. Fünf Minuten müssen die Patienten noch warten, denn Dr. Schumacher ist nicht zu stoppen. Er muss auch noch seinen letzten Kritikpunkt loswerden.

Bis neue Therapien zur Kassenleistung erklärt sind, vergehen oft Jahre. Das macht ihm zusätzlich das Leben schwer, denn er versucht nach dem aktuellsten Stand der weltweiten Krebsforschung zu behandeln. Genau das wird ihm bei Kassenpatienten immer häufiger versagt und führt zu absurden Therapieentscheidungen. *Herceptin*, *Avastin*, *Glivec* – diese neuen zielgerichteten Krebsmedikamente gegen Brustkrebs, Darmkrebs und Leukämie gelten als echte Innovationen. Bei Privatpatienten kann Dr. Schumacher sie einsetzen, wenn er es medizinisch für erforderlich hält. Bei Kassenpatienten hingegen ist er an die enge Zulassungsindikation gebunden. Das ist nicht immer im Sinne der Patienten. Herceptin beispielsweise darf er alleine einsetzen oder auch mit einem anderen Medikament zusammen, dem Taxol. Will er aber das Herceptin mit einem anderen Chemotherapeutikum, genannt Navelbine, kombinieren, stößt er an Grenzen. Navelbine ist genauso zugelassen wie Herceptin auch. Zusammen darf er sie nicht verabreichen, obwohl diese Kombination häufig angebrachter wäre als die mit Taxol.

Gesundheitsökonomen treiben diese neuen Medikamente aus einem anderen Grunde Schweißperlen auf die Stirn. Ganz einfach, weil diese neuen zielgerichteten Krebstherapien alle unglaublich teuer sind, viel teurer als die traditionellen. Krebspatienten im fortgeschrittenen Stadium leben mit den neuen Medikamenten etwa vier Mal so lange wie noch vor zehn Jahren, ihnen bleiben also beispielsweise statt sechs Monaten noch zwei Jahre. Das ist wunderbar. Aber diese Vervierfachung der Überlebenszeit geht einher mit den hundertfachen Kosten. Glivec gegen Leukämie kostet etwa 40.000 Euro pro Jahr, Avastin gegen Darmkrebs hat etwa den gleichen Preis. Herceptin gegen Brustkrebs ebenso.

Die Preisfestsetzung für die neuen Medikamente scheint einem Prinzip zu folgen: Man will das Maximum aus dem System herausholen. Eine Dialyse kostet pro Jahr ungefähr 40.000 Euro. Wenn man die Dialyse beendet, stirbt der Patient. Nirgendwo in der Medizin gibt es einen so engen Zusammenhang zwischen Kosten und Nutzen. Deshalb haben sich die 40.000 Euro als Jahrestherapiekosten zu einer Art »Goldstandard« entwickelt. Anders ausgedrückt: Kosten in dieser Höhe je gewonnenes Lebensjahr sind allgemein anerkannt. Hochgerechnet auf alle Kranken, die die modernsten Medikamente erhalten, können diese Kosten das Gesundheitssystem zum Einstürzen bringen.

Wenn beispielsweise alle Frauen, deren Brustkrebs auf die neu entwickelten Antikörper anspricht, mit Herceptin therapiert werden, errechnen sich gigantische Summen von bis zu 400 Millionen Euro pro Jahr.

Ist ein Jahr Leben so viel wert? Aber darf man den Wert eines Menschen überhaupt in Euro und Cent ausrechnen?

Wie auch immer, an einer Frage kommt man nicht vorbei: Wie will man das finanzieren?

Jeder Tag, den solche Medikamente später zugelassen werden, rechnet sich für die Kranken-, aber auch für Rentenversicherung. Ganz einfach, weil Tausende von Patienten früher sterben. Das ist zynisch, aber ökonomisch.

AP, 12.07.2006
Auf die geplante Gesundheitsreform hagelt es weiter Kritik von Verbänden. So befürchten Krankenhausdirektoren, dass die im Bundeskabinett beschlossenen Eckpunkte zur Schließung hunderter Häuser und zum Verlust tausender Arbeitsplätze führen. Krankenkassen und der Sozialverband VdK beklagen eine übermäßige Belastung der gesetzlich Versicherten.

Das Telefongespräch mit dem Onkologen geht dem Ende zu. »Der Bundesausschuss hat darauf hingewiesen, dass in Ausnahmen Irinotecan doch erstattet werden kann«, erklärt der Onkologe, »Ich werde ihn bei der Therapie von Frau Krämer beim Wort nehmen.«

»Und in Zukunft?«, fragt Dr. Kruse.

»Gute Frage. Das Vabanquespiel bleibt. Wenn ich es bei Kassenpatienten einsetze, weiß ich nicht, ob die Kasse zahlt oder mich in Regress nimmt. Wenn ich finanziell sichergehen will, muss ich dem Patienten gegenüber verschweigen, dass es noch eine Option gäbe, oder ihm die Arzneimittelrichtlinien des Gemeinsamen Bundesausschusses hinlegen. Aber die wird er nie und nimmer verstehen.«

Dr. Kruse ist hin- und hergerissen. Einerseits hat der Onkologe Recht. Er ist der Spezialist. Er muss die Therapieentscheidung treffen. Andererseits muss der Gemeinsame Bundesausschuss sicherstellen, dass das System auch in Zukunft bezahlbar bleibt. Ärztefunktionäre, Kassenvertreter, die in dem Ausschuss sitzen, versuchen, die Spreu vom Weizen zu trennen, das heißt umstrittene medizinische Therapien auszuschließen. Davon gibt es genug. Jahrelang hat man beispielsweise Hüften mit der so genannten Roboterchirurgie operiert, bei der eine Hüftprothese computergestützt eingesetzt wird. Man glaubte, dieses Verfahren sei genauer und besser als die manuelle Arbeit des Chirurgen, bis sich herausstellte, dass die Fehlerquote viel höher war und durch die Roboterchirurgie erhebliche Schäden angerichtet wurden.

»Wenn nicht alle gerettet werden könnten«, erinnert sich die Ärztin, »muss man begrenzte Mittel optimal einsetzen. Die Regeln der Triage – sie sind immer noch aktuell, wenn auch ganz anders als in der Notfallmedizin.«

> dpa, 14.07.2006
> Die Pläne der Bundesregierung für eine Gesundheitsreform finden laut einer repräsentativen Studie bei der Bevölkerung ein »verheerendes Echo«. 95 Prozent der Befragten rechneten mit einer weiteren Reform in wenigen Jahren. Von weiter steigenden Kosten gingen 97 Prozent aus. Dagegen glaubten nur 15 Prozent an eine langfristige Sicherung des Gesundheitssystems.

Auf dem Bildschirm im Sprechzimmer eins blinkt zum zweiten Mal die Nachricht: »Das Wartezimmer ist voll. Bitte voranmachen.« Frau Vollmar hat den Terminkalender ihrer Chefin im Blick.

Dr. Kruse verspricht Dr. Schumacher, demnächst bei Frau Krämer vorbeizuschauen, und verabschiedet sich von ihrem Kollegen.

»Das hat aber lange gedauert!«, stellt Frau Vollmar trocken fest.

»Ich habe eine kleine Fortbildung in Sachen Onkologie erhalten, eigentlich müsste ich dafür Punkte bekommen«, albert Dr. Kruse. Als Ärztin muss sie jedes Jahr eine bestimmte Anzahl von Fortbildungen machen, sonst wird sie später finanziell bestraft. Jede Fortbildung hat je nach Bedeutung eine niedrige oder hohe Punktzahl. Die Pharmaindustrie finanziert viele

Fortbildungen. Die werden auch anerkannt. Telefonate mit Kollegen nicht.

»Frau Menden bitte in Sprechzimmer eins!« Man muss kein Arzt sein, um zu sehen, dass Frau Menden eine starke Erkältung hat. Sie hat Halsschmerzen, sie hat Schnupfen, ihr Kopf tut weh.

»Jetzt hat es mich auch erwischt«, klagt Frau Menden, denn bei ihrem kleinen Sohn hat Dr. Kruse vor vier Tagen Scharlach diagnostiziert.

»Lassen Sie mich bitte einmal in den Hals schauen?« Dr. Kruse drückt mit einem Spatel die Zunge nach unten: »Bitte einmal A sagen.« Ein fachkundiger Blick. Sie greift zu einem vergrößerten Wattestäbchen und nimmt von der entzündeten Stelle einen Abstrich. »Wir gehen auf Nummer sicher. Ich mache einen Streptokokken-Test. Dann wissen wir, ob Sie sich bei Ihrem Sohn angesteckt haben.« Sie verschreibt der Patientin auf dem grünen Rezept – die Kasse zahlt folglich nicht – schleimlösende Mittel und gibt noch den Tipp: »Am besten viel trinken!«

»Und wenn es Scharlach ist?«

»Dann melden wir uns. Dann müssen wir Antibiotika geben.«

Dr. Kruse bringt das Wattestäbchen ins Labor.

AFP, 18.07.2006
Bei den Allgemeinen Ortskrankenkassen drohen für das kommende Jahr offenbar stärkere Beitragserhöhungen als bisher geplant. Der Sprecher des AOK-Bundesverbandes, Udo Barske, sagte: »Es ist klar, dass die vorgesehene Erhöhung der Beitragssätze um 0,5 Prozentpunkte nicht reichen wird.«

Erkältung, Rückenschmerzen, Erkältung, Rückenschmerzen lauten heute die Diagnosen im Zehnminuten-Takt. Die Ärztin fragt sich, wie es sein kann, dass sich an manchen Tagen manche Erkrankungen so häufen. Ob es dafür eine mathematische Gleichung gibt? Die Variablen sind ihr unbekannt.

Frau Engels sitzt im Labor und macht einen Strep-Test, den x-ten am heutigen Tag. Sie gibt vier Tropfen zwei verschiedener

Lösungen in ein Reagenzglas, taucht das Wattestäbchen in die Mischung, wartet zwei Minuten, holt den Teststab aus der Verpackung und hält nun ihn in die Lösung, wartet erneut zehn Minuten und schaut anschließend auf den Teststreifen. Ein Strich bedeutet: keine Streptokokkeninfektion, also negativ; zwei Striche heißen: positiv.

»Der Test von Frau Menden ist negativ«, ruft sie aus dem Labor Frau Vollmar zu, die das Ergebnis in den PC eingibt. Abrechnen wird sie den Test nicht. Er wird von der Krankenkasse bei Versicherten über 16 Jahren nicht bezahlt. Dr. Kruse müsste also eigentlich den Patienten dafür 2,50 Euro in Rechnung stellen. Sie mag aber keine individuellen Gesundheitsleistungen – kurz IGeL genannt –, die von den Krankenkassen grundsätzlich nicht bezahlt werden. Bei einem Gespräch vor ein paar Monaten hat sie ihren Arzthelferinnen unmissverständlich klargemacht: »Ich finde es einfach nur peinlich, wenn ich in einem solchen Fall 2,50 Euro kassieren soll.«

Dabei sind IGeL-Leistungen inzwischen ein wesentlicher Teil des Leistungsspektrums in vielen Arztpraxen – wie in vielen Fachmagazinen und Sonderheften zu lesen ist: »Wie igel ich richtig?« – »Igeln in der Praxis« – »Ohne Igeln geht es nicht« – »IGeL spezial«. Therapien zur Immunstimulation, Magnetfeldtherapie, eine homöopathische Kur gegen Gedächtnisschwäche, Laktatdiagnostik, Testosterontherapie für Männer in den Wechseljahren ...

Auf eine Milliarde Euro wird das jährliche Volumen des IGeL-Geschäfts geschätzt. Viele Praxischefs beteiligen ihre Mitarbeiterinnen sogar am IGeL-Erfolg. Je mehr Zusatzleistungen die Arzthelferinnen an die Patienten verscherbeln, desto höher ihr – gleichwohl geringes – Einkommen. Wo geigelt wird, das ist die Erfahrung der langjährigen Arzthelferin Frau Vollmar, läuft die Praxis wie geschmiert.

»Wenn doch alle Ärzte das Igeln ablehnen würden«, sagt Frau Engels zu ihrer Kollegin, als sie den Wecker für den nächsten Strep-Test stellt: »Als ich beim Frauenarzt war, sollte ich wieder 20 Euro für den *Ultraschall* der Gebärmutter bezahlen.«

Auch Frau Vollmar ärgert sich, wenn sie beim Frauenarzt für den Ultraschall der Brust oder der Gebärmutter bezahlen muss, weil diese *Vorsorge* keine Leistung der Kasse ist. »Du musst eindeutige Beschwerden formulieren. Zum Beispiel: Ich habe starke Unterbauchschmerzen«, rät die erfahrene Arzthelferin. »Der Arzt hat es schon ein wenig in der Hand, ob er aus einer Leistung eine IGeL- oder eine Kassenleistung macht. Wenn er eine Diagnose dazuschreibt, zahlt die Kasse die Untersuchung.«

»Guter Tipp«, bedankt sich Frau Engels, »nur ob ich den Mut dazu habe?«

Der Wecker klingelt. Das Ergebnis des nächsten Strep-Tests ist abzulesen – aber nicht abzurechnen.

Dr. Kruse hält an ihren Prinzipien fest. Viele der IGeL-Angebote, aber auch das Verhalten vieler ihrer Kollegen hält sie für nicht seriös. Sie hat Verständnis für die Krankenkassen, die für unnütze und umstrittene Untersuchungen die Erstattung ablehnen. Inzwischen aber verstärkt sich bei ihr der Eindruck, dass diese rigiden Regelungen über das Ziel hinausschießen. Den Strep-Test hält sie für erforderlich, wenn ein Kind in der Familie Scharlach hat. Oder soll sie den Test nur bei ihren Plüschpatienten durchführen und bei den gesetzlich Versicherten nicht? Absurd. Also erhalten beide Gruppen den Test, wenn er nötig ist. Dr. Kruse betreibt Mischkalkulation: Da die Privatversicherungen ihn bezahlen, kann sie mit diesen Einnahmen das Minusgeschäft bei den gesetzlich Versicherten ausgleichen.

Reuters, 18.07.2006
Das Bundesgesundheitsministerium hat vehement Aussagen des AOK-Bundesverbandes widersprochen, wonach die Krankenkassenbeiträge 2007 stärker erhöht werden müssen als bisher geplant. Bisher hätten die Allgemeinen Ortskrankenkassen ihre Sparmöglichkeiten bei weitem nicht ausgenutzt, sagte ein Ministeriumssprecher in Berlin. So habe die AOK keine Rabattverträge mit Pharma-Herstellern geschlossen, um ihre Medikamentenkosten zu senken.

Der Praxistrott geht in die nächste Runde. Rückenschmerzen – Erkältung – Rückenschmerzen – Erkältung.

Manchmal ist der Job eines Hausarztes nicht sehr abwechslungsreich. Hier wimmelt es nicht wie in der Fernsehserie »Emergency Room« von drogenabhängigen, gewaltsüchtigen oder sterbenskranken Patienten, die von einem Team völlig überlasteter Ärzte und Schwestern in Sekundenschnelle vor dem Tod und Schlimmerem gerettet werden wollen.

Dr. Kruse gießt sich in der Küche ein Glas Wasser ein. Ihre Arzthelferin reicht ihr kommentarlos den Arztbrief eines Radiologen. Zu ihm hatte sie eine türkische Patientin wegen des Verdachts auf Lungenentzündung geschickt. Dr. Kruse liest: »Die rundlichen Verschattungen beider Spitzenoberfelder stammen vom Kopftuch der Patientin.«

Sie lachen beide. »Kopftücher mit Metallapplikationen führen zu einer neuen Sprachkultur in Arztbriefen! Multikulti hat jetzt bereits Einzug in die radiologische Diagnostik gefunden.«

Frau Vollmar informiert die Ärztin noch über einen Anruf: »Natalie Degen hat angerufen. Ihr Konzert war ein voller Erfolg. Die Therapie hat angeschlagen!« – Aus diesen kleinen Erfolgen schöpft die Ärztin ihre Motivation. Sie hat die Krankheit frühzeitig erkannt, die Patientin zum Rheumatologen geschickt, und dessen Therapie zeigt Wirkung.

Frau Vollmar stellt ein Glas Marmelade auf den Tisch: »Das hat Frau Wilde vorbeigebracht. Sie ist so glücklich mit ihrem Lifter und wollte Ihnen noch einmal Danke für Ihren Einsatz sagen!« Ein Glas selbst gemachte Marmelade, koreanische Mandus, eine Karte aus dem Urlaub oder auch selbst gesammelte Muscheln vom Golf von Mexiko – sie hat einen persönlichen Draht zu ihren Patienten. Und genau das schätzt sie am Hausarztdasein.

Reuters, 19.07.2006
Die gesetzlichen Krankenkassen wollen mit einer breit angelegten Informationskampagne gegen zentrale Inhalte der geplanten Gesundheitsreform mobil machen. Die Botschaft werde sein, dass die Gesundheitsreform keinen Nutzen bringe, sondern die Versorgung der Patienten teurer, schlechter und unsicherer mache, sagten Sprecher mehrerer Spitzenverbände der Kassen.

Im Sprechzimmer wartet Herr Sänger. Der 65-jährige Diplomingenieur ist inzwischen pensioniert. Er ist schon ihr Patient, seitdem sie die eigene Praxis führt.

»Hallo«, begrüßt sie ihn, »wie war das Skilaufen?«

»Wetter gut, Schnee gut, Essen gut – es war einfach wunderbar. Nach dem ganzen Schlamassel, Frau Doktor ...«

»Sie müssen mir gleich erzählen, wie es um Ihren Kampf mit der Kasse steht. Das interessiert mich.« Aber erst einmal wirft die Ärztin einen Blick auf die Ergebnisse der letzten Blutuntersuchungen. Sie ruft im Computer die Daten von Herrn Sänger auf. »Prima, die Tumormarker sind im Keller. Dort gehören sie auch hin. Zurzeit also Ruhe an der Front.«

Herr Sänger atmet auf. Vor sechs Jahren ist bei ihm Darmkrebs diagnostiziert worden. Erst wurde operiert, dann schloss sich eine Chemotherapie an – das übliche Verfahren. Regelmäßig ließ er anschließend sein Blut untersuchen, und plötzlich waren die Tumormarker um das Hundertfache angestiegen.

Tumormarker sind spezielle Tests, die auf ein verstärktes Wachstum der Krebszellen hinweisen können. Herr Sänger war beunruhigt, Frau Dr. Kruse war beunruhigt, und der Onkologe war es erst recht. Herr Sänger wurde untersucht, Ultraschall, Computertomogramm, *Knochenszintigramm* – nirgends waren Anzeichen für ein Wiederaufflammen der Krebserkrankung zu finden.

»Sie müssen ein PET machen«, schlugen die Ärzte unabhängig voneinander vor. Sie waren sich einig, dass nur eine *Positronen-Emissions-Tomographie*, eine noch recht neue und sehr teure diagnostische Maßnahme, einen erneuten Krebs präzise lokalisieren könnte. So war es auch. Man fand eine einzelne *Metastase* in der Leber, und weil es nur eine war, konnte man operieren.

Es ging also nicht um Diagnostik um der Diagnostik willen, sondern die Untersuchung hatte therapeutische Konsequenzen. Trotzdem zeigte die Kasse kein Erbarmen: Sie zahlte die Kosten für das PET in Höhe von 1.304,13 Euro nicht. Begründung: Die PET-Behandlung gehöre nicht zum Leistungskatalog der gesetzlichen Krankenversicherungen. Herr Sänger legte Widerspruch ein, inzwischen ist die Sache vor Gericht.

»Wie steht es denn um ihren Prozess?«, fragt die Ärztin.

»Ich habe verloren!« Herr Sänger ist inzwischen Fachmann auf dem Gebiet des PET. Er hat mit einschlägigen Experten Kontakt gehabt und weiß alles zu diesem Thema: PET-Untersuchungen gehören in fast allen europäischen Nachbarländern längst zum Standard. Sogar in Großbritannien und Polen. Auf Kassenkosten, versteht sich. Auch Medicare in den USA, die staatliche Grundsicherung für die Armen und Alten, übernimmt inzwischen sämtliche Kosten für eine PET-Untersuchung. Denn bei Bronchialkarzinomen, Darmkrebs, Lymphdrüsenkrebs, Hautkrebs ist der Nutzen des PET erwiesen.

»Aber das interessiert nicht, Frau Doktor«, meint Herr Sänger. »Im Urteil steht: Krankenkassen dürfen die Kosten für Therapien und Methoden nicht übernehmen, die der Bundesausschuss negativ bewertet hat. Und zwar auch dann nicht, wenn der Versicherte wie ich unter einer schweren Krankheit leidet oder vom Tod bedroht ist.«

»Wären Sie nur ins Krankenhaus gegangen, dort hätten Sie das Theater nicht gehabt«, stöhnt die Ärztin.

»Stimmt, aber eine Einweisung war doch nicht nötig. Es kann doch nicht sein, dass im Krankenhaus eine solche Untersuchung erlaubt ist und ambulant nicht. Das macht doch keinen Sinn.«

»Wie wahr! Mit normalem Menschenverstand kann man das nicht verstehen«, stimmt sie ihm zu, »aber darum geht es ja auch nicht. Das System hat seine eigene Systematik, und die ist eben nicht logisch. Noch ist die Vergütung im Krankenhaus und in niedergelassenen Praxen völlig unterschiedlich geregelt. Deswegen sagt man auch: Im Krankenhaus ist alles erlaubt, was nicht verboten ist – und im ambulanten Bereich ist alles verboten, was nicht erlaubt ist. Irgendwann wird der Gemeinsame Bundesausschuss seinen Einfluss aber auch auf die *stationäre Versorgung* ausdehnen. Da bin ich sicher ...«

Herr Sänger weiß, welche Bedeutung der Gemeinsame Bundesausschuss hat – im Gegensatz zu den allermeisten Patienten, wie Dr. Kruse stark vermutet. Sie begreifen nicht, warum eine Untersuchung, die ihr Leben verlängern kann, von der Solidargemeinschaft nicht finanziert wird.

Herr Sänger hat vor kurzem einen anerkannten PET-Experten gefragt, warum der Ausschuss diese Diagnostik ausschließe. Der Professor konnte nur vermuten: Solange es möglich ist, will man diese Methode nicht zur Kassenleistung machen, weil sie teuer ist. Jeder Tag, an dem sie nicht erbracht werde, erspare viel Geld.

Herr Sänger wäre allerdings ohne diese Diagnostik wahrscheinlich schon tot. Denn die eine in der Leber aufgefundene Metastase war therapierbar; ein halbes Jahr später wären es vielleicht acht oder neun gewesen und seine Überlebenschancen entsprechend geringer. Ihm hat die Therapie genutzt, die Gesellschaft hat sie aber viel Geld gekostet. Denn Herr Sänger hat zwar die Kosten für die PET aus eigener Tasche bezahlt, dann aber einen Rattenschwanz an Operationen und Therapien in Anspruch genommen. Ganz schön teuer für die Kranken- und Rentenversicherung ...

»Sie wissen ja, ich bin *freiwillig versichert*«, wendet er sich an seine Hausärztin. »Das ganze Palaver hätte ich nicht gehabt, wenn ich privat versichert wäre. Dass ich Mitglied der gesetzlichen Krankenversicherung bin, habe ich meinem Vater zu verdanken. Der war ein christlicher Gewerkschaftler und hat immer gepredigt: ›Junge, der soziale Frieden bleibt nur erhalten, wenn die Stärkeren für die Schwächeren einstehen.‹ Und wer steht für mich ein?«

»Geben Sie auf nach diesem Urteil?«, fragt die Ärztin zum Abschluss.

»Nein, ich gehe, wenn nötig, bis zur letzten Instanz. Aber geben Sie schwer kranken Patienten einen Tipp: Fragen Sie erst Ihren Anwalt und dann Ihren Arzt oder Apotheker, welche Nebenwirkungen eine Therapie für Ihren Geldbeutel hat.«

Reuters, 20.07.2006
Spitzenverbände der Krankenhausträger haben vor Klinikschließungen und einer medizinischen Unterversorgung in Folge der Gesundheitsreform gewarnt. Die Grenze der Belastbarkeit sei erreicht. Bereits heute schreibe knapp die Hälfte der bundesweit 2.100 Krankenhäuser rote Zahlen. Die in der Gesundheitsreform

vorgesehene »verhängnisvolle Kombination aus Budgetkürzungen und Mehrkosten« drohe die Versorgung
der Bevölkerung massiv zu beeinträchtigen.

Herr Sänger ist aus der Tür, und Dr. Kruse denkt noch einen
Moment über das Gespräch nach. Es ist ja nicht nur die PET,
die nicht bezahlt wird. Bei jungen Frauen mit dichtem Brustgewebe kann man mit der Magnet-Resonanz-Theraphie – kurz
MRT – Brustkrebs sehr früh erkennen. Sie ist keine Kassenleistung. Oder die Knochendichtemessung. Sie ist zum Beispiel für
Prostatakrebspatienten sinnvoll, bei denen durch ein künstliches Absenken der männlichen Hormone die Osteoporosegefahr stark zunimmt. Die Dichte der Knochen zu messen, ist
nur dann angesagt, wenn die Untersuchung Folgen für die Behandlung hat. Aber auch in dem Fall wird sie von den Kassen
nicht bezahlt. Sie wird nur vergütet, wenn der Knochen schon
einen Schaden hat, und genau dann hat die Knochendichtemessung keinen Sinn mehr. Aber Sportgruppen für Frauen, die zu
viele Sahnetörtchen essen, sponsert die Kasse. Das verstehe,
wer will. Dr. Kruse will es nicht verstehen.

Reuters, 20.7.2006
Gesundheitsministerin Ulla Schmidt hat die gesetzlichen Krankenkassen vor einer breiten Kampagne gegen die Gesundheitsreform gewarnt und ihnen mit
rechtlichen Konsequenzen gedroht. Die Kassen dürften ihre Versicherten informieren, »aber sie haben
kein allgemeines politisches Mandat«, sagte die SPD-
Politikerin während eines Besuchs in Waren an der
Müritz.

Erkältung – Rückenschmerzen – Erkältung – Rücken ... Nein,
dieses Mal warten auf Dr. Kruse zur Abwechslung keine Rückenschmerzen, sondern Schmerzen in den Fußgelenken.
    »Hallo, Frau Nick.« Die Patientin lässt sich zum dritten Mal
stechen.
    »Ich habe den Eindruck, die Schmerzen beim Gehen und Auftreten lassen nach, Frau Doktor.«

»Warten wir es ab. Und wenn es so ist, verdanken Sie es der Aufwartung des Lakaien.«

»Bitte, wem?« Die Patientin schaut verwirrt.

Dr. Kurse sucht den Lakaien. »Schauen Sie, hier ist er!« Sie zeigt auf einen Akupunkturschmerzpunkt, in den sie nach den Regeln der traditionellen chinesischen Medizin eine von vielen Nadeln setzt. Jeder dieser Schmerzpunkte hat einen Namen.

Die Patientin ist beeindruckt: »Lakai klingt gut.«

Frau Nick war zusammen mit ihrem Mann fünf Tage in Rom – »eine wunderschöne Stadt«. Beide haben sich die Füße wund gelaufen, vom Forum Romanum zum Trevi-Brunnen, von dort zum Pantheon und zur Spanischen Treppe, und dann durch den Vatikan ... und anschließend hatte Frau Nick Fußgelenkschmerzen ohne Ende. Der Orthopäde konnte ihr nicht helfen. Die Krankengymnastik brachte keine Linderung, die Schmerzmittel auch nicht.

»Einhundert Treffen« heißt die zentrale Nadel, die die Ärztin in die Kopfhaut piekst.

Frau Nick ist Privatpatientin. Bei ihr darf Dr. Kruse ihre Kenntnisse anwenden, die sie sich während ihrer zusätzlichen Naturheilkundeausbildung und in 140 Fortbildungsstunden angeeignet hat. Sie hat das Akupunktur-Diplom A. Für ihre Privatpatientin ist das ausreichend. Für Kassenpatienten neuerdings nicht.

»Vier zur Schärfung der Geisteskraft« – Dr. Kruse setzt vier weitere Nadeln in den Kopf.

Auch gesetzlich Versicherte dürfen bei Knie- und Rückenschmerzen mit Akupunktur behandelt werden. Aber nur, wenn sie bereits sechs Monate an den Schmerzen leiden.

Eine weitere Nadel positioniert Dr. Kruse in den »Großen Schluchtenbach«.

Im Jahr 2000 hatte der von Dr. Kruse heiß geliebte Bundesausschuss den gesetzlichen Kassen verboten, die Kosten für die Akupunktur zu erstatten, weil für die Wirksamkeit keine Studienergebnisse vorlägen. Die Kassen waren mit diesem Ausschluss alles andere als einverstanden und finanzierten die bisher größte Akupunkturstudie in Deutschland. Während des Modellversuchs erhielt die Hausärztin für jede Sitzung traditioneller chinesischer Akupunktur gutes Geld: 25 bis 35 Euro je nach Kasse, außerhalb des normalen Honorartopfes. Zum Vergleich: Die Privaten honorieren eine Sitzung mit 47 Euro.

»Großes Herausstürmen« – die Nadel gehört in den Fuß!

Leider waren die Ergebnisse der Studie verwirrend. Die Akupunktur linderte die Kreuzschmerzen zwar stärker als Medikamente und Krankengymnastik. Merkwürdig war aber, dass eine Scheinakupunktur praktisch die gleiche Wirkung entfaltete wie die traditionelle chinesische Methode. Es scheint also egal zu sein, wohin man sticht. Die Patientin spürten also auch eine Linderung ihrer Schmerzen, wenn man die Nadeln willkürlich in die Haut piekste. Zu ähnlichen Ergebnissen kam man bei der Behandlung von Knieproblemen.

Die Nadel »Feuerschein Meer« wird ebenfalls in den Fuß gesetzt.

Der Bundesausschuss entschied im Interesse des Patienten, die Akupunktur für Rücken- und Knieschmerzen als Kassenleistung anzuerkennen, obwohl kein eindeutiger Nachweis vorlag, dass die Akupunktur wirksamer war als die Scheinakupunktur. Das klingt erst einmal gut, und dennoch überlegt Dr. Kruse wie viele ihrer Kollegen, ob sie die Leistung den Kassenpatienten auch in Zukunft anbieten wird.

»Ein Nackenkissen aus Jade« – eine besonders lyrische Nadel.

Ganz einfach deshalb, weil an Akupunktur jetzt noch höhere Qualitätsanforderungen gestellt werden als zuvor. Anders ausgedrückt: Das A-Diplom von Dr. Kruse reicht in Zukunft nicht mehr. Sie muss zusätzlich noch eine schmerztherapeutische und psychosomatische Ausbildung nachweisen können. Nur etwa 2.000 der 12.000 Akupunkteure erfüllen diese Voraussetzungen.

Dr. Kruse setzt den »großen Becher« in die geplagten Füße. Es ist die letzte Nadel.

Die Technik des gezielten Stechens wird in Zukunft anders als während des Modellversuchs honoriert. Zwei neue Ziffern sind in den Abrechnungskatalog aufgenommen worden. Darüber freut sich die Ärztin – über die Beträge, die gezahlt werden sollen, schon weniger. Rund 15 Euro, schätzt sie, werden es sein. Der Preis geht also stark nach unten, für die Ärzte lohnt sich Akupunktur also nicht mehr so wie zuvor.

»So Frau Nick, die Nadeln bleiben jetzt ein halbe Stunde stecken.«

Diese Privatpatientin wird auch in Zukunft bei Frau Kruse Bekanntschaft mit den Nadeln »Die Aufwartung des Lakaien« oder den »Vier zur Schärfung der Geisteskraft« machen. Aber Kassenpatienten? Bei Migräne sicherlich nein, bei Rücken- und Knieschmerzen vielleicht ...

Dr. Kruse rechnet damit, dass sie für die geforderte Zusatzausbildung sicherlich noch einmal mehr als tausend Euro investieren muss. Die Honorierung wird zugleich niedriger sein als heute. Rechnet sich das?

Eine Freundin hat Dr. Kruse erzählt, dass Akupunktur in der Schweiz in der Grundversorgung akzeptiert ist. Aber die Schweizer machen ja eh immer ihr eigenes Ding. In Deutschland hingegen sind die Kassen über den errungenen Teilerfolg nicht wirklich glücklich. Sie würden Akupunktur gerne auch bei Migräne oder Asthma vergüten. Aber verfügen die Kassen über wirkliche Macht?

AP, 21.07.2006
Der Streit über die geplante Krankenkassen-Kampagne zur Gesundheitsreform spitzt sich zu. Die Bundesregierung machte deutlich, dass sie sich Stimmungsmache gegen ihre Reformpläne auf Kosten der Versicherten nicht gefallen lassen will. Das Gesundheitsministerium will die Kampagne notfalls mit aufsichtsrechtlichen Maßnahmen unterbinden. »Hier werden wohl unbequeme Meinungen nicht gewollt«, sagte die Vorstandsvorsitzende des Ersatzkassenverbandes, Doris Pfeiffer.

Am Empfang – der Schaltstelle ihrer Praxis – macht die Ärztin nach dem Ausflug in die chinesische Medizin kurz halt. Im Labor ist es inzwischen ruhiger geworden. »Was gibt es noch?«, fragt sie Frau Vollmar.

»Ihre Nichte hat angerufen. Sie bittet um Rückruf. Und außerdem Ihre Freundin, die Radiologin.«

Dr. Kruse fasst sich an den Kopf: »Das habe ich ganz vergessen. Ein Privatleben habe ich ja auch noch. Ich rufe beide später an, wenn ich im Zug sitze. Und sonst?«

Frau Vollmar schaut die Terminliste: »Alles andere kann warten. Nur noch Herr Drews sitzt im Wartezimmer. Danach sind Sie entlassen.«

Dr. Kruse öffnet die Tür zum Wartezimmer und holt ihren Patienten persönlich ab. »Hallo, ich freue mich, Sie zu sehen!«

Er fährt im Rollstuhl ins Sprechzimmer, währenddessen erzählt sie ihm, dass sie nächste Woche vor den Prüfungsausschuss zitiert wird. Dann entscheidet sich, ob sie seine Cannabis-Medikamente aus eigener Tasche bezahlen muss.

»Wenn ich gewusst hätte, was ich Ihnen damit für einen Ärger bereite«, reagiert der Psychotherapeut betroffen, »aber die Schmerzambulanz hat mich halt an den Hausarzt verwiesen.«

»Warten wir erst einmal ab«, entgegnet die Ärztin: »Vielleicht geht es ja auch gut aus. Was kann ich denn heute für Sie tun?«

»Ich bräuchte ein neues Rezept für Verbandsmaterial«, bittet Herr Drews, »die Wunden an den Füßen sind noch nicht ganz verheilt. Aber ich bin auf gutem Wege. Ich setze die Therapie jetzt zu Hause fort.«

Dr. Kruse füllt im PC das entsprechende Rezept aus. »Es liegt nachher vorne bei Frau Vollmar! Jetzt bin ich aber neugierig. Wie hat denn die Vakuumtherapie gewirkt, auf die Sie so große Hoffnungen gesetzt haben?«

Herr Drews strahlt und krempelt seine Hose hoch. »Hier, schauen Sie selbst!« Die rund sechs Zentimeter großen offenen Wunden haben sich auf ein Minimum verkleinert.

»Alle Achtung, der Gefäßchirurg hat gute Arbeit geleistet!« Die Ärztin ist beeindruckt. Wenn ein Ulcus nach sechs Monaten nicht zugewachsen ist, gilt er als chronisch und schwer therapierbar. Und Herr Drews hatte zuvor fast alles, was es an Therapien gab, ausprobiert. Nichts brachte Besserung.

Rund zwei Prozent der Bevölkerung leiden unter »offenen Beinen«, wie Ulcus cruris umgangssprachlich genannt wird. Rund 600 Millionen Euro werden jährlich für die Behandlung ausgegeben. Der Betrag wird in Zukunft eher noch wachsen, weil offene Beine bei Diabetikern und Gefäßpatienten gehäuft auftreten. Bluthochdruck, Bewegungsmangel, Übergewicht,

Thrombosen gelten ebenfalls als Ursache für diese gravierenden Erkrankungen. Bei Herrn Drews allerdings liegen die Gründe für das Ulcus in seiner schweren Behinderung, die jede Wundheilung stark verzögert.

»Geholfen hat es«, erzählt er, »aber ich stoße mal wieder an die Grenzen des Systems. Die Kasse will für die ambulanten Kosten der Therapie nicht aufkommen.« Er reicht ihr ein Schreiben seiner gesetzlichen Krankenversicherung. Darin steht: »Bei der Vakuumtherapie handelt es sich um eine so genannte ›neue‹ Behandlungsmethode. Sie gehört nicht zur vertragsärztlichen Versorgung. Ein Behandlungserfolg im Einzelfall reicht nicht aus. Qualität und Wirkung der neuen Methode müssen wissenschaftlich untermauert sein. Hierzu dienen statistisch relevante Studien ...«

Dr. Kruse denkt an ihr Medizinstudium. Geschichte der Medizin, fünftes Semester: Werner Forßmann erfand 1929 den Herzkatheter. Die Untersuchung ist heute zum Standardeingriff bei der koronaren Herzerkrankung geworden. Forßmann hatte im Selbstversuch einen Katheter bis zu seinem Herzen eingeführt. Am nächsten Tag berichtete er davon stolz seinem Chef und wurde sofort gefeuert, weil der Chef das Verfahren für eine Zirkusnummer hielt. 1956 erhielt Forßmann für seine Erfindung den Nobelpreis. Seine Therapie begann im Selbstversuch, nicht als relevante wissenschaftlich-statistische Studie. Zuerst war der Herzkatheter nur eine diagnostische Methode, um Verengungen am Herzen festzustellen, inzwischen hat er unverzichtbaren therapeutischen Nutzen: Man dehnt eine Herzarterie mit einem kleinen Ballonkatheter und setzt einen Stent, eine kleine Gefäßstütze in Form eines Röhrchens, an die verengte Stelle.

Ob der Herzkatheter diese weltweite Karriere hätte machen können, wenn man gleich zu Beginn solche bürokratischen Hürden eingebaut hätte? Medizinische Entdeckungen sind oft Zufall. Neue Therapien entwickeln sich über verschlungene Wege, manchmal enden sie an einem Ziel, das man gar nicht ins Auge gefasst hat.

dpa, 22.07.2006
Verbraucherschutzminister Horst Seehofer (CSU) hat

wegen der hohen Arzneimittelpreise in Deutschland scharfe Kritik an Ärzten und Pharmaherstellern geübt. »Es werden nicht zu viele Medikamente verschrieben, sondern zu teure«, sagte der Ex-Gesundheitsminister. Es sei »einer der ärgerlichsten Vorgänge der letzten Jahre«, dass die Arzneimittelausgaben in Deutschland von 17 auf 25 Milliarden Euro stiegen, ob die Zahl der Verordnungen deutlich zurückgegangen sei, sagte Seehofer.

»Sie sind doch bestimmt nicht der Erste, den das betrifft? Hat der Gefäßchirurg nicht mit der Kasse telefoniert?«, erkundigt sich Dr. Kruse.

»Klar, das hat er versucht«, sagt Herr Drews und erzählt ihr die komplette Geschichte.

»Vierzehn Tage habe ich im Krankenhaus gelegen, und die Pumpe tat Tag und Nacht auf wundersame Art und Weise ihre Arbeit. Mir ging es gut, ein Krankenhausaufenthalt war nicht mehr angebracht.

Der behandelnde Arzt und ich waren dann der Auffassung, dass wir Kosten sparen könnten, wenn ich die Therapie zu Hause zu Ende führe. Ein wirklich engagierter Mann, der mich auch über weitere Irrungen und Wirrungen des deutschen Abrechnungssystems aufgeklärt hat. Er ahnte schon, dass es Probleme geben würde.«

Der Arzt hat die Kasse angerufen und Herrn Drews anschließend von dem Gespräch berichtet.

»Könnten Sie in diesem Fall die Kosten für die ambulante Vakuumtherapie nicht ausnahmsweise einmal übernehmen?«, hat der Professor die Sachbearbeiterin gefragt.

»Nein«, war ihre Antwort, »sie steht ja nicht im Leistungskatalog.«

»Aber der Leistungskatalog ist doch keine Bibel. Sie könnten doch eine Einzelfallentscheidung treffen«, versuchte der Chefarzt zu argumentieren.

»Ja, aber nur wenn es sich um ein persönliches Drama handelt!«

»Das ist hier gegeben. Der Mann verliert sonst seine Beine.«

»Das kann ich nicht einschätzen«, erkannte die Sachbearbeiterin glasklar.

»Das glaube ich gerne. Dann verbinden Sie mich doch bitte mit dem Medizinischen Dienst. Ich will das gerne einem Kollegen erklären.«

Die Sachbearbeiterin versuchte zu verbinden – ohne Erfolg.

Herr Drews fasst zusammen: »Obwohl der Chefarzt persönlich einen halben Tag lang versucht hat, mit Verantwortlichen bei der Kasse zu sprechen, ist er gescheitert.«

AP, 23.07.2006
Bundeskanzlerin Angela Merkel will die umstrittene Gesundheitsreform gegen alle Widerstände durchkämpfen. Die Reform verspreche den Versicherten Sicherheit und den Beitragszahlern konstante Kosten, betonte die CDU-Chefin. Der AOK-Bundesverband bekräftigte hingegen seine Kritik und forderte eine grundlegende Überarbeitung der Pläne.

Telefonate mit den Kassen – auch die Hausärztin kann ein Lied davon singen. Selten haben die Gespräche ein so glückliches Ende wie im Falle des Badewannenlifters für Frau Wilde. Alle Schwerkranken – egal ob Frau Hoffmann, Frau Krämer, Herr Sänger – fühlen sich irgendwann als Bittsteller.

Herr Drews denkt ähnlich: »Das ist ja das Verrückte, was man als Kranker lernt. Man muss sich nicht nur mit der Erkrankung und der teilweise mühsamen oder schmerzhaften Therapie herumschlagen, sondern auch zum sozialversicherungsrechtlichen Fachmann mutieren. Sonst geht man unter. Wer zahlt was, warum – und vor allem warum nicht! Mit dieser Frage wird jeder Kranke konfrontiert. Es sei denn, er hat sich nur den Zeh verstaucht.«

Auch die Hintergründe für die starre Haltung der Kassen durchblickt der Psychotherapeut inzwischen. Denn die Vakuumtherapie ist eine Erfindung einer Firma, die diese Methode mit aller Macht in den Markt zu drängen versucht. Sie wird in aussichtslosen Fällen wie bei Herr Drews seit Jahren in Kliniken erfolgreich eingesetzt. Im stationären Bereich zahlt die

174

Kasse. Aber in der ambulanten Versorgung gelten – wieder immer – andere Regeln. Dort ist die Therapie nicht zugelassen.

AFP, 23.07.2006
Die Krankenkassen bleiben weiter auf Konfrontationskurs mit der Bundesregierung. »Die große Koalition plant eine Gesundheitsreform, die Patienten und Beitragszahlern an die Nieren geht. Doch Kritik daran ist unerwünscht«, sagte der Chef des AOK-Bundesverbandes. »Stramm gestanden, marsch, marsch. Das ist offenbar das Berliner Verständnis von guter Politik.«

Das *Institut für Qualität und Wirtschaftlichkeit im Gesundheitswesen* hat diese Methode geprüft. Dieses unabhängige wissenschaftliche Institut – kurz IQWiG genannt – leistet für den Gemeinsamen Bundesausschuss die Vorarbeit. Es untersucht den Nutzen medizinischer Leistungen, erforscht, was therapeutisch und diagnostisch sinnvoll ist, und spricht eine Empfehlung aus. Seine Gründung ist ein Ergebnis der Gesundheitsreform aus dem Jahre 2004.

Von über 3.500 Studien zum Thema Vakuumtherapie wurden nur 17 von dem Institut als bedeutend eingestuft, und auch bei diesen 17 konnte das Institut keine eindeutigen Belege für den Nutzen der Therapie erkennen. Es kritisierte methodische Mängel, beklagte, dass keine Langzeitergebnisse existieren, und fand keinen deutlichen Zusatznutzen zu herkömmlichen Therapieverfahren.

In der Schweiz und in den USA hingegen sieht man die Sache ganz anders. Dort darf die Methode angewendet werden. Sie ist in der »Mittel- und Gegenständeliste« der obligatorischen Pflichtleistungen der Schweizer Krankenversicherungen aufgeführt und als Pflichtleistung vom US-amerikanischen Krankenversicherungssystem Medicare anerkannt. Können wissenschaftliche Erkenntnisse von Land zu Land so verschieden sein?

»Ich halte mich für einen aufgeklärten Patienten«, stellt Herr Drews fest, »aber als Laie kommt man ganz durcheinander, wenn man das liest. Ich frage mich dann immer, wer Recht hat. Diese Studie, jene Studie, dieser Wissenschaftler oder jener.

Vieles widerspricht sich, manches wird weiterentwickelt, neue Erkenntnisse verändern die medizinische Therapie. Aber das Institut weiß angeblich, wo es langgeht, es nimmt für sich in Anspruch, Qualität und Wirtschaftlichkeit von diagnostischen und therapeutischen Methoden fehlerfrei und unabhängig beurteilen zu können.«

Dr. Kruse nickt. Ihr geht es nicht anders. Sie handelt nach Anweisungen, auch wenn sie sich manches Mal mit ihren Erfahrungen nicht decken.

Herr Drews spricht aus, was sie denkt. »Der Chefarzt sagte zu mir: ›Wissen Sie, meine ärztliche Praxis sieht anders aus als die politische Metaebene, auf der diskutiert wird. Als Arzt komme ich nur weiter, wenn ich mich auf jeden Patienten neu einlasse.‹«

»Tja«, Dr. Kruse zuckt mit den Schultern, »haben Sie für dieses Dilemma eine Lösung parat? Während für den Kollegen Ihr Schicksal der Dreh- und Angelpunkt seines Handelns ist, versuchen die Wissenschaftler des Instituts und die Funktionäre im Bundesausschuss sich gerade von diesen Schicksalen unabhängig zu machen und nur das Große und Ganze im Blick zu haben ... und natürlich die Bezahlbarkeit des Systems.«

Herr Drews stimmt ihr zu: »Genau in diesem Tenor habe ich auch an die Kasse geschrieben: ›Wenn Sie und der Medizinische Dienst sich den fotografisch gut dokumentierten Wunderverlauf ansehen, ist nicht zu begreifen, warum die Kasse den durch die Vakuumtherapie verursachten Heilungserfolg, der an medizinischer Evidenz nicht zu übertreffen ist, nicht anerkennt.‹ Aber um in deren Sprachjargon zu bleiben: Nicht die persönliche, sondern die wissenschaftliche Evidenz zählt, und so antwortete die Kasse logischerweise formal, nicht auf meinen Fall bezogen.«

Dr. Kruse und ihr Patient sind mittendrin in einer wissenschaftskritischen Diskussion. »Niemand will und wird die Sinnhaftigkeit von Studien in Frage stellen«, sagt sie. »Manchmal liegen jedoch keine vor, manchmal sind sie nicht genau, manchmal haben Wissenschaftler schlampig gearbeitet. Mir wird ganz anders, wenn ich sehe, dass diese Studiengläubigkeit zum Maßstab aller Dinge gemacht wird. Ich habe manchmal den Verdacht, man missbraucht Wissenschaft für Kostendämpfungszwecke. Ganz einfach, weil Medizin oft ungenau ist, oft auch auf Zufall, auf Gefühl oder ärztlicher Erfahrung beruht.«

Eine Mail blinkt auf: »IHR ZUG FÄHRT!«

»Herr Drews, ich muss los. Zum Internistenkongress. Tschüss bis zum nächsten Mal!«

»Wo ist der Patient?
Wo darf er mitreden?«

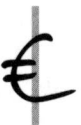

Andreas Becker, regionaler Geschäftsführer
einer Krankenkasse

Manchmal ist die Diskussion verlogen.

Herrn Drews hilft die Vakuumtherapie, Herr Sänger will eine PET, die Pianistin braucht die neuen Biologika, andere benötigen eine teure, moderne Chemotherapie, Akupunktur, Knochendichtemessung oder Schilddrüsenultraschall ... Alle wünschen sich, dass ihre Therapie, ihr Medikament von der Kasse bezahlt wird, aber wenn der Vorstand dann zwei Tage später bekannt gibt: »Wir müssen den Beitragssatz erhöhen«, dann ist das Geschrei groß: »Wie bitte? Das kann doch wohl nicht wahr sein.«

Warum der Beitragssatz erhöht werden muss?

Die Gründe liegen doch auf der Hand: Neu entwickelte Medikamente – ob nun gegen Krebs oder gegen Rheuma – kosten ein immenses Geld. Müssen diese Medikamente immer so teuer sein? Man sollte in diesem Zusammenhang einmal erwähnen, dass Deutschland der Pharmaindustrie gestattet, die Preise völlig frei festzusetzen. Die Kassen versuchen zwar, die Preise zu drücken – mit mehr oder weniger Erfolg.

In Frankreich, in Schweden, in Griechenland oder auch in Spanien hat der Staat ein gehöriges Wörtchen bei der Preisgestaltung mitzureden. Entsprechend sind Medikamente dort oft erheblich billiger, egal ob es sich um Antithrombosemittel, Präparate gegen multiple Sklerose oder Schmerzmittel handelt.

Wenn die Beitragssätze nicht ins Unendliche steigen sollen, dann wird man in Zukunft nicht mehr jede Neuerung, nicht mehr jedes Medikament bezahlen können. Nehmen Sie das Beispiel Herceptin: Wenn es allen Frauen gegeben wird, die es benötigen, dann entstehen Kosten von 400 Millionen Euro im Jahr zusätzlich. Ich betone: zusätzlich!

Was wollen wir dafür einsparen? Sollen wir dafür zum Beispiel bei Kindern die Vorsorgeuntersuchungen oder die Standardimpfungen gegen Masern und Röteln oder die Sechsfachimpfungen streichen?

Oder sind wir der Auffassung, dass uns das Überleben dieser etwa 15.000 Frauen pro Jahr so viel wert ist, dass alle gesetzlich Versicherten bereit wären, dafür beispielsweise nicht 10, sondern 20 Euro Praxisgebühr zu bezahlen?

Diese Fragen warten auf Antworten. Das ist nicht die Sache einer einzelnen Kasse oder eines einzelnen Arztes.

Nicht nur in Deutschland muss man neue, teure medizinische Technologien und begrenzte finanzielle Mittel in Einklang bringen, sondern auch in anderen Ländern. In Großbritannien beispielsweise spielen Kostenüberlegungen eine weit gewichtigere Rolle als medizinische Erfordernisse. Die Medikamentenliste ist begrenzt, neue moderne Medikamente werden verweigert, lange Wartezeiten sind an der Tagesordnung. Wollen wir das? Ist das ein Modell für uns?

Akzeptieren wir, dass derjenige, der wenig Geld hat, früher stirbt?

Wollen wir eine Altersgrenze einführen, indem wir beispielsweise Menschen, die über 70, 75 oder 80 Jahre alt sind, von modernen Therapien ausschließen? Oder entscheiden wir nach dem Nutzen, den ein Patient für die Gesellschaft hat – so wie der Rheumatologe Dr. Gehrke das praktiziert. Die Pianistin erhält die neuen Biologika, die übergewichtige Sozialhilfeempfängerin bekommt sie nicht. Vor dessen Entscheidung habe ich übrigens viel Respekt.

Ich persönlich bin der Auffassung, dass man nicht alle Menschen gleich behandeln kann und auch nicht sollte. Wer mit seiner Gesundheit Schindluder treibt, wer raucht, übergewichtig ist, sich nicht bewegt, der sollte hintenanstehen. Ich höre schon den Protest: Soll der Arzt etwa entscheiden, wer für die Gesellschaft wichtig ist und wer nicht? Soll er darüber befinden, welche Medikamente, welche Therapien ein Patient erhält?

Ich frage zurück: Wer sonst? Letzten Endes haben Ärzte diese Entscheidung immer getroffen. Auf den Schlachtfeldern haben sie früher entschieden, bei welchem Soldaten sich überhaupt noch der Transport in ein Lazarett oder eine Notoperation lohnt. Die Geschichte ist voll von solchen Beispielen. Das ist nichts Neues.

Da jetzt immer spürbarer wird, dass nicht jeder alles erhalten kann, was vielleicht sinnvoll wäre, tritt deutlicher zu Tage, welche hohe Verantwortung der Arzt trägt.

Dr. Gehrke kommt beispielsweise zu dem Schluss, dass er die teuren Medikamente bevorzugt denen gibt, bei denen der zu erwartende Nutzen besonders hoch ist. Er nimmt seine Verantwortung wahr. Das erwarte ich von allen Ärzten. Sie stehen am Portal der Gesundheitsversorgung. Sie sind ein Teil des Systems und müssen sich an die Spielregeln halten. Sie können nicht sagen: »Wir schütten das Füllhorn über unsere Patienten aus und schieben den Kassen den schwarzen Peter zu. Sollen die doch dem Patienten erklären, warum dieses Medikament oder jene Therapie den finanziellen Rahmen sprengt.«

Das ist feige. Jeder Handwerker muss mit seinen Kunden über den Preis sprechen und mit ihnen klären, ob sie sich die maßgefertigte Duschkabine aus Glas oder eben nur die billigere aus Plastik von der Stange leisten können.

Ich sagte es schon einmal: Ein Arzt verursacht für jeden Euro, den er verschreibt, vier Euro an zusätzlichen Kosten. Er hat folglich eine starke Verantwortung und Stellung im System, aus der er sich nicht einfach davonstehlen kann.

Auch die Sachbearbeiter in den Krankenkassen müssen sich der Diskussion stellen und dem Patienten erklären: »Die Kosten für die Knochendichtemessung werden nicht erstattet – auch wenn der Arzt dies in Ihrem Fall für erforderlich hält.« Wir müssen uns rechtfertigen, wenn der Beitragssatz angehoben werden muss, und so ist auch der Arzt in der Pflicht, dem Patienten zu erklären, warum die Bäume nicht in den Himmel wachsen.

Ich würde mir wünschen, dass die Ärzte und die Sachbearbeiter in den Krankenkassen stärker an einem Strang ziehen. Zurzeit ist es Praxis, dass der Patient hin- und hergeschickt wird. Der Arzt sagt: »Ich kann es nicht verordnen, gehen Sie zur Kasse.« Die Kasse sagt: »Wenn der Arzt das verordnet, zahlen wir.« Und wenn es sich um einen ganz klugen Sachbearbeiter handelt, verweist er auf den Gemeinsamen Bundesausschuss. Dort kommt der Patient aber auch nicht weiter, denn auf der Internet-Seite steht: »Die Geschäftsstelle kann nicht auf individuelle Krankheits- und Behandlungssituationen eingehen. Therapieentscheidungen liegen in der Verantwortung des behandelnden Arztes.«

Der Patient geht folglich in diesem Bermudadreieck verloren. Ich verstehe, wenn er sich mit seinen Sorgen nicht ernst genommen fühlt.

Ärzte wie der Onkologe Dr. Schumacher sagen immer wieder: »Ich habe das persönliche Schicksal des Einzelnen vor Augen.« Die Vertreter der Krankenkassen müssen hingegen die Interessen all ihrer Versicherten vertreten. Diese beiden Sichtweisen scheinen unvereinbar, sie gehören aber zusammen.

Wir müssen Regeln haben, die für alle gelten, und gleichzeitig einen Spielraum, um auf individuelle Schicksale eingehen zu können. Das ist jedenfalls mein Anspruch.

Ich bin seit über dreißig Jahren bei der gesetzlichen Krankenkasse beschäftigt. Früher war man in seinen Entscheidungen viel freier. Früher war aber auch noch viel mehr Geld vorhanden. Heute ist alles bis ins Kleinste reglementiert. Der Mensch ist aber ein Individuum – Gott sei Dank. Von hundert Fällen passen die Regeln vielleicht auf fünfundneunzig, aber auf die fünf restlichen Fälle passen sie nicht. Und genau für diese fünf muss es doch die Möglichkeit geben, in einem gewissen Rahmen anders zu entscheiden. Alle gleich zu behandeln, ist nicht immer gerecht!

Nicht dass ich missverstanden werde: Ich möchte weiß Gott nicht der Anarchie das Wort reden und auch nicht dem Missbrauch Tor und Tür öffnen, wir brauchen Regeln, Leitlinien, aber dieses Korsett darf einfach nicht zu eng werden.

Die Realität sieht leider anders aus, und ich habe auch wenig Hoffnung, dass der Spielraum für den Einzelnen in Zukunft wesentlich größer wird.

Immer wieder sagen Patienten beispielsweise: »Der Heilpraktiker hat mir sehr geholfen.« Sollen wir alles bezahlen, von dem die Menschen glauben, es habe ihnen geholfen? Das kann nicht das Kriterium sein.

Ein anderes Beispiel sind Herr Sänger und seine Positronen-Emissions-Tomographie, kurz PET. Individuell mag diese Untersuchung medizinisch angebracht sein, aber da diese neue Technik nicht in den Leitlinien steht und auch vom Gemeinsamen Bundesausschuss nicht freigegeben worden ist, kann ich Herrn Sänger nicht helfen. Er muss die PET selbst bezahlen.

Oder die Vakuumtherapie für Herrn Drews. Ich stelle nicht in Frage, dass sie ihm geholfen hat, und dennoch hat die Krankenkasse im ambulanten Bereich dafür nicht einzustehen.

Es gehört zu den vielen Widersprüchen im System, dass im Krankenhaus den Patienten sowohl die PET als auch die Vakuumtherapie gegeben werden kann. Das hat verwaltungstechnische Gründe, gehört aber zu den vielen Regeln im deutschen Gesundheitssystem, die mit dem normalen Menschenverstand nicht zu begreifen sind.

Ich halte diese unterschiedlichen Verfahrensweisen im ambulanten und stationären Sektor für überholt. Egal ob in der Praxis oder im Krankenhaus – es haben überall die gleichen Regeln zu gelten. Das bedeutet zum Beispiel bei der PET: Ich würde mir wünschen, dass man klar definiert, bei welcher Indikation diese neue Technik angewendet werden darf.

Die Krankenkasse kann nur bezahlen, was der Gemeinsame Bundesausschuss wissenschaftlich bewertet und freigegeben hat.

Er legt zurzeit ja fest, welche neuen Therapien in den Leistungskatalog aufgenommen werden und welche nicht. Bis jetzt sind seine Beschlüsse nur im ambulanten Sektor gültig. Auf Dauer sehe ich aber die Notwendigkeit, dass beide Bereiche gleich behandelt werden. Alles andere macht doch keinen Sinn.

Allerdings müsste dieser Ausschuss meiner Meinung nach – ich habe es schon einmal erwähnt – anders zusammengesetzt sein. Denn als demokratisch legitimiert empfinde ich ihn nicht. Es ist ja per Gesetz festgelegt, wer in diesem Gremium sitzt und entscheidet – nämlich Vertreter der Krankenkassen, Ärztefunktionäre und so genannte Unparteiische.

Ich frage mich immer: Wo ist der Patient? Wo darf er mitreden? Nirgends. Die Menschen sollten die Möglichkeit haben zu erkennen, dass nicht genügend Geld für alle Neuerungen vorhanden ist, und sie sollten beteiligt sein an den Überlegungen, was bezahlt wird und was nicht. Was fehlt, ist ein gesellschaftlicher Konsens.

Dem Gemeinsamen Bundesausschuss steht das Institut für Qualität und Wirtschaftlichkeit im Gesundheitswesen beratend zur Seite. Im Prinzip bin ich für ein solches Institut. Es bewertet Behandlungen und Medikamente – und unabhängig von der Pharmaindustrie und Firmen, die Medizintechnik entwickeln. Egal, ob es sich um *Insulinanaloga* oder um Ultraschalluntersuchungen in der Schwangerschaft handelt.

Gleichzeitig bin ich aber auch skeptisch, was diese totale Wissenschaftsgläubigkeit angeht. Nichts gegen all diese Hochkaräter, die vielen Professoren der Medizin, die unzähligen wissenschaftlichen Studien, Institute und Ausschüsse, aber ob die Konzentration auf die *evidenzbasierte Medizin* nicht auch ein wenig an den Menschen vorbeigeht?

Ich denke, manchmal sollte man den Fokus nicht zu sehr auf die Schulmedizin richten. Nehmen wir das Beispiel der Akupunktur. Die Krankenkassen sind mit der getroffenen Entscheidung nicht glücklich. Wir bedauern außerordentlich, dass die Akupunktur bei Migräne und Spannungskopfschmerzen nicht als Kassenleistung anerkannt worden ist. Viele Versicherte haben uns gesagt: »Das hilft mir«, auch wenn die Studien das nicht so deutlich ergeben haben. Der Gemeinsame Bundesausschuss argumentiert: Der wissenschaftliche Nachweis habe gefehlt. Stößt Wissenschaft nicht auch manchmal an ihre Grenzen?

Wir bräuchten praxisorientierte Forschung, die uns Auskunft gibt, was im medizinischen Alltag wirklich hilft. Fachleute nennen das *Versorgungsforschung.*

Falls es uns tröstet: Alle diese Fragen, was ist noch bezahlbar und was nicht, treiben nicht nur uns um.

Im US-amerikanischen Oregon, in den Niederlanden, in Neuseeland und Schweden hat man bereits versucht, medizinische Grundversorgungspakete festzulegen. Die Bürger waren daran in ganz unterschiedlicher Form beteiligt. Nicht nur Experten, sondern auch Laien sollten mitentscheiden, welche Leistungen in dieses Paket aufgenommen werden sollten und welche nicht. Es gab also eine offene Diskussion – anstatt verdeckter Rationierung.

Ob man aus diesen Beispielen lernen kann? Ob darin eine Lösung liegt?

Krankenhaus,
Normpatienten und Fingerfood am Stehtisch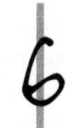

Das letzte Gespräch, das letzte Rezept, die letzte Unterschrift für den heutigen Sprechstundentag! Die Diskussion mit Herr Drews über die Vakuumtherapie hat länger gedauert als gedacht. Jetzt muss die Ärztin sich doch beeilen.

Seit dreißig Stunden ist sie bereits auf den Beinen. Anstatt sich zu Hause hinzulegen, fährt sie jetzt zum deutschen Internistenkongress nach Wiesbaden. Sie freut sich darauf, obwohl sie hundemüde ist. Jedes Jahr trifft sie sich dort mit vier Studienfreunden. Die männlichen Kollegen sind inzwischen internistische Oberärzte in Krankenhäusern, die Frauen haben sich selbstständig gemacht. Der Kongress dient also nicht nur der Fortbildung, sondern auch der Auffrischung alter Freundschaften.

AP, 23.07.2006
Der Deutsche Industrie- und Handelskammertag hat eine Verschiebung der Gesundheitsreform vorgeschlagen. Angesichts des Kompromisses über einen Gesundheitsfonds »wäre ich eher dafür, gar nichts zu machen«, sagte DIHK-Chef Ludwig Georg Braun. Der Fonds bedeute »noch mehr Staat in der Gesundheitspolitik« und würde »für lange Zeit die falschen Strukturen zementieren«.

Dr. Kruse nimmt ihren Koffer und ihre Jacke. »Wo ist mein Schlüssel?«, ruft sie.

Frau Vollmar weiß es: »In der Küche, auf dem Tisch.«

»Danke! Sie sind einfach unbezahlbar.«

»Das weiß ich«, frotzelt Frau Vollmar, »jedes Mal wenn ich am Anfang des Monats auf mein Konto schaue, wird es mir bewusst.«

»Über Gehaltserhöhungen reden wir ein anderes Mal«, antwortet Dr. Kruse.

Die 42-jährige Arzthelferin verdient wahrlich kein Vermögen. Ihr Gehalt liegt bei 2.100 Euro brutto monatlich. Mehr ist zurzeit nicht drin. Und Zeit für Gehaltsdiskussionen hat die Ärztin jetzt auch nicht. Ihr Zug fährt in zwanzig Minuten.

Als sie auf ihrem Platz sitzt und der ICE Richtung Süden unterwegs ist, telefoniert sie erst einmal mit ihrer Nichte und ihrer Freundin. Dann findet sie Muße, sich das Programm des Kongresses anzuschauen.

700 Vorträge, Sitzungen, Symposien, Kurse finden in den Messehallen statt. »Übergewicht im Kindesalter«, »Die Stammzellendebatte zwischen Traum und Horrorvision«, »Blutvergiftungen enden häufig tödlich«, »HIV – differenzierte Therapie für eine unheilbare Krankheit«, »Kommt die Influenzpandemie?«, »Nutzenbewertung von Arzneimitteln – Chance oder Risiko?«. Letzteres streicht sie sich an. Sie blättert weiter durch das dicke Programmheft und bleibt bei einem der Plenarvorträge hängen: »Arzt-Patienten-Beziehung im Wandel – die Krankenversorgung unter den sich ändernden wissenschaftlichen und gesundheitspolitischen Rahmenbedingungen«. Auch der wird markiert. Einen theoretischen Vortrag zu ihren praktischen Problemen – vielleicht hilft ihr das weiter.

AP, 26.07.2006
Auch die Rentenversicherer haben erhebliche Bedenken gegen die Gesundheitsreformpläne der Regierung. Zum einen wollte die Deutsche Rentenversicherung nicht ausschließen, dass die Erhöhung des Krankenversicherungsbeitrags auch den Rentenbeitrag in die Höhe treibt. Zum anderen habe man »Sorge« wegen der

geplanten Umstellungen des Beitragseinzugs über einen neuen Gesundheitsfonds, sagte Verbandspräsident
Herbert Rische. »Wenn hier Friktionen entstehen würden, wäre das eine mittlere Katastrophe.«

Arzt-Patienten-Beziehung im Wandel – in ihrer Praxis erlebt sie
das jeden Tag. Ihr Vater musste vor dreißig Jahren als Hausarzt
keine Therapien verweigern. Er war Arzt. Das galt. Er war die
Autorität in Person. Allein das zählte. Jetzt sind die Zeiten andere.

Sie ist keine unabhängige Autorität, sondern weisungsge-
bundene Medizinerin. Die Weisungen kommen von ferne –
von den Kassen, den Kassenärztlichen Vereinigungen, dem Gemeinsamen Bundesausschuss. Diese Institutionen beeinflussen
nicht nur das tägliche Geschäft, sondern auch ihr Verhältnis zu
den Patienten. Manchmal hat sie den Eindruck, die Patienten
werden misstrauischer, glauben, sie verschreibe ihnen etwas
Schlechtes. Es ärgert sie ungemein, die Verknappung medizinischer Leistungen immer erklären und rechtfertigen zu müssen.
Sie findet das peinlich.

Anscheinend treibt nicht nur sie als niedergelassene Ärztin
das Thema um, sondern auch ihre Kollegen im Krankenhaus.
Ob Gedanken auch Trends unterliegen wie die Schuh- oder
Kleidermode? Ihr kommt es so vor.

Im großen Festsaal des Wiesbadener Kurhauses sitzen etwa
1.200 Hausärzte, internistische Fachärzte, Krankenhausärzte,
Notärzte, Spezialisten für Transplantationsmedizin – die Internisten sind eine der größten Fachgruppen in der Medizin.
Vorne in den ersten Reihen haben Lehrstuhlinhaber und viel
politische Prominenz Platz genommen.

Dr. Kruse und ihre Freunde kommen ein wenig zu spät. Der
Saal ist bereits gefüllt, der Vortrag hat schon begonnen. Sie
nehmen in einer der hinteren Reihen Platz. Der prunkvolle Saal
strahlt Tradition aus, den Internistenkongress gibt es hier seit
mehr als 100 Jahren. Das Podium ist festlich geschmückt. Aber
es geht ja nicht um Blumengestecke, sondern um ernste Inhalte.
Der Vortrag wird von einem Professor für Innere Medizin gehalten, der ärztlicher Direktor an einem großen Krankenhaus ist.

»Das letzte Jahrhundert hat der Medizin eine beispiellose Fülle wissenschaftlich-technischer Fortschritte beschert: Ballonkathetertechnik, Ultraschalldiagnostik, Computer- und *Kernspintomographie*, Gentherapie, therapeutisches und reproduktives Klonen, Stammzellen. Wie soll der einzelne Arzt bei dem rapiden Wissensfortschritt und den ethischen Grenzbereichen einen Überblick behalten? Soll der Nutzen für das Ganze, für die Gesellschaft die Richtschnur für ärztliches Handeln sein?«

Dr. Kruse denkt an ihren Alltag. Die Gesellschaft spielt in ihrer Praxis eine untergeordnete Rolle. Egal, ob es um den Badewannenlifter für Frau Wilde, um die Cannabistherapie für Herrn Drews geht – sie fühlt sich immer noch der konkreten Person verpflichtet.

Genauso sieht es auch der Redner und beklagt gleichzeitig, dass die Fragen von Kosten und Nutzen immer größeren Raum einnehmen: »Längere Lebenserwartung, prozentuale Zunahme der Älteren und medizinisch-technischer Fortschritt treffen auf stationäre oder rückläufige Budgets. Droht eine intransparente Rationierung medizinischer Leistungen?«

Dr. Kruse kann ihm nur zustimmen. Genauso erlebt sie ihren Praxisalltag. Die Frage »Droht eine intransparente Rationierung?« erscheint ihr rhetorisch. Sie droht nicht, es gibt sie schon. Im Großen und im Kleinen. Bei modernen teuren Therapien in der Rheumatologie, der Onkologie oder *Kardiologie* hat der Arzt die Frage der Bezahlbarkeit immer im Kopf. Bei Allergien, Kopfschmerzen, Grippe, Durchfall, Herzkreislauferkrankungen versteckt sich die Verknappung in Me-too- oder OTC-Listen, hinter *Bonus-Malus-Regelungen*, hinter Richtgrößen und Regelfällen. Selbst Ärzte durchschauen das nicht immer. Wie soll da der Patient den Durchblick haben?

Der Redner ist schon weiter: »Kosten senken und Qualität erhöhen – das ist das Ziel, und gleichzeitig ist das ein erheblicher Zielkonflikt. Ambulant wie stationär soll deshalb der Leistungskatalog durchforstet und die bisher individuelle ärztliche Vorgehensweise kritisch überprüft und standardisiert werden. Das sind einschneidende Veränderungen in einem bisher individuell organisierten System. Wo aber sind die demokratischen

Strukturen, die bei derartigen Veränderungen Bürgerbeteiligung und Mitsprache sichern?«

Der Gemeinsame Bundesausschuss – auch hier taucht er wieder auf. Dr. Kruse hat zwanzig ihrer Patienten gefragt: »Kennen Sie den Gemeinsamen Bundesausschuss?« Einer wusste, was das ist. Aber der ist auch Chemiker und arbeitet an einem Institut, das für die Arzneimittelsicherheit zuständig ist. Den anderen war die Institution unbekannt. Dabei trifft dieses Gremium doch so weit reichende Entscheidungen – insbesondere für den ambulanten Bereich.

Aber auch im stationären Bereich ist nichts mehr so, wie es war, weiß der Professor auf dem Podium: »Krankenhäuser sollen ihre Marktchancen wahrnehmen. Geld soll Leistung folgen. Was ist aber mit unwirtschaftlichen Bereichen, die zur Versorgung von Krisenfällen vorgehalten werden? Die engen ökonomischen Vorgaben verändern die Begegnung des Hilfe suchenden Kranken mit dem Arzt. Bei alldem bleibt die Frage: Was ist das eigentliche Ziel des ärztlichen Behandlungsauftrages? Was ist medizinisch notwendig und was Luxus? Was soll also solidarisch finanziert werden und was nicht? Soll das Alter über die Zuteilung entscheiden? Was darf ein Jahr Leben kosten?«

Presto und allegro ma non troppo – das Streichquartett spielt nach dem Vortag Haydn, Nr. 60 in G-Dur op. 76, Nr. 1, zur feierlichen Eröffnung des Internistenkongresses.

> AFP, 27.07.2006
> Rund 12.500 Beschäftigte der Krankenkassen haben nach Angaben der Gewerkschaft Verdi in München, Bonn und Mainz gegen die Pläne zur Gesundheitsreform protestiert. Nach Verdi-Angaben stehen rund 30.000 Arbeitsplätze auf dem Spiel, wenn künftig Sozialversicherungsbeiträge von dem geplanten Gesundheitsfonds eingezogen werden.

Nach gut einer Stunde steht Dr. Kruse mit ihren Kollegen draußen vor dem Saal. Pause. Sekt, Orangensaft und Wasser werden gereicht. Dazu etwas Fingerfood. Einer der Freunde winkt sie alle an die Seite: »Ich habe einen Stehtisch für uns ergattert, an dem wir noch Platz haben.« Ein weiterer Arzt nimmt schon an diesem Tisch seinen Imbiss zu sich. Man stellt sich vor. Er leitet die internistische Abteilung eines Krankenhauses – wie der Redner am Pult, wenn auch in einer anderen Stadt. Der Vortrag gibt genügend Stoff zur Diskussion, obwohl die Ärzte eigentlich gar nicht diskutieren. Sie machen mehr ihren Herzen Luft, erzählen sich gegenseitig Geschichten aus dem ärztlichen Alltag.

»Es ist genauso, wie er es beschrieben hat«, beginnt der Direktor. »Der Patient ist nur noch eine ökonomische Bezugsgröße. Der Erlös steht im Vordergrund, ob die vorgeschriebene Behandlung medizinisch sinnvoll ist, ist nebensächlich geworden.«

»Gott sei Dank weiß der Patient das nicht«, sagt der Oberarzt.

»Noch nicht«, ergänzt der internistische Direktor, »irgendwann werden auch die Patienten begreifen, dass die Einführung der *DRGs*, dieser leistungsbezogenen Pauschalvergütungen, viel weitreichendere Folgen hat als die Einführung der Praxisgebühr.«

»Die DRGs, allein das Wort! *Diagnosis Related Groups*«, unterbricht ihn Dr. Kruse, »ein Patient hat mich vor kurzem gefragt: ›Kann man das nicht auf Deutsch sagen?‹, und ich habe geantwortet: ›Nein, das geht nicht, dann würden Sie ja verstehen, worum es geht.‹«

»Selbst wenn Sie es übersetzen würden, werte Kollegin«, geht der Direktor auf die Ärztin ein, »meinen Sie, Ihre Patienten könnten mit dem Begriff *Fallpauschalen* mehr anfangen?«

Die Ärzte lachen. Das leistungsorientierte Vergütungssystem für Krankenhausleistungen führt zu absurden Situationen im Alltag. Alle Kliniker können davon ein Lied singen. Die Behandlungsfälle werden nach pauschalierten Preisen vergütet. Auch die Liegezeit ist festgelegt und sollte nicht über-, aber auch nicht unterschritten werden. Manche Patienten müssen deshalb länger als nötig im Krankenhaus ausharren ...

»Ein stark alkoholisierter Patient ist diese Woche in die Notaufnahme gekommen«, erzählt der ärztliche Direktor des Akutkrankenhauses.»Er hatte Magenschmerzen, eine Gastroskopie wurde gemacht. Am nächsten Tag ging er wieder nach Hause. Weil die Mindestliegedauer nicht erreicht wurde, gab es einen Abschlag für das Krankenhaus. Die minimale Liegezeit für eine alkoholtoxische Gastritis muss mindestens drei Tage sein. Dieser Patient lohnte sich für das Krankenhaus überhaupt nicht. Im Gegenteil: Er war ein Zuschussgeschäft.«

Wehe also, die Patienten liegen kürzer im Krankenhaus, als die diagnosebezogene Fallgruppe es vorschreibt. Aber wehe auch, wenn sie länger liegen. Vor allem alte Menschen, die einfach aufgrund ihrer vielen Begleiterkrankungen nicht dem Durchschnitt entsprechen oder aber bei denen Komplikationen auftreten, sind die Leidtragenden dieser Regelungen.

»Ich hatte eine Patientin, 65, mit einer Lungenentzündung«, berichtet der Oberarzt und Freund von Dr. Kruse.»Nach einer Woche hatten wir die Lungenentzündung im Griff. Fit war sie aber noch nicht und schon gar nicht supermarktfähig, wie ich das immer nenne. Sie konnte sich noch nicht selbst versorgen.«

Alle am Tisch nicken. Sie wissen, dass jeder Tag, den die alte Dame länger im Krankenhaus geblieben wäre, ein Minus für das Krankenhaus bedeutet hätte. Das wirtschaftliche Optimum ist für das Krankenhaus die »mittlere Grenzverweildauer«, also die Anzahl der Liegetage, bei der das Krankenhaus den größten Gewinn macht. Die alte Dame musste folglich entlassen werden.

»Die Patientin hat zu Recht bittere Tränen geweint. ›Ich kann doch nicht, Herr Doktor. Ich habe keinen, der mich versorgt‹«, erinnert sich der Oberarzt.»Aber da die obere Grenzverweildauer bereits überschritten war, zählt ihr körperlicher Zustand weniger als die wirtschaftliche Rentabilität ihres Falles.«

Unwirtschaftlich ist für Krankenhäuser auch, wenn Ärzte durch Zufall bei einer Untersuchung eine weitere behandlungsbedürftige Erkrankung feststellen, die nicht der Grund der Einlieferung war. Jeder am Stehtisch hat solche Fälle schon erlebt.

Der Direktor der internistischen Abteilung erzählt der Gruppe von der 42-jährigen Frau, die ein Magengeschwür hatte und wegen akuter Oberbauchschmerzen ins Krankenhaus eingeliefert wurde. Er fand bei der Untersuchung durch Zufall ein Nierenkarzinom. Eine sofortige Behandlung der Patientin war nicht möglich. Denn wenn er sie von der Inneren Station in die Urologie verlegt hätte, hätte man die Behandlungspauschale für die akuten Oberbauchschmerzen zwischen beiden Stationen aufteilen müssen. Das hätte sich nicht gerechnet. Stattdessen wurde die Frau entlassen und vier Wochen später wieder einbestellt und behandelt. Abrechnungstechnisch war sie nun ein neuer Fall und damit rentabel.

Krankenhäuser werden heute geführt wie ein Wirtschaftsunternehmen. Mehr Patienten, weniger Betten, kürzere Liegezeiten. Das bleibt für die Kranken nicht ohne Folgen: Wenn in einem Krankenhaus der Akutversorgung nur noch 180 Betten statt früher 250 zur Verfügung stehen, gleichzeitig aber zehn Prozent mehr Patienten behandelt werden als in vergangenen Zeiten, müssen die Kranken so schnell wie möglich das Bett frei machen.

Kürzere Liegezeiten haben aber noch eine weitere Folge: Es kann gewaltig Personal abgebaut werden. Wenn ein Krankenhaus 6.000 Fälle auf einer Inneren Station im Jahr behandelt und man für alle die Liegezeit um einen Tag verkürzt, dann wird etwa eine halbe Station überflüssig und das Personal natürlich auch.

Interessant sind Patienten, die sich rechnen. Junge Menschen mit einem komplizierten Bruch sind gern gesehen. Alte Menschen mit vielen Krankheiten sind ein Defizitgeschäft. Der ärztliche Direktor sucht im Sarkasmus Zuflucht: »Wir müssen die Patienten halt normen, wir müssen sie klonen: Nicht alt, nicht jung, nicht Frau, nicht Mann, nicht dick, nicht dünn – sondern standardisiert. Dann entsprechen auch die Krankheiten dem vorgeschriebenen Standard.«

»Ich sage immer zu meinem Verwaltungsdirektor: Administrativ können Sie die Wundheilung nicht beschleunigen«, ergänzt der Oberarzt, »aber es ändert nichts. Die Verwaltung hat das Sagen, letzten Endes vollzieht aber auch die nur, was ihr politisch vorgegeben wird.«

Manchmal rechnet sich die Therapie-Beschleunigung allerdings nicht, nämlich dann, wenn die Patienten erneut eingeliefert werden. Alle Ärzte am Tisch sind sich einig: Die Zahl der so genannten Rückläufer hat zugenommen. Die alte Dame mit der Lungenentzündung ist beispielsweise nach sechs Tagen wieder ins Krankenhaus eingeliefert worden, weil sich der Zustand wieder verschlechtert hat.

»Dann werde ich erfinderisch«, berichtet der Oberarzt aus seiner beruflichen Praxis, »die Lungenentzündung kann ich nicht mehr abrechnen. Dann diagnostiziere ich ›entgleister Diabetes‹. Und wenn die alte Dame dann ein drittes Mal eingewiesen wird, hat sie eine ›Harnwegsinfektion‹, damit der Bürokratie Genüge getan ist.«

AP, 27.07.2006
Gesundheitsministerin Ulla Schmidt hat die Krankenkassen zu mehr Wirtschaftlichkeit ermahnt. Man könne nicht immer nur bei Versicherten Leistungen kürzen. Vielmehr müssten die Kassen ihre Organisation optimieren und so Geld sparen, sagte die SPD-Politikerin. »Und diese Umorganisation stößt auf Widerstand.« Bundeskanzlerin Angela Merkel verteidigte den geplanten Gesundheitsfonds als vernünftige Lösung.

Dr. Kruse überrascht es nicht, dass auch der Alltag der Krankenhauskollegen reichlich absurde Züge trägt. Das ist die Folge der Ökonomisierung der Medizin. »Diese frühzeitigen Entlassungen laufen dann bei mir in der Praxis auf«, greift sie in das Gespräch ein. »Einer meiner Patienten ist an der Prostata operiert worden, und nach vier Tagen wurde er entlassen. Zwei Tage war er zu Hause, dann war die Harnröhre verstopft, er hatte starke Schmerzen und musste erneut ins Krankenhaus.«

»Typisch!«, bestätigt der Oberarzt.

»Warte, die Geschichte geht noch weiter«, fährt Dr. Kruse fort. »Die Station für gesetzlich Versicherte war komplett belegt, sodass er auf die Privatstation kam. Er beklagte sich anschließend bei mir: ›Frau Doktor, das war auf der Privatstation alles einen Tick besser, ich habe dort noch nie in meinem Leben gelegen und hätte nicht gedacht, dass die Unterschiede so auffällig sind.‹«

Die Ärzte lachen erneut: Kasse und Privat – das sind eben zwei Welten. Dr. Kruse hätte noch eine zweite Geschichte auf Lager gehabt, die sie aber für sich behält. Sie erinnert sich an die Erzählung einer Freundin, die ihren – privat versicherten – Vater zu einem Arztgespräch in eine große *Rehabilitations*klinik begleitete. Der 75-jährige Vater hatte ein paar Wochen zuvor einen Herzinfarkt erlitten. Ihm waren daraufhin medikamentenbeschichtete Stents eingesetzt worden.

Diese Stents sind kleine Gefäßstützen in Form eines Röhrchens, die in hochgradige Verengungen der Herzarterien eingesetzt werden. Die Röhrchen, die mit Medikamenten beschichtet sind, sind ihren Brüdern, die nicht beschichtet sind, weit überlegen. Die unbeschichteten Stents setzen sich nach einer gewissen Zeit gerne wieder zu, die beschichteten verhindern das.

Inzwischen gibt es zwar auch Krankenkassen, die die Stents finanzieren, die etwa drei- bis vier Mal so teuer sind wie die üblichen. Die Regel ist das aber noch nicht.

Die behandelnde Ärztin bat deshalb den 75-jährigen Mann und seine Tochter: «Ich bitte Sie, gegenüber den anderen Patienten nicht zu erwähnen, welche Art von Stents man Ihnen eingesetzt hat. Abschließend erwiesen ist ja noch nicht, dass die teureren wirklich die besseren sind. Wir hatten darüber schon viele unangenehme Streitereien und Auseinandersetzungen hier im Hause. Deshalb möchten wir Sie bitten, das Thema zu umschiffen.»

Unterschiede in der Behandlung von gesetzlichen und Privatversicherten sind für Ärzte Alltag, also langweilig, und so wird die Geschichte ihrer Freundin am Stehtisch auf dem Internistenkongress nicht erörtert. Wozu auch? Die Ärzte haben kein großes Interesse, dass sich die Verhältnisse ändern. Man profitiert ja davon.

AFP, 27.07.2006
Der CSU-Politiker Peter Ramsauer hat die Krankenkassen aufgefordert, einen Personalabbau im Zuge der Gesundheitsreform nicht zu tabuisieren. Bei dem geplanten Gesundheitsfonds gehe es um »eine best-

mögliche Neuorganisation der Finanzströme in der gesetzlichen Krankenversicherung«, sagte Ramsauer. Er
wandte sich gegen den Protest der Kassenchefs und
der Gewerkschaften, die den Verlust von 25-30.000
Arbeitsplätzen befürchten.

Sekt und Wasser sind ausgetrunken, das Fingerfood gegessen.
Der ärztliche Direktor verabschiedet sich. Dr. Kruse und ihre
Freunde stimmen noch kurz ab, was sie sich während des Kongresses ansehen und anhören wollen. Die eine hat sich einen
Vortrag über »Ausdauertraining – was hilft wem?« im Programm angestrichen. Die andere will ein Symposium »Osteoporose und Arteriosklerose – zwei Seiten derselben Münze«
besuchen. Der Oberarzt hingegen interessiert sich für neue
technische Trends bei Ultraschallgeräten, und sein Kollege will
sich nach Lungenfunktionstests umschauen. Die Wege der be-
freundeten Kollegen trennen sich also. Erst am Abend treffen
sie sich wieder: in einem Weinausschank in einem kleinen Dorf
auf der anderen Rheinseite.

dpa, 28.07.2006
Bundesgesundheitsministerin Ulla Schmidt hat den
Krankenkassen im Streit um die Gesundheitsreform vor-
geworfen, ihren Beschäftigten »mit unlauteren Mitteln
Angst« zu machen. Die Kassen-Spitzenverbände forderten Schmidt am Freitag auf, zu sachlichem Dialog zu-
rückzukehren, und wiesen die Kritik zurück.

Dieser Abend im Weinlokal hat schon Tradition, und wie bei
einem alljährlichen Klassentreffen bringt man sich gegenseitig
auf den neuesten Stand. Wie geht es deiner Praxis? Was machen
die Karriereambitionen? Wo warst du in Urlaub? Hast du die
Wohnung gekauft? Aber irgendwann landet das Gespräch doch
wieder bei beruflichen Themen. Dr. Kruse fragt den Oberarzt
aus dem Krankenhaus: »In einem Entlassungsbrief habe ich vor
kurzem den Hinweis gefunden: ›Der Patient wurde medikamentös noch nicht geordnet eingestellt. Wir bitten um Optimierung.‹ Der hatte wirklich nur die Hälfte der Medikamente

erhalten, die er brauchte. Ich dachte, Krankenhäuser können Medikamente doch noch recht locker verschreiben?«

»Das war einmal«, erklärt er ihr, »das *Arzneimittelbudget* unserer Klinik ist um sieben Prozent gekürzt worden, obwohl wir zehn Prozent mehr Patienten haben.«

»Und wie kürzt ihr?«

»Wenn ein Dialysepatient eine Lungenentzündung hat, dann sollen wir wider besseres Wissen mit dem preiswerteren Antibiotikum beginnen. In der Regel ist ein chronisch Kranker schon gegen alle marktgängigen Antibiotika resistent. Wir geben erst einmal trotzdem die billigen und schauen, was passiert. Manchmal geht es gut; wenn nicht, ist das für den Patienten von Nachteil. Dann müssen wir verspätet mit den neueren Antibiotika nachtherapieren.

Außerdem haben wir für die Dialysepatienten auch das blutbildende Hormon *Erythropoetin* während des Krankenhausaufenthaltes weitgehend gestrichen, obwohl diese Kranken diese Medikamente benötigen, um Blutzellen zu bilden. Wir haben dadurch alleine in unserem Krankenhaus 350.000 Euro in nur einem Jahr gespart. Cholesterinsenkende Mittel haben wir ganz aus dem Programm genommen. Jetzt weißt du, warum wir die Hausärzte auffordern: ›Wir bitten um Optimierung.‹«

»Das heißt: Ihr spart auf dem Rücken der Patienten und auf dem Rücken der Hausärzte?«

»Genauso ist es. Jeder verschiebt seine Patienten, wo er nur kann. Das machst du doch auch! Du schickst sie zum Facharzt, die Krankenhausärzte eben zu euch Niedergelassenen, und das Ganze wieder retour.«

»Kennst du den Leitsatz ›Der Patient steht immer im Mittelpunkt‹?«, fragt Dr. Kruse.

»Klar«, der Kollege lacht sie an, »aber kennst du denn auch die Ergänzung? ›Der Patient steht immer im Mittelpunkt und deshalb immer im Weg.‹ Passt doch, oder?!«

»Wir haben entschieden, das zahlen wir nicht«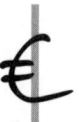

Andreas Becker, regionaler Geschäftsführer einer Krankenkasse

Es zählt nur der Profit und nicht der Patient. Ich bin zwar regionaler Geschäftsführer einer Krankenkasse und habe dementsprechend meine Aufgaben und auch meine Rolle zu erfüllen, aber das heißt noch lange nicht, dass ich jede Entwicklung als Privatperson gut finden muss.

Die Fallpauschalen oder auch Diagnosis Related Groups, über die sich die Ärzte auf dem Internistenkongress unterhalten, sind tatsächlich manchmal schwierig zu begreifen. Seit es sie gibt, haben Krankenhäuser nur ein Ziel: das Maximale an Geld aus jedem Patienten herauszuholen. Dafür ist der Medizincontroller zuständig, ein Beruf übrigens, den es früher gar nicht gegeben hat. Dieser Beruf wurde erfunden, weil die Fallpauschalen so kompliziert sind, dass es dafür in jedem Krankenhaus einen Fachmann geben muss. Denn wenn man falsch verschlüsselt oder falsche Haupt- und Nebendiagnosen einträgt, kann die Differenz schnell 2.000 oder 3.000 Euro ausmachen. Ein Medizincontroller hat also die Aufgabe zu schauen, was man bei den einzelnen Diagnosen noch hinzufügen kann, damit sich der Patient für die Station rechnet.

Die Abteilungen in den Krankenhäusern sind inzwischen so gläsern, dass man weiß, welche Stationen wirtschaftlich oder unwirtschaftlich arbeiten. Ein Verwaltungsdirektor hat es mal so gesagt: »Wenn ich nur danach gehen würde, was sich rechnet, dann würde unser Krankenhaus nur noch Knie und Hüften machen.« Sicherlich ist diese Aussage ein wenig übertrieben, aber in der Tendenz ist sie richtig.

Das klingt pervers, ist aber gewollt. Die Politik hat diese Pauschalen eingeführt, um die Krankenhäuser zur Wirtschaftlichkeit zu zwingen. Man nahm billigend in Kauf, dass Kliniken sterben und die gern beschworene Menschlichkeit auf der Strecke bleibt. Medizin ist eben in erster Linie ein Geschäft.

Die Privatisierung von Krankenhäusern ist dafür auch ein gutes Beispiel. Kaum sind die Krankenhäuser in privater Hand, werfen sie Gewinne ab. Sie gelten als schlagender Beweis dafür, dass man marode Krankenhäuser in effiziente Unternehmen verwandeln kann. Auch in meiner Stadt gibt es ein privatisiertes Krankenhaus, das inzwischen Gewinne in Millionenhöhe verbucht. Ich habe großen Respekt davor, wie der Geschäftsführer die Strukturen verändert hat. Eins, zwei, drei wurde aus einem städtischen Krankenhaus, das zuvor tiefrote Zahlen schrieb, ein gewinnbringender Medizinbetrieb. Da konnte einem vom bloßen Zuschauen ganz schwindelig werden.

Gleichzeitig bereitet mir diese Entwicklung aber Bauchschmerzen, denn die Gewinne finanziert der Beitragszahler. Dazu muss man Folgendes erklären: Als das Krankenhaus von dem privaten Betreiber übernommen wurde, lag der so genannte *Basissatz* je Patient und Jahr bei ungefähr 3.400 Euro. Der Basissatz errechnet sich, indem man alle Kosten durch die Zahl der Fälle, die im Krankenhaus behandelt werden, dividiert. Bezogen auf alle Krankenhäuser in Westdeutschland liegt dieser Basissatz bei durchschnittlich 2.600 Euro, also viel niedriger.

Als man die Finanzierung auf die Fallpauschalen umstellte, hat man den Krankenhäusern eine Übergangsfrist eingeräumt, um sich Stück für Stück, Jahr für Jahr diesem Durchschnittswert anzunähern. Jedes Jahr wird also das Budget des betreffenden privatisierten Krankenhauses um ein paar Prozent gekürzt. Das dauert ein paar Jahre.

Parallel wurden in dem Krankenhaus die Küche und die Wäscherei privatisiert, unrentable Stationen geschlossen. Das Unternehmen tätigt seine Einkäufe für zwei Dutzend Krankenhäuser, die dem Konzern gehören – mit entsprechenden Rabatten. Außerdem erhält es auf dem Finanzmarkt auf Grund seiner Größe und Verflechtungen mit anderen Medizinunternehmen völlig andere Kreditkonditionen als ein kleines städtisches Krankenhaus. Die Kosten sind also niedrig, der Erlös hoch, weil die Marge zwischen den wirklich entstehenden Kosten und dem abzurechnenden Basistarif von 3.400 Euro satt ist.

Das Betriebsergebnis kann sich sehen lassen. Die Klinik fährt Gewinne in Millionenhöhe ein, die aus den Beiträgen der Versicherten stammen, nur sind weder die Beitragszahler noch die Krankenkassen an diesen Gewinnen beteiligt.

Gleichzeitig erfährt der Patient jeden Tag, dass immer weniger Geld im System ist, und ich als Vertreter einer Krankenkasse habe die Aufgabe, mitzuentscheiden, welche Medizin wir noch bezahlen können.

Ich vertrete beispielsweise unsere Krankenkasse bei Budgetverhandlungen, also Haushaltsberatungen, die einmal pro Jahr in den Kliniken stattfinden. Je größer das Krankenhaus, desto größer die Runde, die über Arbeitszeitveränderungen, technische Neuerungen, die Umsetzung von gesetzlichen Regelungen berät und entscheidet.

Vor ein paar Tagen war ich wieder einmal bei einer solchen Budgetverhandlung: Da ging es unter anderem um medikamentenbeschichtete Stents, die in der Kardiologie verwendet werden sollen. Bis jetzt werden diese Stents aber nur in ca. 14 Prozent aller Fälle eingesetzt, weil sie nicht 500 Euro wie die unbeschichteten, sondern 2.000 Euro kosten.

Während Privatpatienten diese neue Generation von Stents schon länger erhalten, wird über solche Neuerungen für Kassenpatienten in den jährlich anberaumten Verhandlungen mit den Kliniken entschieden. Genau darüber haben wir auf der letzten Sitzung debattiert. Der Chefarzt hat uns erklärt, warum, wieso, weshalb er diese beschichteten Stents für erforderlich hält. Er ist ein integrer Mann, wir kennen uns, und ich weiß, dass ich mich auf ihn verlassen kann. Er hat uns gesagt, dass die Leitlinien der Fachgesellschaft für Kardiologie diese Stents empfehlen werden.

Während einer Sitzungspause diskutierten die Kostenträger – also die Vertreter der verschiedenen Krankenkassen – unter sich und entschieden in diesem Fall positiv. Das heißt: In Zukunft werden in diesem Krankenhaus beschichtete Stents eingesetzt; in einem anderen kann das anders sein.

Bei einer anderen medizinischen Neuerung haben wir gegenteilig entschieden. Es ging um die Frage, ob ein Patient mit einem so genannten Herzkammerflimmern einen *Defibrillator* erhalten soll. Der Chefarzt hat uns erklärt, dass es sich bei diesem Flimmern um eine lebensbedrohliche Herzrhythmusstörung handelt, die in wenigen Minuten zum Tod führen kann. Ein solches Gerät, das wie ein Herzschrittmacher eingepflanzt wird, verhindert – fast sicher – den plötzlichen Herztod. Patienten, die wiederbelebt worden sind, erhalten grundsätzlich solche Defis, wie sie umgangssprachlich genannt werden. Anders ist das bei Risikopatienten, deren Wahrscheinlichkeit bei 40, 50 Prozent oder noch höher liegt, ein solches Herzflimmern zu erleiden. Das Gerät kostet 20.000 bis 30.000 Euro.

Die Frage, vor der wir standen, war also: Sollen wir jetzt ein solches Gerät für diesen Patienten kaufen? Sollen wir so viel Geld investieren? Die Kostenträger in der Runde haben gesagt: »Nein, das machen wir nicht.« Unser Medizinischer Dienst bestärkt uns in unserer Haltung.

Man muss eben entscheiden, wofür das Geld eingesetzt wird und wofür nicht. In einer anderen Klinik kann die Entscheidung anders aussehen.

Natürlich steht jetzt wieder die Frage im Raum, ob Privatpatienten solche Defibrillatoren erhalten. Wenn der Arzt ein solches Gerät empfiehlt, wird die Reaktion des Patienten sein: »Dann setzen Sie den Defi mal ein, Herr Doktor!« Und so geschieht es.

Die Ärzte auf dem Internistenkongress beschreiben ja die Einschränkungen für Kassenpatienten, die für Privatpatienten häufig nicht gelten. Ist das in Ordnung? Ich finde nicht.

Wenn jemand ein Einzelzimmer haben will oder jeden Tag Weintrauben ans Bett oder eine Hostess, die ihn persönlich betreut, ist das seine Sache. Aber die medizinische Grundversorgung müsste für alle gleich sein, und alle sollten die Möglichkeit haben, sich Zusatzleistungen, die die Allgemeinheit nicht mehr finanzieren kann, dazuzukaufen.

Von der hohen Politik zurück ins Krankenhaus. Diese enge Zusammenarbeit zwischen Ärzten und Kassen, die im stationären Bereich möglich ist, würde ich mir auch in der ambulanten Versorgung wünschen. Zurzeit ist die Kassenärztliche Vereinigung dazwischengeschaltet. Das heißt, wir zahlen als Kasse das Geld an die ärztliche Standesorganisation, und die gewährleistet die Versorgung und verteilt das Geld unter den Kassenärzten.

Bei den Krankenhäusern ist das eben anders. Wir kennen uns, wir wissen, was für ein Typ der Chefarzt ist und welchen Ruf die Klinik hat. In Zukunft sollen wir als Kasse mit den niedergelassenen Ärzten Kollektivverträge abschließen dürfen. Ich könnte mir das sehr gut vorstellen:

Bleiben wir bei dem Beispiel der Herzkrankheiten: Wenn solche Verträge möglich wären, dann würde ich die Ärzte der sechs kardiologischen Praxen, die hier und in der Umgebung tätig sind, einladen und mit ihnen für meine Versicherten ein spezielles Herzpräventionsprogramm ausarbeiten und abschließen. Bei Hüftoperationen hat unsere Kasse bereits solche integrierten Versorgungsverträge ausgehandelt, wie das im Expertendeutsch heißt. Die Wartezeit auf eine Hüftoperation beträgt nun für unsere Versicherten nicht mehr zwölf Wochen, sondern nur noch zwei.

Der Patient muss sich in Zukunft schlau machen, ob seine Kasse für Hüftoperationen oder eben für Stents spezielle Verträge abgeschlossen hat, die einen solchen operativen Eingriff schnell und in guter Qualität garantieren.

Kritiker werden einwenden, dass diese Leistungen dann ja nicht für alle, sondern nur für die meiner Versicherung gelten würden. Das stimmt, aber das ist für mich gelebter Wettbewerb, und einen solchen Wettbewerb fordern doch alle.

Abrechnung,
Kosten-Nutzen und Bestattungsunternehmer

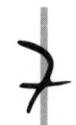

»Am Freitag ist die Praxis wegen Abrechnung ab 12.00 Uhr geschlossen.« Alle drei Monate hängt der Zettel im Wartezimmer und an der Eingangstür zur Praxis. Immer am letzten Tag des Quartals wird früher Schluss gemacht. Abrechnung!

Es ist Viertel vor zwölf. Die letzte Patientin der verkürzten Sprechstunde ist Frau Hoffmann. Wieder einmal geht es um ihre Lymphdrainagen. Die Patientin bittet um ein erneutes Rezept – zwei Mal die Woche eine Behandlung –, um die Gewebeflüssigkeit manuell aus den Beinen streichen zu lassen.

»Ich verschreibe Ihnen die Lymphdrainagen«, teilt die Ärztin ihrer Patientin mit. Frau Hoffmann fällt ein Stein vom Herzen. Die Ärztin fährt fort: »Ich habe mich erkundigt. Ich mache so genannte Praxisbesonderheiten geltend und hoffe, dass das anerkannt wird.«

Eigentlich darf die Ärztin nur bei Krebspatienten einmal fünfzig Drainagen verschreiben. Wobei diese Regelung auch für Experten schwer zu verstehen ist. Denn wenn der Lymphabfluss gestört ist, dann gilt das lebenslang und nicht nur für ein Jahr. Dr. Kruse hat inzwischen begriffen, dass diese Regelungen nicht medizinischen Erkenntnissen, sondern ökonomischen Gesetzen gehorchen.

ddp, 29.07.2006
Das Deutsche Rote Kreuz (DRK) warnt vor erheblichen

Qualitätsverlusten im Rettungsdienst durch die geplante Gesundheitsreform. Eine Umsetzung der Pläne führe zu einer Verschlechterung der Qualität der Patientenversorgung und wäre für den Rettungsdienst in Deutschland ein »herber Rückschlag«.

Dr. Kruse bewegt sich mit der Verschreibung rechtlich auf dünnem Eis. »Ich hoffe, dass man Ihren Fall als Ausnahme anerkennt, auch wenn er in der Verordnung nicht aufgeführt ist. Wenn nicht, habe ich ein Problem und muss Ihre Lymphdrainagen bezahlen.«

»Sagen Sie rechtzeitig Bescheid, wenn es so weit kommt! Dann muss ich nach anderen Lösungen suchen«, bittet die Patientin.

»Irgendwann wird Schluss sein«, prognostiziert die Ärztin, »gehen Sie davon aus.«

»Und dann, was mache ich dann?«, fragt Frau Hoffmann zurück.

Dr. Kruse zuckt mit den Schultern: »Ich weiß es nicht. Ich habe nur einen Tipp parat. Sprechen Sie mit Ihrem Physiotherapeuten. Erkundigen Sie sich im Umkreis nach den Preisen. Sie schwanken zwischen 25 und 82 Euro pro Behandlung. Was nimmt er, wenn die Kasse nicht mehr zahlt? Vielleicht gibt er Ihnen drei Therapien zum Preis für zwei?«

»Solches Feilschen kenne ich nur aus Boutiquen!« Das Erstaunen steht Frau Hoffmann im Gesicht geschrieben.

»Genau. Sehen Sie es so«, geht Dr. Kruse auf ihre Patientin ein, »die einen verkaufen Sweatshirts, die anderen Lymphdrainagen. Beides ist ein Gewerbe, und Sie sind der Kunde.«

»... und der ist König?«, fragt Frau Hoffmann ungläubig, »wohl nur dann, wenn er es sich leisten kann!«

»Sicher, aber Sie kaufen sich ein schickes Sweatshirt ja auch nur, wenn Sie das Geld dafür haben«, stimmt die Ärztin ihr zu. Sie klickt das Rezept auf dem Bildschirm ihres Computers mit der Maus an und schickt es virtuell zum Empfang. Die Ärztin reicht Frau Hoffmann die Hand: »Tschüss, bis zum nächsten Mal!« Sie möchte nicht weiterdiskutieren. Über ihr Selbstverständnis als Ärztin und die ökonomischen Zwänge, die dem entgegenstehen.

206

Soll sie der Patientin sagen, dass sie Abschied nehmen muss von der Illusion, ein Arzt sei von nichts anderem getrieben als vom Wohl und Wehe seiner Patienten?

Soll sie ihr sagen, dass medizinische Pflege und Behandlung immer mehr als Dienstleistung gesehen werden, die nur derjenige umfassend in Anspruch nehmen kann, der das Geld dafür hat? Medizin als Dienstleistung, wie die Bereitstellung von Strom, Wasser und Gas oder der Einbau eines Wandschranks durch einen Schreiner.

Soll sie ihr sagen, dass sie sich als Ärztin mit einem solchen Selbstverständnis zwar nicht anfreunden will, aber wohl muss?

ddp, 29.07.2006
Der von der Bundesregierung für 2008 geplante Gesundheitsfonds wird nach Ansicht des Vorstandschefs der Deutschen Angestellten Krankenkasse, Herbert Rebscher, zu einer Verschlechterung der Versorgung von Patienten führen. »So zynisch das ist: Am erfolgreichsten werden dann die Kassen sein, die sich aus der teuren Versorgung chronisch Kranker zurückziehen«, kritisierte Rebscher.

Am Empfang sitzt ihre Arzthelferin Frau Vollmar. Sie übersetzt die ärztlichen Tätigkeiten vom Tage in Ziffern und trägt sie in das Programm ein.

Ziffer 03115 – Frau Wilde hat sich ihren Urinbefund erklären lassen.

Ziffer 02360 – der Bäcker von nebenan hat eine Quaddeltherapie erhalten.

Ziffer 02302 – Lisa wurde ein Splitter aus der Fußsohle gezogen.

Die Arzthelferin schimpft mit ihrer Chefin, als Frau Hoffmann aus der Tür ist: »Sie sind viel zu großzügig. Hoffentlich geht das gut, und wir bekommen keinen Ärger.«

»Sie haben ja Recht. Aber ich bringe es nicht übers Herz, ihr keine Lymphdrainagen zu verschreiben. Ich hoffe einfach, dass ihr Fall als Praxisbesonderheit akzeptiert wird.«

207

Frau Vollmar hat die Uhr im Kopf. Die Abrechnung wartet. Es ist schon zwölf. »Frau Krämer wartet noch auf ihren Rückruf.«

»Die Tochter?«

Frau Vollmar nickt, drückt ihr die Telefonnummer von Frau Krämer in die Hand und gibt ihr noch mit auf den Weg: »Ich glaube, traurige Nachrichten.« Die Ärztin versteht und geht ins Sprechzimmer.

Frau Vollmar bringt währenddessen den Tag auch für die Privatpatienten rechnungstechnisch zum Abschluss:

Ziffer 5 – Frau Nick leidet unter Schlafstörungen.

Ziffer 3 – ein Privatpatient möchte seine Blutwerte wissen.

Während bei gesetzlich Versicherten nach den Ziffern des einheitlichen Bewertungsmaßstabs abgerechnet wird, gelten für die Privatpatienten die Ziffern der *Gebührenordnung für Ärzte*. Arzthelferinnen müssen sich in diesen Untiefen des deutschen Abrechnungswesens auskennen, für andere Menschen darf dieses Kauderwelsch ein Buch mit sieben Siegeln bleiben.

AP, 30.07.2006
CSU-Chef Edmund Stoiber schließt weitere Leistungskürzungen der Krankenkassen wie die Streichung des Versicherungsschutzes für private Unfälle nicht aus. Er könne sich durchaus vorstellen, Leistungen noch ein Stück auszugrenzen und Privatunfälle aus dem Versicherungsschutz herauszunehmen.

»Frau Krämer, was kann ich für Sie tun?«, die Ärztin beginnt das Telefongespräch mit ihrer Standardfrage.

»Ach, Frau Doktor. Meine Mutter ist heute Morgen um neun Uhr im Krankenhaus gestorben. Wir waren mehr oder minder rund um die Uhr bei ihr, aber ausgerechnet heute Morgen war mein Sohn gerade weg und ich noch nicht da.«

»Das ist traurig«, sagt Dr. Kruse. Die alte Frau Krämer war viele Jahre ihre Patientin. »War nicht dieser Tage der Umzug ins Altersheim geplant?«

»Genau«, bestätigt Frau Krämer. »Dazu ist es gar nicht mehr

gekommen. Als die Möbelpacker da waren, ging es ihr so schlecht, dass sie ins Krankenhaus musste.«

»Vielleicht wollte sie einfach nicht mehr umziehen?«

»Ja, das ist mir auch schon in den Sinn gekommen.«

»Hat sie sehr gelitten?«, erkundigt sich die Ärztin.

»Nein, sie ist friedlich eingeschlafen – haben die Schwestern gesagt. Wenigstens das«, sagt die Tochter.

Ein Jahr und fünf Monate lagen bei Frau Krämer zwischen Diagnose und Tod. Zu verdanken hat sie diese Lebenszeit Dr. Schumacher, ihrem Onkologen, der es mit verschiedenen Chemotherapien geschafft hat, das Leben der 79-Jährigen um 17 Monate zu verlängern. Ohne Behandlung wäre sie bei diesem aggressiven Krebs nach etwa drei, vier Monaten gestorben. Den Ärzten war von Anbeginn an klar, dass der Krebs nicht heilbar war. Die moderne Medizin konnte Frau Krämer das Leben verlängern, sie aber nicht gesund machen.

Als könnte die Tochter Gedanken gelesen, erzählt sie der Ärztin beinahe rechtfertigend: »Sie hat die Chemotherapien fast alle gut vertragen. Sie ist mit ihrem Enkel noch nach St. Peter-Ording gefahren, hat noch den 80. Geburtstag ihres Schwagers mitgefeiert und sich an jedem Tag gefreut. Sie hat oft zu mir gesagt: ›Ich will immer noch wissen, was in der Welt passiert und wie es mit meinen Enkeln weitergeht.‹ Sie war neugierig bis zum Schluss.«

Für Frau Krämer haben sich die 17 Monate Lebensverlängerung gelohnt – keine Frage. Und für die Versichertengemeinschaft? Diese 17 Monate haben viel Geld gekostet. Frau Krämer ist da nur ein Beispiel. Denn die letzten Monate eines Lebens sind meist teurer als all das, was ein Mensch in seinem Leben an ärztlicher Behandlung bis dahin zusammengenommen erhalten hat.

Die Behandlung bei dem niedergelassenen Krebsspezialisten, die Aufenthalte im Krankenhaus, aufwendige Diagnoseverfahren, Strahlentherapie – das alles addiert sich auf schätzungsweise 30.000 Euro. Allein für die Chemotherapien beläuft sich die Summe auf rund 14.000 Euro. Wobei noch offen ist, ob der Onkologe irgendwann für das Irinotecan zur Kasse gebeten wird, weil das Präparat für diesen Krebs nicht im Leistungs-

katalog der Kassen steht. Dann würde es für die Versichertengemeinschaft billiger ...

AP, 01.08.2006
Die Zahl der Arztbesuche ist seit Einführung der Praxisgebühr im Rahmen der letzten Gesundheitsreform
deutlich gesunken. Berechnungen der Kassenärztlichen
Bundesvereinigung zeigten einen Rückgang um 13 Prozent, schreibt die »Bild«-Zeitung.

Wirtschaftsforscher haben errechnet, dass ein 65-jähriger
Mensch drei Mal so viele Kosten für die Krankenversicherung
verursacht wie ein 45-Jähriger. Es gibt Volkswirtschaftler, die
ziehen daraus ihre Schlüsse: Immer mehr alte Menschen, immer
teurere Therapien – das bedeutet entweder drastische Beitrags-
steigerungen oder Leistungseinschränkungen.

Wir haben also die Wahl zwischen Pest und Cholera.

Soll man Patienten ab 75 keine lebensverlängernden Maßnahmen mehr gewähren, sondern nur noch Schmerztherapien?
Fachleute, die so etwas fordern, sitzen nicht einer Frau Krämer
gegenüber.

Man stelle sich vor, der Onkologe hätte gesagt: »Frau Krämer, Sie sind 79, ich könnte Ihr Leben noch verlängern, aber
Sie liegen über der Altersgrenze von 75. Deshalb können
wir Ihnen nur noch eine Schmerztherapie bieten.« Oder hätte
Dr. Schumacher schweigen sollen, aber entsprechend handeln?

Die Gedankenwelt der Gesundheitsökonomen hat bei Dr.
Schumachers Therapieentscheidungen keine Rolle gespielt ...
und findet auch nicht die Zustimmung der Öffentlichkeit.
2003 hat der damalige Vorsitzende der Jungen Union öffentlich die Frage gestellt, ob 85-Jährige noch ein künstliches Hüft-
gelenk auf Kosten der Solidargemeinschaft bekommen sollen.
Die Welle der Empörung, die über ihn hereinbrach, war gigantisch.

Dr. Kruse kann sich schwer vorstellen, alten Menschen Leistungen zu verweigern, nur weil sie alt sind. Dennoch ist sie sich
bewusst, dass Ärzte im Tagesgeschäft – egal ob im Kranken-

haus oder in den Praxen – älteren Patienten weniger aufwendige Behandlungen und Arzneimittel verordnen als jüngeren. Die Frage, ob jemand mit 85 noch eine neue Hüfte erhält, wird längst »praktisch« entschieden: Wie ist sein Allgemeinzustand? Wird er eine Narkose verkraften?

Noch einmal in den Computertomografen, noch einmal eine Chemotherapie – macht das Sinn, wenn ein Patient voller Metastasen ist? Sich dagegen zu entscheiden, nennt Dr. Kruse sinnvolles Abwägen von Kosten und Nutzen.

Auch in ihrer Praxis hat die Ärztin im Blick, welche Überlebenschancen der jeweils vor ihr sitzende Mensch noch hat. Manchmal ist es auch sinnvoll, bestimmte Eingriffe oder Therapien zu lassen. Sie denkt an Frau Holler im Altenheim oder auch an eine andere 90-jährige Patientin, die im Krankenhaus einen sehr teuren Cholesterinsenker verschrieben bekam. Was soll das? Als diese alte Dame für dieses Medikament ein neues Rezept brauchte, hat sie ihr von der Einnahme abgeraten.

All diese Gedanken spielen sich in ihrem Kopf ab und in den Köpfen ihrer Kollegen. Die wenigsten Patienten wissen etwas davon, und an der wissenschaftlichen Diskussion nehmen sie auch nicht teil. Das Telefongespräch geht dem Ende zu.

»Auch für Sie, Frau Krämer, war es eine anstrengende Zeit. Ich hoffe, dass Sie nun wieder ein wenig zur Ruhe kommen«, wünscht die Ärztin der Tochter zum Schluss.

AP, 01.08.2006
Keinen Monat nach der mühsamen Verständigung auf einen Kompromiss zur Gesundheitsreform ist in der Koalition offener Streit ausgebrochen. Die Union will mit dem geplanten Zuschuss aus Steuermitteln die kostenlose Mitversicherung aller Kinder, auch der privatversicherten, finanzieren, die SPD dagegen nur die der Krankenkassenmitglieder. »Die Beiträge für die Kinder der Privatversicherten werden nicht über Steuern finanziert, weder 2008 noch später«, sagte die stellvertretende SPD-Vorsitzende Elke Ferner.

Frau Vollmar hat inzwischen alle Ziffern des Tages eingetragen. Nun muss sie noch die Daten sichern.

Als die Ärztin zurück zum Empfang kommt, sprechen die beiden noch kurz über Frau Krämer, wenden sich dann aber der Abrechnung zu. Jetzt stört sie nichts mehr. Die Daten sind gesichert, jetzt kann es losgehen.

»Diese EDV-mäßige Abrechnung«, bemerkt Frau Vollmar, »die ist wirklich ein Schritt nach vorne. Als ich vor dreißig Jahren meine Lehre gemacht habe, da dauerte eine Abrechnung drei Tage. Und heute – maximal eine Stunde.«

»Wenn doch auch das Geld von der Kassenärztlichen Vereinigung so schnell auf mein Konto käme«, antwortet die Ärztin, »aber auf die Endabrechnung warte ich jetzt noch gut drei Monate.«

»Alles kann man eben nicht haben«, spottet Frau Vollmar, »für mich hat die neue Technik ja auch Nachteile. Als wir früher bei meinem alten Chef die Abrechnung durchgeführt haben, wurde immer Pizza bestellt, weil die Rechnerei so ewig dauerte. Jetzt gibt es keine Pizza mehr!«

»Bis die Pizza hier wäre, sind wir ja fertig«, rechtfertigt sich Dr. Kruse, »aber immerhin haben wir Zeit für ein Glas Prosecco!«

Die Ärztin holt zwei Gläser und nimmt den Perlwein aus dem Kühlschrank. Der hat am Tag der Abrechnung in der Praxis inzwischen Tradition. Während sie die Flasche öffnet, reicht sie ihrer Arzthelferin ein Blatt, das sie aus ihrer Handtasche gezogen hat: »Hier, lesen Sie mal.«

>»Die Praxis ist nun endlich da,
> Ich bin jetzt Kassenarzt, hurra!
> Zwar hab' ich recht viel Müh' und Plag,
> doch krieg ich schon drei Mark pro Tag.

> Der Kassenarzt, dass ihr's nur wisst,
> ist der, der nie bei Kasse ist,
> Genug Patienten hat er zwar,
> doch nie das Nötigste in bar.

Die Kasse ist recht schlecht bestellt,
Und Kranke kosten sehr viel Geld.
Drum, Doktor, Kranke woll'n wir nicht,
der Krankenkassen Vorstand spricht.

Oh! Staat, der du heut sozial,
Gern lindern willst der Armen Qual,
Wir bitten dringend steh' uns bei
Der Krankenkassen-Doktorei!«

Frau Vollmar lacht: »Das passt ja wie die Faust aufs Auge! Aus welcher Zeit stammt das?«

»Das Gedicht ist aus dem Ärztlichen Correspondenzblatt für Niedersachsen, 1909 geschrieben. Das habe ich von einer Freundin, die vor kurzem in Lüneburg ein Museum besucht hat. Ich finde, es klingt, als sei es von heute.«

Reuters, 02.08.2006
Dem im Rahmen der Gesundheitsreform vorgesehenen Gesundheitsfonds droht einer Studie zufolge die chronische Unterfinanzierung. Die geplante Erhöhung der Steuerzuschüsse an die gesetzliche Krankenversicherung sei viel zu gering, um die zukünftigen Kostensteigerungen aufzufangen, heißt es in einer Analyse des Instituts für Makroökonomie und Konjunkturforschung und des Wirtschafts- und Sozialwissenschaftlichen Instituts der gewerkschaftsnahen Hans-Böckler-Stiftung.

»Dann machen wir mal weiter mit unserer ›Krankenkassen-Doktorei‹?«, meint Frau Vollmar.

»Na, eines hat sich schon geändert«, interpretiert die Ärztin das Gedicht. »Die Ärzte damals haben im Staat noch einen Verbündeten gesehen, der ihnen beistehen soll. Das würde heute wohl niemand mehr hoffen. Schließlich ist der Staat für dieses Herumdoktern verantwortlich.«

Frau Vollmar weiß, was die Ärztin meint. Sie braucht nur auf ihren Schreibtisch zu blicken: Dokumentationsbogen für Gesundheits-, Krebs- und Jugenduntersuchungen warten darauf, ausgefüllt zu werden. Sie nimmt die besonderen Scheine der Zivildienstleistenden und der Polizeibeamten in die Hand und legt eine Banderole um diese Scheine, wie man das von Banknoten her kennt. Auch die Überweisungsscheine, die in der Praxis abgeben werden, werden zusammengeheftet. In Deutschland muss alles seine Ordnung haben. Ohne Banderolen wird nicht abgerechnet.

Die Arzthelferin überprüft, ob ihre Buchführung mit den eingenommenen 10 Euro Praxisgebühr für jeden Kassenpatienten übereinstimmt. Sie startet das KBV-Prüfprogramm. Es prüft alle Daten, erkennt, ob alle Scheine vorhanden sind, ob sich in die Tagesabrechnungen oder die Überweisungen Fehler eingeschlichen haben. Während der PC arbeitet, prosten sich die beiden zu: »Auf das letzte Quartal!«

dpa, 03.08.2006
Die geplante Gesundheitsreform stößt auf breite Ablehnung: Fast zwei Drittel (65 Prozent) sind der Ansicht, dass der Beschluss, einen Gesundheitsfonds einzurichten, in die falsche Richtung geht. Mehr als zwei Drittel (74 Prozent) stimmen der Aussage zu, dass »sich die Politiker zu wenig darum kümmern, dass es in Deutschland gerecht zugeht«.

Vor gut fünf Jahren hat Dr. Kruse eine *Kassenzulassung* von einer anderen Hausärztin erworben, die ihre Praxis aufgegeben hatte. Diese Zulassung war die Voraussetzung, um eine eigene Praxis gründen zu können. In ihrem allerersten Quartal als niedergelassene Ärztin hatte sie 28 Kassenpatienten, 28 Scheine.

»Wie viele sind es heute?«, fragt sie Frau Vollmar.

Die schaut auf den Bildschirm: »Dieses Quartal waren es 565 Kassenpatienten.«

Stetig ist es mit ihrer jungen Praxis aufwärts gegangen. Die Zahl der Kassen- und Privatpatienten wuchs von Quartal zu Quartal. Im Durchschnitt werden in einer Hausarztpraxis in ihrer Region 1076 Kassenpatienten pro Quartal behandelt. Zwar sind ab und an mehrere Ärzte in einer solchen Praxis tätig, dennoch liegt Dr. Kruse deutlich unter dem Durchschnitt. Sie ist mit der Zahl zufrieden – auch weil außerdem noch etwa 200 Privatpatienten in ihre Praxis kommen. Die Zahl der Kassenpatienten wird in Zukunft nicht mehr stark steigen. Denn die Kassenärztliche Vereinigung wird nach diesem Quartal die Zahl der Behandlungsfälle für ihre Praxis festschreiben. Wenn sie in Zukunft viel mehr Kassenpatienten behandeln sollte, täte sie das umsonst.

Für eine junge Praxis wie die ihrige gilt: Fünf Jahre lang darf sie bis zu einer bestimmten Größe wachsen, darüber hinaus ist Schluss. So will man einerseits die Kosten begrenzen und andererseits die Einkommen der Ärzte sichern. Denn in den neunziger Jahren stellte man fest, dass sich vor allem in den Ballungsgebieten immer mehr Ärzte niederließen. Mit jedem niedergelassenen Arzt stiegen aber auch die Ausgaben. Die Bürger wurden also mit jedem zusätzlichen Arzt immer »kränker«. Die niedergelassenen Mediziner schafften sich ihre eigene Nachfrage: Sie legten ihren Patienten nahe, doch in zwei Wochen noch einmal wiederzukommen, diese oder jene Untersuchung sicherheitshalber auch noch machen zu lassen. Die Leistungen konnte man abrechnen, die Existenz der Praxis war gesichert. Gleichzeitig aber verdienten die Ärzte immer weniger, ganz einfach weil die Summe, die die Krankenkassen für die ambulante Versorgung ihrer Patienten bereitstellten, nicht entsprechend wuchs.

Dieser Entwicklung hat man Ende der neunziger Jahre einen Riegel vorgeschoben. Oder besser gesagt: Man hat versucht, die Zahl der neuen Praxen zu begrenzen. Mit mehr oder weniger großem Erfolg. In Großstädten wie Essen, Aachen, München sind auch heute noch viel mehr Ärzte tätig, als nötig wäre.

Gleichzeitig versuchte man die Kosten in den Griff zu bekommen, indem man den Umsatz der Praxen »deckelte«. Jede wurde praktisch auf dem Umsatz festgeschrieben, den sie zuvor durchschnittlich erwirtschaftet hatte.

Dr. Kruse hat einerseits Verständnis für diese Politik. Man muss Grenzen ziehen. Denn wenn man Ärzten nicht auf die Finger schaut, dann rechnet jeder auf Teufel komm raus ab.

Jeder Orthopäde, jeder Radiologe, jeder Hausarzt sieht zu, dass sich seine Geräte amortisieren und die Investitionen sich lohnen.

Anderseits ärgert sie aber schon, dass mit zweierlei Maß gemessen wird. Junge niedergelassene Ärzte wie sie bekommen von vorneherein eine Grenze gesetzt: Mehr als 612.000 Punkte, umgerechnet etwa 25.500 Euro, darf sie pro Quartal nicht an Umsatz machen. Mit Kassenpatienten wohlgemerkt. Vorsorgeuntersuchungen, Behandlungsprogramme, Notdienste, Hausarztverträge sind aber in dieser Summe nicht enthalten. Die werden extra abgerechnet.

Für Kollegen aber, die schon in den neunziger Jahren große Praxen hatten, gelten diese – niedrigen – Umsatzgrenzen nicht. Bei ihnen werden die Geschäftszahlen der Jahre zuvor zugrunde gelegt. Manche haben 1.200 oder 1.500 Kassenscheine. Manchmal wundert sie sich, dass gerade diese Kollegen das große Lamento vom Niedergang des ärztlichen Berufsstandes anstimmen. Sie wird in deren Einkommensregionen nie vorstoßen.

»Die Kasse ist recht schlecht bestellt,
Und Kranke kosten sehr viel Geld ...«

Der Reim aus dem Ärztlichen Correspondenzblatt ist aktueller denn je. Um ihre Existenz müssen sich die Ärzte dennoch keine allzu großen Sorgen machen, jedenfalls wenn man der Insolvenzstatistik Glauben schenkt. Abbruchunternehmen, Personen- und Objektschutzdienste führen die Liste der Firmenpleiten an. Ganz am Ende der Tabelle stehen Apotheker, Ärzte ... und Bestattungsunternehmer! Diese Branchen sind krisenfest. Da geht man nicht pleite.

ddp, 04.08.2006
Die Bundesregierung will die Bürger verstärkt über die geplante Gesundheitsreform informieren. Geplant ist eine Anzeigenserie unter der Überschrift »Ihre Gesundheit ist uns wichtig«. Die Bundesregierung betont in der ersten Anzeige, dass mit der Reform die

medizinische Versorgung auf hohem Niveau unabhängig von Alter und Einkommen des Versicherten gesichert werde.

Frau Vollmar ist in der Zwischenzeit in die schöne neue Welt des Gesundheitssystems eingetaucht. Sie kontrolliert die Formulare der Disease-Management-Programme (DMP) und ergänzt hier einen Namen, macht dort ein Kreuz.

Die 15-seitige Ausfüllanleitung für Diabetes mellitus schreibt beispielsweise vor: »Bitte setzen Sie den Stempel möglichst genau in das vorgeschriebene Feld.« Frau Vollmar hält sich daran: Stempel mittig setzen. Sie weiß, worauf es ankommt, schließlich hat sie – sechs Mal zwei Tage lang – eine Schulung für das Behandlungsprogramm Diabetes hinter sich; für koronare Herzkrankheiten reichten zwei Tage.

Das Attraktive an diesen strukturierten Behandlungsprogrammen ist die Bezahlung. Die Behandlung jedes Patienten, der in einem solchen Programm eingeschrieben ist, wird außerhalb des gedeckelten Honorartopfes honoriert. Und weil anders vergütet wird, braucht man dafür auch – logisch – ein eigenes Abrechnungsprogramm.

Diese Extra-Software wäre für die Praxis von Dr. Kruse teurer als die zusätzlichen Einkünfte durch die Teilnahme an den DMPs. Frau Vollmar füllt deshalb alles von Hand aus. Dafür wiederum wird die Ärztin betraft: Die Zusatzvergütung wird auf die Hälfte verringert, weil sie das Zusatzprogramm nicht nutzt.

»Chefin, ich frage mich manchmal: ›Bin ich noch Arzthelferin oder kaufmännische Angestellte und EDV-Fachkraft?‹ Bitte kein weiteres DMP – das halte ich nicht aus«, wünscht sich Frau Vollmar.

Diabetes mellitus I, Diabetes mellitus II, Brustkrebs, koronare Herzkrankheiten, chronisch obstruktive Lungenerkrankung/Asthma – für Kassenpatienten sollen die DMPs mehr Qualität in der Versorgung bringen. Der Arzt ist aber so oder so verpflichtet, den Patienten nach dem anerkannten Stand der medizinischen Erkenntnisse zu behandeln. Die Programme schreiben also fest, was eigentlich selbstverständlich ist.

Für Dr. Kruse ist die Entscheidung gefallen: »Keine Sorge, ein neues Programm ist zwar schon in Sicht – für Asthma und Lungenerkrankungen –, aber da machen wir einfach nicht mehr mit. Vor allem die Krankenkassen profitieren davon, für uns aber lohnt sich der zusätzliche Aufwand einfach nicht.«

Frau Vollmar ist erleichtert und nimmt noch einen Schluck Prosecco.

Der PC arbeitet immer noch vor sich hin. Das Prüfprotokoll des Abrechnungsprogramms hat bereits die Zahl der Krankenkassen berechnet, deren Patienten sich in der Praxis Kruse haben behandeln lassen. Es sind 58 von insgesamt 250, die es in Deutschland gibt. AOK, Barmer, DAK, Techniker Krankenkasse – alle großen sind vertreten, aber auch unbekanntere wie Betriebskrankenkasse Gildemeister, die Handelskrankenkasse oder die Gmünder Ersatzkasse.

»Mist«, Frau Vollmar ärgert sich. Das Prüfprogramm hat einen Fehler ausgewiesen. Es fordert sie auf: »Zu diesem Abrechnungsschein muss mindestens ein primärer ICD-Code angegeben werden.« Übersetzt heißt das: Bei einem Schein wurde vergessen, die Diagnose hineinzuschreiben.

«Nicht ärgern«, tröstet sie Dr. Kruse. Frau Vollmar behebt den Fehler und startet wie vorgeschrieben das Prüfprogramm von neuem. In der Zwischenzeit sortiert sie alle Unterlagen des so genannten *Hausarztmodells*.

Die Ärztin macht nämlich beim Barmer Hausarztmodell mit und befindet sich damit in guter Gesellschaft. Sieben von zehn Hausärzten sind diesem Behandlungsprogramm beigetreten. Die letzte Gesundheitsreform von 2004 erlaubt es den Krankenkassen, abseits der normalen Pfade mit Haus- und Fachärzten, Apothekern, Kassen, Kliniken und Gesundheitszentren spezielle Verträge abzuschließen. Auch dafür wurde ein Begriff erfunden, der sich für den Laien erst einmal nicht erschließt: »integrierte Versorgung«.

»Integrierte Versorgung« bedeutet flapsig übersetzt: Es dürfen jetzt alle zusammenarbeiten, die eigentlich schon immer zusammenarbeiten sollten. Diese neuen Strukturen sollen mehr Wettbewerb zwischen den Kassen ermöglichen – vorausgesetzt, man versteht die neuen Strukturen.

Bei dem Barmer Hausarztmodell ist der Anreiz für die Versicherten simpel: Sie sparen die Praxisgebühr, wenn sie sich dazu verpflichten, immer erst ihren Hausarzt aufzusuchen, bevor sie sich beispielsweise mit ihren Rückenschmerzen an einen Orthopäden wenden. Die Position der Hausärzte soll dadurch gestärkt werden. Außerdem werden die Patienten, die mitmachen, noch mit einem speziellen Gesundheitscheck belohnt. Voraussetzung: Sie müssen sich auf einen Hausarzt, auf eine Hausapotheke festlegen, die sie immer zuerst aufsuchen. Freie Arztwahl gibt es für sie erst einmal nicht mehr, die haben sie gegen den Erlass der Praxisgebühr eingetauscht.

Die Teilnahme an Hausarztmodellen wird dem Arzt extra vergütet – zuvor allerdings mit einem besonderen Verfahren abgerechnet.

»Zwölf unserer Patienten haben sich in diesem Quartal bei dem Barmer Modell neu eingetragen«, informiert Frau Vollmar ihre Chefin. Frau Vollmar schaut die erforderlichen Sonderbelege für das Hausarztmodell durch, ergänzt, füllt aus, sortiert und packt alle Unterlagen in einen extra Umschlag. Die Abrechnung erfolgt über einen speziellen Abrechnungsservice der Krankenkasse. Die Kassenärztliche Vereinigung – ansonsten zuständig für die Abrechnung – hat damit nichts zu tun.

Ganz schön kompliziert, die schöne neue Kassenwirklichkeit!

Nicht nur die Barmer Ersatzkasse hat ein spezielles Hausarztmodell entwickelt. Das wäre wirklich zu einfach. Auch die anderen Ersatzkassen wie Deutsche Angestellten Krankenkasse, Techniker Krankenkasse, Gmünder Ersatzkasse blieben nicht untätig. Die Primärkassen wie AOK, Betriebskrankenkassen und Bundesknappschaft haben ebenfalls ein eigenes Hausarztmodell ausgearbeitet. Letzteres wendet sich besonders an Schwerkranke. Für jeden Vertrag gelten andere Voraussetzungen, andere Besonderheiten bei der Abrechnung und andere Formulare. Sie alle ködern die Hausärzte damit, dass es ein Extrahonorar gibt. Alle Krankenkassen hoffen, dass sie damit Geld sparen.

Hausarztmodelle für Privatpatienten gibt es so gut wie nicht. Warum wohl? Einsparungen hin, Zusatzhonorare her – die gehen einfach zu dem Arzt ihres Vertrauens.

dpa, 05.08.2006
Im Streit um die Gesundheitsreform hat Bundesgesundheitsministerin Ulla Schmidt (SPD) eine Auflösung der
sieben Spitzenverbände der gesetzlichen Krankenkassen angekündigt. Die Bundesregierung werde diese
durch einen Dachverband ersetzen. Auch auf Landes-
ebene reiche ein Verband. Das spare Kosten. Niemand
könne schlüssig begründen, warum wir noch immer rund
250 Krankenkassen benötigen.

Die Ärztin hat noch eine Entscheidung getroffen: »Bei einem weiteren Hausarztmodel machen wir nicht mehr mit!«
Ihre Arzthelferin ist auch darüber alles andere als unglück-
lich. Sie scheut die zusätzliche Verwaltungsarbeit für diese
Programme. Ihre Chefin empört daran noch anderes: »Bei
dem einen Hausarztmodell wird verlangt, dass ich noch ein
spezielles Zertifikat erwerbe und die Wartezeit in meiner
Praxis für diese Patienten nicht länger als dreißig Minuten
ist.«

Frau Vollmar kann darüber auch nur den Kopf schütteln:
»Ich würde verrückt werden, wenn ich berücksichtigen müsste:
Der Patient von der einen Kasse muss innerhalb von dreißig
Minuten drankommen, während der von der anderen Kasse
warten kann. Ganz abgesehen davon, was machen wir, wenn
uns beim Belastungs-EKG jemand zusammenbricht?«, fragt sie
rein rhetorisch.

Das dritte Modell verlangt, dass die Ärztin für die schwer
kranken Patienten rund um die Uhr bereitsteht, auch außerhalb
der Sprechstunde, am Wochenende, in der Nacht. Bei Frau
Holler war das für sie selbstverständlich, aber muss sie sich
das vorschreiben lassen? Bei aller Liebe zu den Patienten, irgendwann muss auch ein Arzt einmal schlafen, essen, einkau-
fen oder sich einfach ausruhen.

»Und das alles für ein paar Euro zusätzlich?« Dr. Kruse lehnt
das ab.

Frau Vollmar fügt hinzu: »Wohin soll das eigentlich alles führen? Alle diese Programme – das ist ja wunderbar, nur wer
durchschaut das noch. Wie soll ich das alles Frau Wilde, 87,

Herrn Schubert, 77, oder Frau Timmermann, 80, erklären? Völlig weltfremd!«

»Ob Sie es glauben oder nicht, Frau Vollmar, ich befürchte, das ist erst der Anfang. Integrierte Versorgung ist das Stichwort der Zukunft«, weissagt die Ärztin.

> epd, 07.08.2006
> Der Gesundheitsökonom und Wirtschaftsweise Bert Rürup hat die Pläne der Bundesregierung für eine neue Struktur der Krankenkassen kritisiert. Durch die Verkleinerung der Zahl der gesetzlichen Kassen ließen sich nicht unbedingt Verwaltungskosten sparen, sagte Rürup und widersprach damit Bundesgesundheitsministerin Ulla Schmidt (SPD). Größere Kassen arbeiteten eher kostenungünstig.

Vier verschiedene strukturierte Behandlungsprogramme für spezielle Krankheiten gibt es – bis jetzt. Drei Hausarztmodelle gibt es – bis jetzt.

Außerdem sind inzwischen 2.214 integrierte Versorgungsverträge zwischen Kassen und Ärzten, Krankenhäusern und Rehabilitationseinrichtungen abgeschlossen worden. Beispielsweise für Schlaganfall, für Rheumatologie, für Neurochirurgie, für Parkinson, für Darmkrebs, für Herzkrankheiten, künstliche Knie- und Hüftgelenke.

Sie alle haben zum Ziel, die Kosten zu senken, für mehr Wettbewerb zwischen den Kassen, zwischen den Ärzten, zwischen den Krankenhäusern zu sorgen ... und natürlich soll das letzten Endes alles dem Patienten zugute kommen.

Das klingt gut. Auf dem Papier.

»Stellen Sie sich vor, Sie haben einen Herzinfarkt, Frau Vollmar«, klärt Dr. Kruse ihre Arzthelferin auf, »Sie liegen zu Hause auf dem Boden, Ihnen geht es schlecht. Anstatt den Rettungswagen anzurufen, telefoniert Ihr Mann erst einmal mit der Krankenkasse und fragt: ›Mit welchem Krankenhaus haben Sie eine Vereinbarung über eine Qualitätspartnerschaft zur kardiologischen Versorgung abgeschlossen?‹«

»Meinen Sie das im Ernst?«, unterbricht Frau Vollmar.

»Ja, so heißt das«, erwidert Dr. Kruse. »Passen Sie auf, es geht noch weiter. Sie haben Glück. Sie sind in der richtigen Kasse, die diese Vereinbarung unterschrieben hat. Aber Sie leben am falschen Ort. Denn diese Vereinbarung über eine Qualitätspartnerschaft-und-so-weiter-und-so-fort gibt es nur in einer Stadt, die 70 Kilometer von Ihrem Wohnort entfernt ist. Dort bekämen Sie als Kassenpatient eine medizinische Behandlung, die für Kassenpatienten nicht unbedingt Standard ist, sie bekämen auch Medikamente, die nicht unbedingt Standard sind. Und weil Sie ja als Kassenpatient sich nicht einfach dort behandeln lassen können, wo Sie glauben, dass es für Sie am besten ist, regelt Ihr Mann auch noch, dass Ihr Hausarzt Sie in die 70 Kilometer entfernte Stadt überweist.«

»Das alles mit einem Herzinfarkt? Lebe ich denn noch?«, spielt Frau Vollmar das Horrorszenario mit.

»Davon gehen wir einmal aus, denn ein bisschen Einsatz müssen Sie schon zeigen, wenn Sie eine optimale Versorgung haben wollen. Wenn Sie nach drei Stunden endlich in diesem Krankenhaus gelandet sind, das diese Vereinbarung-und-so-weiter-und-so-fort abgeschlossen hat, dann müssen Sie sich ja erst noch in dieses Programm einschreiben ...«

»Und dann werde ich endlich behandelt?«

»Ja, dann werden Sie behandelt. Es sei denn, das Krankenhaus sagt Ihnen bei der Anmeldung: ›Bei Kassenpatienten ist es eigentlich nicht vorgesehen, dass sie quer durch die Republik fahren, nur um eine optimale Versorgung zu erhalten.‹«

»Was, wenn ich einfach in das nächste Krankenhaus gehe?«

»Stimmt – auch das ist möglich«, gibt Dr. Kruse zu, »aber dann erhalten Sie nicht unbedingt medikamentenbeschichtete Stents und die entsprechenden Medikamente, die Sie dafür bei der entsprechenden Indikation auch noch bräuchten. Das wäre dann eben Glückssache.«

»Geben Sie zu, Sie malen den Teufel an die Wand«, fordert die Arzthelferin ihre Chefin auf.

»Zugegeben, das Beispiel ist ein wenig übertrieben, wobei die Betonung auf ›ein wenig‹ liegt«, räumt die Ärztin ein, »aber eines zeigt es doch: Die integrierte Versorgung führt zu einer grotesken Zersplitterung der Behandlungslandschaft. Der Patient, der da den Überblick behält, ist ein Genie!«

AP, 07.08.2006
Bundesgesundheitsministerin Ulla Schmidt hat die oft wochenlangen Wartezeiten für Kassenpatienten bei Fachärzten als unhaltbar angeprangert und die Krankenkassen zum Handeln aufgefordert. »Das muss sich ändern, denn an Fachärzten fehlt es in Deutschland nicht«, sagte die SPD-Politikerin. Schließlich erhielten Privatversicherte meist umgehend Termine. Ärztevertreter wiesen die Vorwürfe zurück, die Kassen forderten dagegen mehr Möglichkeiten, mit manchen Medizinern nicht zusammenzuarbeiten.

Wahltarife, *Bonustarife*, Chronikertarife, Hausarzttarife, integrierte Versorgung – schöne neue Kassenwelt.

»Da wird einem ja schwindelig«, meint Frau Vollmar. »Sollte man den Patienten nicht wenigstens Volkshochschulkurse anbieten, Titel: ›Überlebenstraining im Kassendschungel – wie finde ich den optimalen Tarif für einen Herzinfarkt?‹«

»Das wäre vielleicht noch eine Marktlücke«, merkt die Ärztin ironisch an.

Fakt ist, dass die vielen verschiedenen Verträge vor allem eins bewirken: In Kleve wird anders behandelt als in Köln, in Gelsenkirchen anders als in Günzburg, in Augsburg anders als in Aachen. Und um das Chaos perfekt zu machen, wird in Kleve, Gelsenkirchen und Augsburg auch noch danach unterschieden, ob die Kasse einen entsprechenden Vertrag unterschrieben hat oder nicht. Ist man beispielsweise in der Techniker Krankenkasse oder in der AOK, kann man profitieren, ist man in der Barmer – hat man Pech gehabt. In der nächsten Stadt kann es umgekehrt sein.

Solche Verträge kämen in erster Linie den Patienten zugute, sagen die Verantwortlichen. Stimmt, wenn die Patienten am richtigen Ort wohnen und dort der richtige Vertrag für die passende Krankheit bei der richtigen Kasse ausgehandelt wurde. Dann hat man dreifach Glück gehabt.

ddp, 08.08.2006
Nach den Krankenkassen laufen nun auch die Verbraucher Sturm gegen die geplante Gesundheitsreform. Die
Vorstandschefin des Bundesverbandes der Verbraucher-
zentralen, Edda Müller, kritisierte, die Hauptlast trügen
die gesetzlich Versicherten. Der Sozialverband VdK warnte, ohne Änderungen müsse die Politik bei den Land-
tagswahlen im September mit Konsequenzen rechnen.

Dr. Kruse hat in der Zwischenzeit noch einen Cappuccino auf-
gesetzt. Der Computer meldet: »Gesamtergebnis o. k. Das Prüf-
modul hat keine Fehler gefunden. Die geprüfte Datei kann verschlüsselt und der KV übergeben werden.«

»Wunderbar«, Frau Vollmar ist zufrieden, »dann können wir
die Übertragung der Abrechnung endlich starten.« Die Arzthelferin kodiert, decodiert, legt die Diskette ein und beginnt mit
der Datenübertragung.

Dr. Kruse schaut zu und stöhnt: »Ich weigere mich einfach,
diese Abläufe zu verstehen!«

»Und was machen Sie, wenn ich einmal krank werde?«

»Dann muss Frau Engels ran.«

»Und wenn auch die krank wird?«, insistiert Frau Vollmar.

»Dann erschieße ich mich.«

»Nicht doch!«, protestiert die Arzthelferin, »es wäre schade
um Sie!«

AFP, 09.08.2006
Die Vorsitzende des Bundestags-Gesundheitsausschus-
ses, Martina Bunde (Linkspartei), wirft der Bundesregierung im Zusammenhang mit der Gesundheitsreform eine
»Entmachtung des Parlaments« vor: »Frühestens Ende
September kann der Gesetzentwurf für die Gesundheitsreform in erster Lesung kommen, Ende November
muss es fertig sein. Wir haben viel zu wenig Zeit.«

Der Computer meldet: »Die Qualitätsüberprüfung der Ver-
sanddaten bestätigt die Lesbarkeit und die Übereinstimmung
mit den Ausgangsdaten.«

Frau Vollmar freut sich: »Fast fertig. Jetzt muss ich nur noch die Kopien ziehen – zur Sicherheit.«

Dr. Kruse steht auf: »Ich mache mich in der Zwischenzeit nützlich und ordne die noch herumliegenden Akten in die Hängeregistratur ein.« Sie nimmt den Packen Patientenkarten in die Hand: »Frau Holler« steht auf der ersten. Sie denkt an ihre Patientin, die vor ein paar Wochen im Altenheim verstorben ist. Heute hat der Sohn noch eine Bescheinigung abgeholt. Im abgelaufenen Quartal hat die Ärztin die alte Dame noch sieben Mal im Altersheim aufgesucht.

»Was meinen Sie, wie viel hat Frau Holler der Praxis an Umsatz gebracht?«, fragt Frau Vollmar, ohne von ihrem Prüfprogramm aufzuschauen.

»Wenn ich die Abrechnung der Kassenärztlichen Vereinigung vom letzten Quartal zugrunde lege, wird für jeden Besuch alles in allem nicht mehr als 25 Euro herausspringen, und das auch nur, weil es im Altenheim war.«

Frau Vollmar kommentiert diese Summe nicht, sie zieht nur die Augenbrauen hoch. Sie hat sich vor kurzem von einem Elektriker einen neuen Niedervolttrafo einbauen lassen. Jede Arbeitsstunde hat der Handwerker mit 46 Euro veranschlagt.

Dr. Kruse legt die Akte beiseite – für die Kartei der Verstorbenen. Unter »H« wie »Holler«.

»H« – wie »Hoffmann«. Noch ein Sorgenkind. 650 Euro hat Frau Hoffmann in dem Quartal an Heilmitteln verbraucht – also mehr als das Hundertfache dessen, was ihr rechnerisch zusteht. Die ärztlichen Kosten sind dagegen verschwindend gering. Sieben Mal war Frau Hoffmann in der Praxis. Sie hatte eine Halsentzündung, die Diskussion um ihre Behandlung schlug ihr aufs Gemüt, sie brauchte ein EKG, weil sie Herzbeschwerden hatte ...

»Bei Frau Hoffmann habe ich heute noch die Ziffern des Tages eingetragen«, wendet sich Frau Vollmar an die Ärztin. »Ich habe mal überschlagen: Alles in allem hat sie der Praxis etwa 1.265 Punkte gebracht.«

Dr. Kruse nimmt den Taschenrechner. 1265 mal 4,11 Cent; das war der Punktwert des letzten Quartals. Das macht knapp 52 Euro!

Die nächste Akte: Herr Schubert, der ehemalige Zahnarzt. Er war acht Mal im letzten Quartal in der Praxis. Dafür erhält die Ärztin insgesamt rund 56 Euro. Seine Medikamente gegen Bluthochdruck, gegen epileptische Anfälle und zur Blutverdünnung schlagen mit 308 Euro zu Buche. Rein rechnerisch stehen ihm aber als Rentner nur 132,42 Euro zu. Dr. Kruse bereitet das noch keine Kopfschmerzen, weil die vielen Kinder in ihrer Praxis weniger Medikamente brauchen, als ihnen rein rechnerisch zustehen. »S« wie »Schubert« – weg ist die Akte.

Bleibt noch die Karteikarte Drews. Dr. Kruse stöhnt auf.

Frau Vollmar schaut auf: »Bei aller Sympathie für diesen Patienten, der hat Sie im letzten Quartal richtig Geld gekostet.«

»Wohl wahr! Erinnern Sie mich bloß nicht daran«, entgegnet Dr. Kruse. Aber das Stichwort ist gefallen, und so laufen in ihrem Kopf die Bilder ab: Vor einer Woche musste sie sich vor dem Prüfungsausschuss der Krankenkassen rechtfertigen – wegen der Verschreibung von Dronabinol, dem Schmerzmittel auf Cannabis-Basis.

Sie hatte versucht, den Kassen- und Ärztevertretern – elf an der Zahl – zu erklären, warum sie Herrn Drews das Schmerzmittel Dronabinol verschrieben hat. So wie die Schmerzambulanz der Universitätsklinik es vorgeschlagen hatte. Sie hat von der ausgeprägten Spastik erzählt, unter der Herr Drews litt, dass die Schmerzen durch nichts in den Griff zu bekommen waren. Sie hat aufgezählt, was sie alles zuvor probiert hatte: Baclofen, Chinin, Tolperison, Ibuprofen, Tilidin. Später hatten andere Schmerzexperten noch schwerere Geschütze aufgefahren und Botox injiziert. Nichts hat geholfen. Bis auf Cannabis. Das war die Ultima Ratio.

Aber die Damen und Herren des Prüfungsausschusses blieben hart. Sie konnte sie nicht überzeugen. Dronabinol stehe nicht im Leistungskatalog. Allein das zähle. Es sei ein Off-Label-Use gewesen, also die Verwendung eines Medikaments außerhalb seines zugelassenen Anwendungsgebietes. Allein das sei entscheidend.

Sie hatte gehofft, mit den elf Kassen- und Ärztevertretern vielleicht noch einen Vergleich aushandeln zu können. Aber auch das klappte nicht. Keine Chance.

Sie muss die Medikamente von Herrn Drews nun bezahlen. 514,93 Euro. Dabei kann es sie nicht recht trösten, dass auch mehrere Dutzend andere Ärzte in der Region für die Verschreibung von Cannabis in Regress genommen werden.

Ein paar Tage lang war das Thema Cannabis ihr ständiger Begleiter, wie das immer ist, wenn man mit einer Sache schwer beschäftigt ist. Ständig stieß sie auf dieses Schmerzmittel. Von einem *Palliativ*mediziner fordert die Krankenkasse 76.000 Euro, las sie in der ZEIT. 76.000 Euro! Der Arzt hatte das Mittel einem allein erziehenden Vater verschrieben, der an Zungenkrebs litt und nicht essen konnte. Cannabis half, und die Regressforderung kam. Der Fall geht in die nächste Runde – vor das Sozialgericht. Dr. Kruse bekam aber auch die Geschichte einer anderen Patientin erzählt, die es schaffte, ihre Krankenkasse zu überzeugen. Die chronisch Kranke argumentierte, Dronabinol habe ihr geholfen, und das sei für die Kasse billiger, als die Kosten für die Morphinbehandlung zu übernehmen. Die Kasse lenkte ein. Einmal wird es erstattet, ein anderes Mal nicht.

Dr. Kruse versteht das alles nicht, aber sie zieht aus diesen Erfahrungen eine persönliche Konsequenz. Die Verpflichtungsformel der Ärzte, »Die Erhaltung und Wiederherstellung der Gesundheit meiner Patienten soll oberstes Gebot meines Handelns sein«, kann sie so nicht mehr unterschreiben. Der Patient kommt erst an zweiter Stelle. An erster Stelle stehen die Regeln der Krankenkasse.

Ob die anderen betroffenen Ärzte die gleichen Konsequenzen aus dem Regress ziehen werden wie sie?

»Ihr Cappuccino wird kalt!« Frau Vollmar holt sie zurück in die Praxis. »Wir sind gleich fertig!«

AP, 09.08.2006
Bayern und Baden-Württemberg haben beim geplanten Gesundheitsfonds eine Berücksichtigung der unterschiedlichen Einkommensniveaus gefordert. »Wenn wir mehr einzahlen in den Gesundheitsfonds, dann wollen wir für unsere Krankenkassen auch mehr zurückerhalten«, sagte der baden-württembergische Bundesrats-

minister Wolfgang Reinhart (CDU). Ähnlich äußerte sich
die bayerische Sozialministerin Christa Stewens (CSU).

Die Patientenakten sind weggeräumt. Sie sind aus dem Auge, aber die Patienten nicht aus dem Sinn.

Die Ärztin ist es leid, dass sie in ihr häufig diejenige sehen, die verweigert, verbietet, versagt und vorenthält. Dr. Kruse wünscht sich klare Entscheidungen. Beispielsweise eine Liste, auf der alle Medikamente stehen, die sie verschreiben darf. Eine Liste, die sie den Patientin zeigen kann, in der schwarz auf weiß zu lesen ist, was man darf und was nicht.

Aber sie gibt sich keinen Illusionen hin. Eine solche Positivliste wäre eine Hilfe, eine Lösung wäre sie nicht. Alle Listen, Regeln, Verordnungen, Programme, Pauschalen, die erfunden werden, sind nur Notlösungen.

Sie ist die Letzte, die etwas dagegen hat zu sparen, und fühlt sich dennoch als Handlanger der Politik missbraucht, die nicht den Mut hat, die Diskussion zu führen, die eigentlich notwendig wäre: «Die Mittel sind begrenzt – wofür sollen wir sie einsetzen?»

Ärzte verschreiben zu viele und zu teure Medikamente, sagen die Experten. Doppeluntersuchungen belasten die Kassen. Krankenkassen haben zu hohe Verwaltungskosten. Kliniken arbeiteten nicht effizient genug. Misswirtschaft, Verschwendung, Korruption sei im Gesundheitswesen an der Tagesordnung.

Das mag alles sein. Das stellt sie nicht in Frage. Nur in ihrem Alltag spielt es eine untergeordnete Rolle.

Die meisten ihrer Patienten sind weder maßlos, noch erfinden sie ständig neue Krankheiten, noch sind Arztbesuche ihr Hobby. Klar, solche Patienten hat sie auch. Aber die meisten sind wirklich krank, viele sind alt, und alle sind bedürftig. Und sie als Ärztin? Sie verordnet sparsam. Sie überweist nicht gleich zum nächsten Kollegen. Sie versucht, Doppeluntersuchungen zu vermeiden.

Experten schimpfen, das deutsche System sei zu teuer. Milliarden seien einzusparen. Ob die Zahlen alle stimmen?

Sie kann das nicht beurteilen. Sie weiß nur eines:

Auch wenn sie nur noch die nötigsten und billigsten Medikamente verschreibt, wenn es in ihrer Praxis keine einzige Doppeluntersuchung mehr gibt, wenn sie noch sparsamer wirtschaftet, als sie es ohnehin schon tut – auch dann wird die Kluft zwischen Verheißung und Erfüllung immer größer.

Weil die Menschen in ihrer Praxis immer älter werden. Weil der medizinische Fortschritt Geld kostet. Und weil das alles so ist, ist ihre Diagnose eindeutig:

Das System ist unbezahlbar.

> dpa, 12.08.2006
> Neben den Krankenkassen machen nun auch Sozialverbände und die SPD-Linke verstärkt Front gegen die von der großen Koalition geplante Gesundheitsreform. Mit der Einrichtung des Gesundheitsfonds eröffneten die Krankenkassen »die Jagd auf junge, gesunde und damit kostengünstige Versicherte«. Alte, Arme und chronisch Kranke dagegen würden künftig von den Kassen abgewimmelt, kritisierte Juso-Chef Björn Böhning.

Dr. Kruse denkt an Frau Krämer, Herrn Drews, Frau Hoffmann, Herrn Sänger und die vielen anderen Patienten, die erfahren, dass längst nicht mehr alles bezahlt wird, was ausreichend, zweckmäßig und wirtschaftlich ist.

Sie stellen sich die Frage, welche Medikamente, Heilmittel, Therapien, Diagnostik der gesetzlich Versicherte noch erwarten darf. Welche Therapien werden bezahlt, welche nicht? Was gehört zur Grundversorgung? Was ist Luxus?

Sie spüren am eigenen Leibe, dass das System an seine Grenzen kommt. Und dennoch wird die Fiktion immer noch aufrechterhalten: Es sei alles finanzierbar und machbar – so wie die Renten laut Norbert Blüm auch immer sicher waren.

Stattdessen wäre es nötig, die Frage zu stellen: »Die Mittel sind begrenzt – wie sollen wir sie verteilen?«

Bei Organtransplantationen werden Nieren, Leber, Herzen nach klaren Kriterien zugeteilt: Die Gewebe- und Blutgruppenübereinstimmung, die Dringlichkeit, die Wartezeit, und auch das Alter spielen eine Rolle. Nur ein Bruchteil der Patienten auf der Liste für eine neue Niere ist älter als 65 Jahre alt. Wem nutzt die Niere am meisten, ist die entscheidende Frage.

Sollen beispielsweise die Kriterien der Organtransplantationen auch für andere medizinische Therapien gelten? Sollen Kosten und Nutzen die Richtschnur ihres ärztlichen Handelns sein?

Nutzen?! Der Nutzen, den eine Therapie für den Patienten hat – oder der Nutzen, den ein Mensch für die Gesellschaft hat? Was zählt? Wer legt das fest?

Die Krebstherapie für Frau Krämer hat so viel gekostet wie die Vorsorgeuntersuchungen für Hunderte von Kleinkindern. Was ist nützlicher? Krebstherapie oder Vorsorge? Wer hat mehr Nutzen? Alte Menschen oder Kinder? Darf man das überhaupt gegeneinander aufrechnen?

Soll der soziale Status eine Rolle spielen? Der Arbeitslose oder der Sozialhilfeempfänger, der die Gesellschaft nur Geld kostet, geht dann leer aus, für den berühmten Entertainer oder die Mutter mit drei Kindern hingegen wird alles getan, was möglich ist? Selektion also: Schwerkranke, Alte, Behinderte, sozial Schwache werden aussortiert. Ist so etwas vorstellbar?

Es ist nicht nur vorstellbar, sondern es ist in Anfängen bereits Praxis. Dr. Kruse kennt dafür tausend Beispiele. Letzten Endes wird bereits nach Sozialstatus selektiert.

Es gibt fünf soziale Klassen:

Die erste ist die der ärztlichen Kollegen. Dafür tut man alles.

Die zweite Klasse ist die des echten unverfälschten Privatpatienten, der erhält Termine, Chefarztbehandlung, Medikamente, Diagnostik, Therapien bevorzugt und manches Mal sogar zu viel von allem.

Zur dritten Klasse gehören diejenigen, die einen Arzt oder den Funktionär einer Krankenkasse kennen. Der sorgt für Termine, Medikamente, Diagnostik.

Die vierte Klasse sind die Beamten, die dafür bekannt sind, dass sie Rechnungen sehr häufig in Frage stellen,

... und die fünfte der normale Kassenpatient. Immerhin rund 90 Prozent der Bevölkerung.

Je niedriger die Klasse, desto größer die Knappheitserfahrung.

Wäre es besser, wenn über die Zuteilung knapper medizinischer Ressourcen das Los entscheidet? Alle Behandlungen für Lymphdrainagen, Krankengymnastik, Sprachtherapie kommen in die eine Trommel. Alle teuren Therapien – egal ob Herzschrittmacher, Chemotherapien oder Biologika – in die andere. Die Lotterie wird in Gang gesetzt. Die einen haben Glück und ziehen das große Los ... und die anderen?

Alles unbefriedigend. Aber mindestens so unbefriedigend findet es Dr. Kruse, die Verteilung der knappen Mittel an die Krankenkassen, die Krankenhäuser und die Ärzte zu delegieren.

Viele Gesetze, Verordnungen, Richtlinien dienen der Rationierung, nur wird das nicht so genannt. Da wird von Rationalisierung gesprochen oder von Effizienzreserven.

Krankenkassen, Krankenhäuser und niedergelassene Ärzte müssen umsetzen, was nicht gerecht umsetzbar ist: verteilen, verknappen, verweigern. Wer erhält die neuen Rheumamittel, den teuren Herzschrittmacher oder den Lift für die Badewanne?

Und der Patient, der Kranke? Der versteht die Welt nicht mehr. Die Entscheidungen erscheinen ihm willkürlich, unlogisch, widersprüchlich und ungerecht. Weil niemand ihm sagt: »Die Mittel sind begrenzt – wir müssen klären, wie wollen wir sie verteilen?«

Dr. Kruse fühlt sich mit all diesen Fragen alleingelassen. Sie entscheidet wie jeder andere Arzt. Tag für Tag. Verdeckt, versteckt – nach Nutzen, nach Kosten, nach Alter, nach Sozialstatus und manchmal auch nach Sympathie. Nach ihren persönlichen Kriterien eben, weil es keine anderen gibt, weil niemand den Mut hat zu sagen: »Die Mittel sind begrenzt – können wir uns einigen, wie wir sie verteilen?«

Dr. Kruse ist das Drum-herum-Gerede leid. Hier ein bisschen Beitragserhöhung, da ein wenig mehr Zuzahlung, dort ein Deckel, eine Prise Wettbewerb, eine neue Gebühr, ein wenig Bonus ... vor allem für viele viel Profit.

Sie will Klartext: Was ist Gesundheit wert? Was sind wir bereit zu zahlen? Was zahlen alle? Was ist die Sache jedes Einzelnen?

Das sind Fragen, die alle angehen, und nicht nur Experten oder Ausschüsse, die fern der Öffentlichkeit bei dieser oder jener Therapie den Daumen nach oben oder nach unten halten. Alles natürlich im Sinne der Kassenpatienten, die inzwischen immerhin schon mitreden dürfen, aber nicht mitentscheiden.

Ein Großteil dieser Entscheidungsträger wird nie am eigenen Leibe spüren, wie sich ihre Beschlüsse auswirken. Ganz einfach, weil sie privat versichert sind.

Privatpatienten haben mit all diesen Entwicklungen wenig zu tun. Sie werden geschützt wie das Weltkulturerbe.

Dr. Kruse kann sich in Rage denken!

»Hallo? Träumen Sie, Chefin? Ich bin fertig mit der Abrechnung!« Frau Vollmar holt sie zurück in den Praxisalltag. »Die Disketten mit den Unterlagen zur Krebsvorsorge, den Gesundheitsuntersuchungen und den separaten Überweisungsscheinen, alles hier im Umschlag. Schluss. Fertig.«

»Und – was sagen die Zahlen?«

»Dieses Quartal haben Sie 565 Kassenpatienten behandelt und 189 Private.«

»Bei den Kassenpatienten liege ich also weit unter dem Durchschnitt, bei den Privaten weit drüber«, stellt Dr. Kruse fest, »alles wie gehabt.« Sie holt die Zahlen des vergangenen Quartals aus dem Aktenordner und rechnet anhand der Daten ihren ungefähren Verdienst aus. Einschließlich aller Notdienste, der Behandlungsprogramme, der Hausarztmodelle, der Vorsorge, der Praxisgebühr wird sie wohl auf rund 30.000 Euro Umsatz mit den Kassenpatienten kommen. An Betriebskosten hat sie jedes Quartal 32.000 Euro. Für die Gehälter der Arzthelferinnen, für die Sozialaufwendungen, die Berufsgenossenschaft, die Lohn- und Kirchensteuer, die Miete für die Praxis, die Berufshaftpflicht, ihr Auto, die Finanzierungskosten für die Einrichtung der Praxis, das Porto, das Telefon und die Bürokosten, die Abschreibungen und den Posten Verschiedenes.

Mit den Kassenpatienten macht sie ein Minus von rund 2.000 Euro – über den Daumen gepeilt. Die Privatpatienten steuern Gott sei Dank noch einmal 15.000 Euro zu ihrem Praxisumsatz bei. Sie stellen ein gutes Viertel ihrer Patienten. Alles in allem ergibt sich ein Plus von 13.000 Euro im Quartal. Das sind etwa 7.000 Euro je Quartal weniger als bei dem Durchschnitt der Hausarztpraxen.

Pro Monat bleiben Dr. Kruse 4.330 Euro vor Steuern übrig. Das sind keine Reichtümer, aber es langt für sie und ihre Praxis. Sie hat vor Jahren ein wenig geerbt. Das verschafft ihr die nötige Luft zum Leben.

dpa, 13.08.2006
Die große Koalition will den Zeitplan der Gesundheitsreform nach Darstellung von Unions-Fraktionschef Volker Kauder trotz vieler strittiger Fragen einhalten. Im Oktober werde sich das Kabinett mit dem Gesetz beschäftigen, und dann gehe es in Bundestag und Bundesrat. »Bis Dezember werden wir fertig sein, sodass die Gesundheitsreform ab 1.1.2007 in Teilen schon in Kraft treten kann«, sagte Kauder.

Frau Vollmar schaltet den PC aus, beide tragen die Gläser und Tassen in die Küche. Sie holen sich ihre Handtaschen und ihre Mäntel.

Beim Hinausgehen richtet Dr. Kruse an ihre Arzthelferin die Frage: »Wissen Sie, Frau Vollmar, ich bin heilfroh, dass es die Privatpatienten gibt. Ohne sie könnten wir nicht überleben. Die Privatpatienten haben meistens ein höheres Einkommen, zahlen teilweise weniger Beiträge als die Kassenpatienten, sie erhalten alles, was die Medizin zu bieten hat. Für alle sind die Mittel begrenzt – nur nicht für sie. Ist das gerecht?«

Frau Vollmar bleibt stehen und schaut sie an: »Sie wollen darauf keine Antwort, oder?«

»Warum lassen wir nicht die Bürger entscheiden?«
Andreas Becker, regionaler
Geschäftsführer einer Krankenkasse

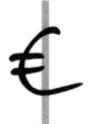

Das Einkommen von Dr. Kruse halte ich nicht für angemessen. Ein Hausarzt, der morgens um acht in die Praxis kommt, der Hausbesuche macht, ins Altenheim fährt, Notdienste absolviert – ein solcher Arzt arbeitet zwischen zehn und zwölf Stunden pro Tag. 4.000–5.000 Euro netto pro Monat wäre für einen solchen Job nicht zu viel.

Einerseits wird immer betont, wie wichtig der Hausarzt im System ist, und anderseits wird er bei der Verteilung der Honorare durch die Kassenärztliche Vereinigung benachteiligt. Wenn man sich die Statistiken anschaut, stellt man fest: Hausärzte machen einen Umsatz von rund 180.000 Euro pro Jahr, Orthopäden von 250.000 und Radiologen von 470.000 Euro. Noch deutlicher wird das Ungleichgewicht zwischen Haus- und Fachärzten, wenn man die Steigerungsraten seit 2002 betrachtet. Die Honorare sind bei den Radiologen beispielsweise überdurchschnittlich um fast zehn Prozent gestiegen, bei den Hausärzten liegt die Zunahme gerade einmal bei einem Prozent. Diese Zahlen hat die Kassenärztliche Vereinigung veröffentlicht.

Selbst wenn man berücksichtigt, dass Radiologen durch ihren technischen Gerätepark viel höhere Kosten haben, sehe ich ein Ungleichgewicht. Wie will man das begründen?

Zwar klagen auch die Fachärzte über ihre Umsätze, aber ich bleibe dabei: Sie jammern auf hohem Niveau. Aus meiner Sicht ist die Honorierung von Hausärzten verglichen mit der der Fachärzte ungerecht.

Die Aufgabe der gesetzlichen Krankenversicherung wird es in Zukunft sein, die Stellung des Hausarztes noch mehr zu festigen. Er kennt den Patienten seit vielen Jahren, er kennt die familiären und beruflichen Umstände. Er ist der Lotse im System.

Ob allerdings die Facharztpraxen in der bisherigen Form überlebensfähig sind, stelle ich in Frage. Nehmen wir zum Beispiel die Radiologen. Es ist finanziell unsinnig, an vier Stellen in einer Stadt teure technische Geräte vorzuhalten. Magnet-Resonanz-Tomographen kosten gut ein bis zwei Millionen Euro. Sie stehen in Krankenhäusern, aber auch in großen Praxen. Muss das sein? Jeder Arzt, der in seine Praxis investiert, verfolgt natürlich das Ziel, dass sich dieses Gerät rechnet. Und das kostet die Versichertengemeinschaft viel Geld.

Vor ein paar Monaten besuchte ich eine Veranstaltung zum Thema »Die Zukunft der Facharztpraxen«. Geschäftsführer von Krankenhäusern, Politiker, Standesvertreter und Juristen gaben Auskunft, wie sich die so genannte zweite Facharztschiene entwickeln wird, die es neben den Fachärzten in Krankenhäusern gibt.

Die Experten waren der Auffassung, dass Chirurgen, Laborärzte, Augenärzte sich perspektivisch umorientieren müssen. Der Rheumatologe Dr. Gehrke hat die Zeichen der Zeit erkannt. Er hat sich an ein Krankenhaus angebunden und überzeugend beschrieben, worin die Vorteile liegen. Man spart Kosten, man spart Wege, und die Qualität der Versorgung wird dadurch eher verbessert.

In Zukunft wird viel Bewegung in die ärztlichen Arbeitsverhältnisse kommen. Niedergelassenen Ärzten ist es in Zukunft erlaubt, Filialen zu gründen, sie können andere Kollegen anstellen.

Auch die *medizinischen Versorgungszentren (MVZ)*, die seit der Gesundheitsreform von 2004 eingerichtet werden können, sind ein Beispiel für diesen neuen Trend. In einem Versorgungszentrum arbeiten Mediziner als Angestellte und kümmern sich um die ambulante Versorgung der Patienten. Ein solches Versorgungszentrum ist also ein Zwischending zwischen Krankenhaus und niedergelassener Praxis. Bis jetzt gibt es knapp 500 solcher Versorgungszentren in Deutschland, in denen Radiologen, Frauenärzte, Internisten, Orthopäden, Zahnärzte und Physiotherapeuten, aber auch Apotheker angesiedelt sein können.

Der Patient fährt also in Zukunft nicht mehr zu drei verschiedenen Ärzten an drei verschiedenen Stellen in der Stadt, sondern findet sie alle unter einem Dach.

Auch in der Stadt, in der ich tätig bin, hat sich ein solches medizinisches Versorgungszentrum gegründet, das exzellent läuft und ständig wächst. Zwanzig Ärzte sind dort angestellt; sie sind also nicht selbstständig tätig, wie es dem traditionellen Rollenbild dieses Berufsstandes entspricht. Das Unternehmen arbeitet sehr rentabel. Die technischen Geräte sind auf dem neuesten Stand. Davon profitieren die Patienten doppelt, denn ein großes Zentrum arbeitet insgesamt preiswerter als viele einzelne Praxen.

Viele Ärzte und ihre Standesvertreter sind keine Freunde dieser Zentren. Sie fürchten um das freie Unternehmertum, sie malen gerne das Gespenst der Verstaatlichung an die Wand. Tatsache ist, dass diese medizinischen Versorgungszentren in den Polikliniken der früheren DDR ihr Vorbild haben. Dort arbeiteten Ärzte aller Fachrichtungen. Nach der Wende wurden die meisten Polikliniken geschlossen, abgewickelt, weil sie dem westdeutschen Ideal eines unternehmerischen Arztes nicht entsprachen, der nichts mehr ablehnt als staatliche Einflussnahme. Jetzt erleben die Polikliniken – unter einem anderen Namen – eine Wiederauferstehung.

Solche Zentren bieten die Möglichkeit, die gewachsenen und verkrusteten Strukturen im deutschen Gesundheitswesen aufzubrechen. Auch die Experten auf der bereits erwähnten Veranstaltung waren dieser Auffassung. Für niedergelassene Fachärzte kann das zur Folge haben, dass es in den nächsten Jahren immer schwieriger wird, ihre Praxen zu verkaufen. Diese Sorge wurde auch auf dieser Veranstaltung geäußert, und ich kann sie durchaus verstehen.

Auch die integrierte Versorgung wird die medizinische Landschaft in Deutschland verändern. Diese Behandlungsprogramme haben viele Vorteile, auch wenn ich zugeben muss, dass ihre Entwicklung noch nicht ausgereift ist.

Vor einiger Zeit hat die Krankenkasse, für die ich zuständig bin, hier in der Region ein integriertes Versorgungsmodell für Hüft- und Kniegelenke mit zwei Krankenhäusern abgeschlossen. 5.000 Versicherte, die älter als 60 Jahre waren, haben wir anschließend angeschrieben und ihnen erklärt, welche Vorteile dieses Modell bietet: Das Krankenhaus, das unser Partner ist, garantiert für gesetzlich Versicherte unserer Kasse eine Hüftoperation innerhalb von zwei Wochen, außerdem erhalten Patienten einen Bonus von 150 Euro, und sie können ohne Wartezeit anschließend in eine bestimmte Reha-Einrichtung gehen. Wir haben extra eine telefonische Hotline geschaltet, damit Versicherte ihre Fragen loswerden und sich nach Details erkundigen konnten.

Die Reaktionen waren ernüchternd. Vier Versicherte haben angerufen. Vier! Das Modell ist gut, aber die Begriffe sind noch nicht in den Köpfen angekommen.

Manchmal frage ich mich, ob diese vielen neuen Namen, Abkürzungen und Programme die Menschen nicht überfordern. Ob man möchte, dass die Versicherten nicht mehr mitreden können?

Ich erinnere mich an eine Talkshow zur Gesundheitsreform, die vor kurzem im Fernsehen lief. Ich bin mir sicher, die meisten Zuschauer haben sich gefragt: »Worüber sprechen die eigentlich? Ich finde mich darin nicht wieder.« Das System ist für Laien nicht mehr durchschaubar. Regiert es sich so einfacher?

Diese Kritik an diesem Expertenchinesisch ändert aber nichts daran, dass hinter dem Konzept der integrierten Versorgung eine gute Idee steht. In Zukunft werden Versicherte nicht mehr ihren Arzt fragen: »Wo soll ich mich an der Hüfte operieren lassen?«, sondern sie werden zu ihrer Krankenkasse gehen. Der Sachbearbeiter in der Krankenkasse wird sie an einen Spezialisten verweisen, mit dem die Krankenkasse ein Qualitätsprogramm vereinbart hat.

Früher war es beispielsweise nicht möglich, dass der Geschäftsführer eines Krankenhauses mit dem Geschäftsführer einer Rehaklinik direkt ein Rehabilitationsprogramm für Patienten mit einer künstlichen Hüfte absprach. Das Krankenhaus verhandelt jetzt wie ein Generalunternehmer mit der Rehaklinik über die Art der Behandlung und den Preis. Früher hat das jede Institution einzeln mit der Krankenkasse abgemacht. Eine direkte Form der Zusammenarbeit hat es – so absurd es klingt – bislang nicht gegeben.

Sicherlich, zurzeit werden sehr viele verschiedene Programme aufgelegt, und ich gebe zu, dass die Orientierung für die Versicherten nicht einfach ist. Dennoch führt kein Weg daran vorbei, sich diesen Durchblick zu verschaffen, wenn man optimal behandelt werden möchte.

Die integrierte Versorgung ermöglicht einen Wettbewerb zwischen den Krankenkassen. Das ist vergleichbar mit der Liberalisierung des Telefonmarktes. Früher gab es nur die Deutsche Bundespost. Heute muss der Kunde zwischen vielen verschiedenen Tarifen bei x Anbietern unterscheiden. Insgesamt ist Telefonieren billiger geworden. Eine Folge des Wettbewerbs.

Der Patient kann sich nicht in den Sessel zurücklehnen und sagen: »Ich bin krank, nun kümmert euch mal um mich.« Diese Zeiten sind vorbei. Er ist gefordert. Er muss sich um die Informationen kümmern, die er benötigt. Er muss schauen, was hat die Krankenkasse zu bieten. Welche speziellen Programme hat sie ausgehandelt? In welcher Stadt?

Im Prinzip muss jeder Mitarbeiter einer Krankenkasse über die einzelnen Behandlungsprogramme Auskunft geben können.

Bevor ein Versicherter allerdings krank wird, muss er sich für eine Krankenkasse entscheiden: »Will ich bei einer Krankenkasse versichert sein, die mir eine hohe Qualität der medizinischen Versorgung anbietet? Bin ich bereit, dafür fünfzig Euro mehr zu zahlen? Oder spare ich lieber diese fünfzig Euro und nehme damit die Gefahr in Kauf, von irgendeinem Operateur im Krankenhaus um die Ecke behandelt zu werden?«

Das kann der richtige Operateur sein, muss es aber nicht. Die Spezialisierung in den Krankenhäusern wird immer mehr fortschreiten, und längst nicht mehr jedes Krankenhaus wird jede Behandlung anbieten.

Der Versicherte ist ein Kunde, vergleichbar mit einem Autokäufer. Der überlegt auch, welche Vorteile hat der VW gegenüber einem Peugeot oder der Mercedes gegenüber einem BMW. Genauso muss er sich auch bei der Wahl seiner Krankenversicherung verhalten.

Die integrierte Versorgung und die medizinischen Versorgungszentren haben aber auch noch einen Nebeneffekt, der für die gesetzliche Krankenversicherung von großer Bedeutung ist. Die Kassenärztlichen Vereinigungen werden an Einfluss verlieren. Bislang weisen die Krankenkassen den Kassenärztlichen Vereinigungen eine pauschale Summe für die ambulante Behandlung zu, und diese verteilen das Geld unter den Kassenärzten. Die Kassen wissen nicht, welche Leistungen der einzelne Versicherte dafür erhält. Wir haben auch keinen Einfluss auf die Verteilung der Gelder zwischen Haus- und Fachärzten.

Bei den Behandlungsprogrammen haben die Kassen zum ersten Mal die Möglichkeit, direkt Einfluss auf die Qualität der Versorgung zu nehmen. Wir können direkt mit Ärzten oder Unternehmen Verträge abschließen. Was soll daran schlecht sein?

Ich bin mir sicher, dass sich die medizinische Landschaft in den nächsten Jahren stark verändern wird und verändern muss. Gleichzeitig muss bei medizinischen Entscheidungen die Frage der Kosten und des Nutzens eine größere Rolle spielen.

Persönlich finde ich es traurig, dass Frau Krämer nicht doch noch länger hat leben können. Altersrationierung lehne ich eigentlich ab, aber dennoch wird man auf Dauer wohl nicht umhinkommen, die Frage zu stellen, ob sich teure Therapien im Alter noch rechnen. Wenn man von dem individuellen Schicksal von Frau Krämer einmal absieht, stellt sich die gesellschaftliche Frage: Stehen die rund 30.000 Euro an Kosten für die Solidargemeinschaft in einem angemessenen Verhältnis zu den 14 Monaten Gewinn an Lebenszeit? Daran kann man berechtigte Zweifel haben.

Die Frage ist immer: Wenn ich diese 30.000 Euro ausgebe, wie kann ich den Nutzen für die Versichertengemeinschaft optimieren?

Das Verfahren bei den Organtransplantationen macht es deutlich: Organe wie Leber, Herz oder Niere sind knapp. Also pflanze ich ein solches Organ dem Menschen ein, bei dem es den größtmöglichen Nutzen hat. Übertragen auf die Krebspatientin bedeutet das: Diese 30.000 Euro wären beispielsweise für die Behandlung bei leukämiekranken Kindern sinnvoller eingesetzt gewesen, als damit den Tod eines Senioren um 14 Monate herauszuzögern.

Auf Dauer wird kein Weg daran vorbeiführen, die Strukturen aufzubrechen, zu rationieren und der Krankenversicherung mehr Geld zuzuführen. Das ist unpopulär, aber dennoch die Wahrheit.

Die Bundestagsabgeordneten als unsere gewählten Vertreter sind aufgefordert, sich diesem Thema zu stellen. Rationierung gibt es bereits, und sie wird in Zukunft eher zu- als abnehmen. Es müsste darüber breit und öffentlich diskutiert werden, und die Abgeordneten haben die Aufgabe, die Kriterien für eine Verknappung medizinischer Leistungen festzulegen.

Seit ich denken kann, ist Gesundheitspolitik nichts anderes als ein Streiten über den Beitragssatz. Damit sollte endlich Schluss sein. Es geht um viel mehr als um die Frage, ob der Beitrag nun um 0,5 Prozentpunkte angehoben wird oder nicht.

Die Beiträge zur gesetzlichen Krankenversicherung an die Löhne und Gehälter zu koppeln, ist nicht mehr zeitgemäß. Mieten und Kapitaleinkünfte fließen in die Finanzierung nicht ein. Es gibt immer mehr Jobs, für die keine oder nur sehr geringe Sozialversicherungsbeiträge gezahlt werden. Immer weniger Beschäftigte müssen dieses System schultern.

Die Arbeitgeber fordern immer und immer wieder, die Lohnnebenkosten zu senken. Ehrlicherweise muss man sagen, dass sie sich schon längst aus der paritätischen Finanzierung verabschiedet haben. 2005 wurden die Arbeitgeber um 0,9 Prozentpunkte bei den Krankenversicherungsbeiträgen entlastet. Seit diesem Zeitpunkt kommen die Versicherten allein für Zahnersatz und Krankengeld auf. Das war eine Summe von drei bis vier Milliarden Euro, die die Arbeitgeber eingespart haben. Und? Ist dadurch ein Arbeitsplatz mehr geschaffen worden?

Die Einnahmen müssen aus mehr Töpfen als bisher gespeist werden. Dazu gehört für mich auch die Einführung einer stärkeren Eigenbeteiligung, wie wir sie zum Beispiel aus der privaten Krankenversicherung oder auch von der Teilkaskoversicherung beim Auto kennen. Heute zahlt der Versicherte eine Praxisgebühr von zehn Euro pro Quartal.

Eine Alternative wäre es beispielsweise, für jeden Arztbesuch fünf Euro zu fordern. Ich bin mir sicher, dass viele unnütze Arztbesuche dann vermieden würden. Wir hätten mehr Geld frei für teure Therapien.

Auch in Zukunft sollte der Gesunde für den Kranken einstehen, aber die Zeiten sind vorbei, wo die gesetzliche Krankenversicherung eine Art Selbstbedienungsladen war. Wir haben Speck angesetzt, und dieses Anspruchsdenken gilt es loszuwerden.

Meine Erfahrung ist, dass der Mensch sich nur übers Geld steuern lässt. Ein Beispiel sind die kieferorthopädischen Behandlungen. Vor Jahren kosteten diese Korrekturen die Versicherten nichts. Jede dritte Behandlung wurde abgebrochen. Inzwischen hat der Versicherte einen Anteil an den Behandlungskosten zu tragen, und erst wenn die Korrektur erfolgreich abgeschlossen ist, erstattet die Versicherung dieses Geld zurück. Das Ergebnis: Die Behandlungen werden nur in absoluten Ausnahmefällen vorzeitig beendet.

Chronisch Kranke werden bei einer höheren Selbstbeteiligung aufschreien. Ich wäre bereit, das hinzunehmen. Das Leben ist nicht gerecht, und jemand, den das Schicksal mit einer schweren Erkrankung prüft, ist zu bedauern und auch zu unterstützen. Aber eben nur bis zu einem gewissen Grad.

Denn nur mit einer höheren Eigenbeteiligung kann gleichzeitig dem Missbrauch ein Riegel vorgeschoben werden, dass manche Versicherte von einem Arzt zum anderen rennen. Das spart Geld, und davon wiederum profitieren dann auch die chronisch Kranken. Sie machen fünf Prozent aller Versicherten aus, aber 60 Prozent der gesamten Ausgaben der GKV entfallen auf sie.

Ich mache mir allerdings keine Illusionen, dass solche Vorschläge eine Chance haben, realisiert zu werden. Es ist ja immer wieder dasselbe Spiel. Fragt man: »Soll Kranken weniger geholfen werden?«, dann lautet die Antwort: »Nein!« Fragt man aber: »Sind Sie bereit, mehr zu zahlen?«, lautet die Antwort ebenfalls: »Nein!«

Ich habe die Hoffnung fast verloren, dass die Politik in der Lage ist, die zentralen Probleme zu thematisieren und anzugehen. Das betrifft in erster Linie die Trennung zwischen privater und gesetzlicher Versicherung. Warum müsste denn eine Frau Dr. Kruse Bankrott anmelden, wenn nicht ein Viertel ihrer Patienten privat versichert wäre? Warum ist denn die Bezahlung von Kassenpatienten nicht leistungsgerecht?

Ganz einfach deshalb, weil sich ausgerechnet die sozial Stärkeren aus diesem System verabschieden können. Um es deutlich zu sagen: Die gesetzliche Krankenversicherung ist nur noch ein Solidarsystem der Sozialschwachen und der Mittelstarken. Die Privatversicherten hingegen erhalten nicht nur eine bessere Gesundheitsversorgung, sondern sie zahlen dafür auch häufig noch weniger Geld als gesetzlich Versicherte.

Und um die Absurdität perfekt zu machen, entscheiden genau diejenigen, die von dieser Trennung zwischen Kasse und Privat profitieren, welche Leistungen für gesetzlich Versicherte eingeschränkt und welche Zuzahlungen erhöht werden. Zwei Drittel der Mitglieder des Bundestages sind privat versichert, außerdem sitzen viele Abgeordnete in den Aufsichts- und Verwaltungsräten der Privatversicherungen. Damit schließt sich der Kreis.

Ausgerechnet von diesen privat versicherten Entscheidungsträgern erwarten wir, dass sie die wachsenden finanziellen Probleme in der gesetzlichen Krankenversicherung gerecht und sozial lösen? Ausgerechnet von denen, die sich selber schnell Termine beim Arzt und in der Klinik verschaffen, die diese Privilegien genießen und die Unterschiede zwischen Kasse und Privat aus eigener Anschauung gar nicht kennen?

Privatversicherungen argumentieren ja gerne, dass sie das System stützen und damit auch die Versorgung der gesetzlich Versicherten sicherstellen. Das nenne ich, die Realität auf den Kopf stellen. Mein Vorschlag wäre, einen echten Systemwettbewerb zwischen gesetzlicher und privater Krankenversicherung herbeizuführen. Die privaten Krankenkassen sollten für alle geöffnet und die Beitragsbemessungsgrenze abgeschafft werden. Alle Menschen sollten das gleiche Recht haben, über ihre Absicherung im Krankheitsfall selbst zu entscheiden.

Die Politik hat meines Erachtens bewiesen, dass sie nicht in der Lage ist, die nötigen Reformen auf den Weg zu bringen, weil die vielfältigen Verflechtungen mit der Wirtschaft und ihr nachvollziehbares Eigeninteresse dem im Wege stehen. Da hilft nur eines: Die Bürger müssen entscheiden. Auch wenn ein Bürgerentscheid im Grundgesetz bisher nicht vorgesehen ist, auch wenn der Bundestag eigentlich die demokratisch gewählte Institution ist – diese grundlegenden Entscheidungen sollten nicht mehr dem Parteienproporz unterliegen, sondern das Volk muss entscheiden dürfen.

In der Schweiz klappt das seit Jahrzehnten hervorragend. Und dümmer als die Schweizer sind die deutschen Bürger doch auch nicht.

Epilog

Das neue Quartal hat begonnen: »Praxis Dr. Kruse, Vollmar am Apparat. Sie möchten einen Termin? Zurzeit ist es sehr voll.«
In der Praxis geht alles seinen gewohnten Gang. Patienten kommen und gehen.
Dr. Kruse macht ihren Job. Sie verordnet, verschreibt, verwehrt, verweigert.
Ihre Fragen sind geblieben. Antworten hat sie keine.
Aber sie ist ja auch keine Philosophin ... und schon gar keine Politikerin. Sie ist nur eine Hausärztin in Deutschland.

Danke

Mein Dank gilt:
- allen Patienten. Sie haben mir ihre Geschichten anvertraut.
- der Hausärztin, dem Rheumatologen und ihren beiden Teams. Sie gewährten mir Einblick in ihren Praxisalltag und in ihre Gedanken.
- allen anderen Haus- und Fachärzten. Ihre Ergänzungen, Erfahrungen und Einschätzungen ließen das Buch erst zu dem werden, was es ist.
- allen Experten. Ihr wissenschaftlicher und fachlicher Rat waren für das Zustandekommen des Buches unverzichtbar und hat hoffentlich die Fehlerquote auf ein Minimum abgesenkt.
- allen Freunden und Kollegen. Sie gaben mir wertvolle Tipps und Anregungen.
- meiner Agentin Barbara Wenner und meinem Lektor Lutz Dursthoff. Ihre persönliche Betreuung und professionelle Begleitung haben nicht nur mir, sondern auch dem Buch sehr gutgetan!

Mein ganz besonderer Dank gilt dem Vertreter der Krankenkasse. Vor seiner Bereitschaft, Auskunft zu geben und Stellung zu beziehen, habe ich großen Respekt.

Darüber hinaus möchte ich persönlich nennen:

Dagmar Alheit, Prof. Regina Ammicht-Quinn, Karl-Josef Bergers, Inge Bialek, Dr. Regina Biesenecker, Peter-Josef Bock, Prof. Andreas Bockisch, Dorothee Brakmann, Dr. Dietrich Braumann, Claus Burgardt, Dr. Manuel E. Cornely, Nicole Eissmann, Dr. Karla Engelhardt, Ulrike Erstling, Prof. Jürgen Fritze, Dr. Franjo Grotenhermen, Dr. Leonhard Hansen, Armin Heil, Dr. Eva Kalbheim, Dr. Thomas Karger, Marc Krüsel, Prof. Christian Lackner, Prof. Karl Heinz Leven, Dr. Maria-Elisabeth Heckmann, Gilla und Josef Meller, Hildegard Mogge, Prof. Otto-Albrecht Müller, Hannelore Müller, Jörg Neumann, Patrick Palm, Birte und Wiebke Paulsen, Dr. Henning Peiseler, Dr. Julia Rautenstrauch, Gabriele Salingre, PD Dr. Stephan Schmitz, Prof. Edgar Schömig, Gudrun Stüber, Prof. Hans-Joachim Trappe, Prof. Manfred Weber, Prof. Claudia Wiesemann, Prof. Gernold Wozniak, Axel Wrede, Prof. Angela Zink, Dr. Vera Zylka-Menhorn

Zur Entstehung dieses Buches

Die Idee

In Deutschland werden Patienten Therapien, Medikamente, Diagnostik wider besseres Wissen vorenthalten, behauptete ein Arzt auf einem Ärztekongress. Der anwesende Politiker leugnete das entschieden und betonte, jeder Patient bekomme in Deutschland das, was er benötige.

Ich war Zeuge dieses Streits (siehe Prolog). Die Behauptung des Arztes fand ich ungeheuerlich. Ärzte werden gezwungen, wichtige medizinische Leistungen vorzuenthalten oder zu verknappen? Ich war elektrisiert, die anderen Kongressteilnehmer anscheinend nicht. Das Thema wurde nicht weiter vertieft. Man ging zur Tagesordnung über. Alles wie gehabt.

Ärzte und Politiker nehmen einander nicht ernst. Sie scheinen auch gar nicht verstehen zu wollen, worüber der andere spricht. Ich hatte den Eindruck: Sie leben in völlig unterschiedlichen Realitäten, so als ob es zwischen der politischen und der praktischen Ebene keinerlei Verbindung gäbe.

Die politische Diskussion über das Gesundheitswesen-überhaupt-und-an-und-für-sich war mir vertraut: Die Kassen haben zu teure Verwaltungsapparate, die Ärzte verschreiben zu viel, die Patienten bilden sich ihre Krankheiten ein, das ganze System ist zu teuer und höchstens mittelmäßig. Jeder gegen jeden. Das kannte ich alles.

Den Praxisalltag hingegen, von dem der Arzt gesprochen

hatte – den kannte ich nicht. Mich ließen seine Behauptungen nicht los, er könne nicht mehr allen Patienten das geben, was er für richtig halte. Geahnt hatte ich das schon lange. Jetzt hatte es mal jemand ausgesprochen. Aber ob es wirklich stimmt? Die Idee für dieses Buch war geboren.

Ich bin Journalistin. Ich bin freiwillig gesetzlich versichert und so manches Mal bin ich auch Patientin. Ich wollte wissen, ob es wirklich relevante Unterschiede zwischen Kassen- und Privatversicherten bei der medizinischen Versorgung in Deutschland gibt. Ich wollte in Erfahrung bringen, ob man Beweise für die Verknappung in der medizinischen Praxis finden kann.

Ich wollte einen Arzt in seinem Alltag begleiten, ihm über die Schulter schauen und an seinen Gedanken teilhaben und Antworten erhalten auf Fragen wie: Gibt es tatsächlich einen Gewissenskonflikt, Leistungen zu verweigern oder zu gewähren? Wenn ja, wodurch wird dieser Konflikt ausgelöst? Wie entscheidet der Arzt? Nach welchen Prinzipien? Welche unsichtbaren Mitspieler sind mit von der Partie, wenn Arzt und Patient sich gegenübersitzen?

Die Umsetzung

Ich habe mich nach Hausärzten umgeschaut, die bereit waren, bei einem solchen Projekt mitzuwirken und mich an ihren Gedanken und Entscheidungen teilhaben zu lassen. Viele Ärzte zeigten sich zwar dem Thema der Verknappung medizinischer Leistungen gegenüber aufgeschlossen, doch einen Einblick in die eigene Praxis und das eigene Handeln zu gewähren, scheute sich doch der eine oder andere. Für mich war außerdem Bedingung, dass der Arzt nicht standespolitisch aktiv ist.

Schließlich hatte ich »Dr. Kruse« gefunden. Im Wesentlichen habe ich mich an den Abläufen in der Sprechstunde dieser Hausärztin orientiert. Die »wirkliche« Ärztin hat mit ihre Geschichte erzählt. Sie hat mich an ihrer Sprechstunde teilnehmen lassen. Sie hat mich ins Altenheim mitgenommen oder auch zum kassenärztlichen Notdienst. Diese Abläufe bilden die Rahmengeschichte, das erzählerische Gerüst des Buches.

Und dennoch ist die Hauptfigur im Buch nicht identisch mit der Hausärztin, in deren Praxis ich zu Gast war. Denn in diese Person sind nicht nur die Auffassungen und Erfahrungen der realen Ärztin, sondern auch die Ansichten und Erlebnisse mehrerer anderer Haus- und Fachärzte eingeflossen, die ich interviewt habe. Außerdem ist sie auch das »Sprachrohr« für meine Eindrücke und Recherche-Ergebnisse.

Für dieses Vorgehen gibt es mehrere Gründe: Es war mir wichtig, dass sich die Alltagsgeschichten aus der Praxis nicht nur aus dem Erfahrungshorizont eines Arztes speisten. Sie sollten durch die Hinzunahme persönlicher Einschätzungen und Erfahrungen von anderen Kollegen überprüfbarer und dadurch gleichsam objektiver werden.

Nach einem ähnlichen Prinzip ist das Kapitel angelegt, in dem ich aus der Praxis des Rheumatologen berichte. Auch ihn habe ich bei seiner täglichen Arbeit eine Weile begleiten dürfen.

Es gibt – oder gab – alle Patienten im wirklichen Leben, wenngleich sie dort alle einen anderen Namen tragen.

Die inhaltlich relevanten Szenen und Dialoge in diesem Buch haben allesamt so stattgefunden, wenn auch teilweise zu anderen Zeiten und an anderen Orten. Bei dem größten Teil der Gespräche war ich Augen- und Ohrenzeuge – zum Beispiel im Altenheim, im Notdienst, in der Praxis des Rheumatologen oder auch bei dem Besuch des Pharmareferenten. Bei anderen sind mir Inhalt und Ablauf glaubhaft und nachvollziehbar von Dritten geschildert worden – zum Beispiel die Krankenhausgeschichten in Kapitel sechs.

Einige Interviews, die ich mit Experten geführt habe, sind aus dramaturgischen Gründen in die Praxis verlegt worden. So gab es zum Beispiel kein Telefongespräch zwischen der Hausärztin und dem Onkologen. Allerdings habe ich mit dem Krebsspezialisten ein langes Interview geführt, dessen Inhalt in diesem Telefonat zwischen den beiden Kollegen wiedergegeben wird.

Der Vertreter der Krankenkasse ist in leitender Position bei einer gesetzlichen Krankenversicherung beschäftigt. Gleichwohl ist er im politischen Raum nicht bekannt und aktiv. Einen Entscheidungsträger auf die Schilderungen und persönlichen Sichtweisen der Ärzte und Patienten reagieren zu lassen, war für mich unverzichtbar. Ich wünschte mir einen (mutigen) Gegenspieler, der tagtäglich solche Entscheidungen zu verantworten hat, wie sie von Ärzten und Patienten beschrieben werden. Dieser täglich stattfindende Konflikt sollte auch in der Gestaltung des Buches deutlich werden.

Mit diesem Vertreter der Krankenkasse habe ich lange Interviews geführt, diese abgeschrieben und daraus Texte formuliert, die sich eng am gesprochenen Wort orientieren und von meinem Gesprächspartner autorisiert worden sind.

Das Arzt-Patienten-Verhältnis wird ganz wesentlich mitbestimmt von Institutionen wie beispielsweise den Kassenärztlichen Vereinigungen oder dem Gemeinsamen Bundesausschuss. Das Zusammenspiel all dieser verschiedenen Akteure ist allerdings so kompliziert und speziell, dass es den Rahmen eines Buches, das sich gerade nicht an ein Fachpublikum wendet, gesprengt hätte, sie alle im Buch auftreten zu lassen.

Aus diesem Grund habe ich allein dem Vertreter einer Krankenkasse die Rolle des Gegenspielers zugewiesen. Denn für die Versicherten, die sich in dem Irrgarten »Deutsches Gesundheitswesen« verlieren, sind die Krankenkassen die entscheidenden Ansprechpartner.

Und nun?

Unter den aktuellen politischen Vorgaben von Beitragsstabilität und Ausgabenbegrenzung ist eine gleiche Versorgung für alle nicht mehr realisierbar. Wissenschaftler sind sich darüber einig und diskutieren darüber in wissenschaftlichen Zirkeln, auf Kongressen und Symposien.

Eine Umfrage, die im Frühsommer 2006 von TNS-Emnid durchgeführt wurde, brachte zu Tage: Nur noch 41 Prozent der Bevölkerung glaubt, dass sie im Krankheitsfall die bestmöglichen Therapien und bestmöglichen Arzneien erhalten. Auch wenn die medizinische Versorgung in Deutschland zweifelsohne einen hohen Stand hat, ahnen die Bürger längst, dass keineswegs jeder die gleichen Chancen hat, daran teilzuhaben. Die einen wissen es, und die anderen ahnen es.

Die Spannung zwischen hohen Ansprüchen und begrenzten Finanzmitteln wird immer größer. In den Praxen und Krankenhäusern ist diese Spannung zu spüren. In der öffentlichen Debatte hingegen wird das Thema noch verdrängt, weil nicht sein kann, was nicht sein darf.

Dort geht es stattdessen immer und immer wieder um solche Nebenschauplätze wie um Beitragserhöhungen, Bonus-Malus-Regelungen und Behandlungsprogramme. Diese Diskussionen haben einen unübersehbaren Vorteil: Solange man sich damit aufhält, braucht man über die Kriterien der Zuteilung von medizinischen Therapien nicht zu diskutieren. Zum Beispiel auch und vor allem mit Patienten! Ihnen wird keine Urteilskraft zugetraut – sie sind ja schließlich »betroffen«. Als ob die Vertreter der Kassen, der Ärzteverbände, der Pharmaindustrie nicht genauso betroffen wären! Nur ihnen wirft man das Eigeninteresse nicht vor. Sie haben eine starke Lobby ...

So lange der Patient nicht weiß, was sich hinter Expertenchinesisch wie DRG, DMP, MVZ, OTC und Me-too verbirgt, solange kann er nicht mitreden. Je unmündiger er bleibt, desto länger kann man ihm gegenüber die Illusion aufrechterhalten, es gebe eine gleiche Medizin für alle.

Dennoch wird kein Weg an einer offenen Debatte über Solidarität und Gerechtigkeit im deutschen Gesundheitssystem und ihre Grenzen vorbeiführen. Wenn dieses Buch dazu einen kleinen Beitrag leisten könnte, wäre das schön.

Die Bürger wissen übrigens längst, was ihnen wichtig ist. Man muss sie nur fragen. In der bereits erwähnten Umfrage sollten die Deutschen die Leitgedanken für die Gesundheitsversorgung nennen. Das Ergebnis: An erster Stelle sollte ihrer Meinung nach der Mensch stehen. An zweiter Stelle die Qualität der Versorgung und erst an dritter Stelle das Geld, das sich mit Gesundheit verdienen lässt.

Die Bürger befinden sich mit diesen – frommen – Wünschen übrigens in guter Gesellschaft. Auch der frühere Bundespräsident Johannes Rau hat einmal gesagt:

»Gesundheit ist keine Ware, Ärzte sind keine Anbieter und Patienten keine Kunden.«

Glossar

In diesem Glossar werden medizinische und sozialversiche-
rungsrechtliche Begriffe erklärt, in (gesundheits-)politischen
Fragen durchaus aber auch persönliche Einschätzungen abgegeben. Insofern wird der Anspruch einer scheinbaren Objek-
tivität gar nicht erst erhoben. Dies mag Leser und Leserinnen
anregen, selbst aktiv zu werden und die für sie gültigen Wahr-
heiten zu finden. Was das Gesundheitssystem angeht, wird nur
auf die Gegebenheiten in Deutschland Bezug genommen.

Abbedingungserklärung	Rechtsverbindliche Vereinbarung zwischen Krankenhausarzt und Privatpatient. Sie erlaubt es dem Arzt, Honorare für die medizinische Behandlung in Rechnung zu stellen, die höher sind als die von den Krankenversicherungen gezahlten Erstattungen.
Ambulant	Der Begriff bezeichnet die Behandlung von Patienten in Arztpraxen, Klinik oder Krankenhaus im Gegensatz zu einem stationären Aufenthalt im Krankenhaus, bei dem der Patient über Nacht bleibt.
Antiallergika	Wirkstoffe, die vorbeugend oder zur Behandlung allergisch bedingter Erkrankungen eingesetzt werden
Antimykotika	Arzneimittel zur Behandlung von Pilzinfektionen

Arzneimittelbudget	Obergrenze für Arzneimittelausgaben. Ärzte dürfen nur bis zu dieser festgelegten Grenze (so genannte Richtgrößenvolumen) Medikamente verschreiben. Für alle verschriebenen Arzneimittel, die über diesem Volumen liegen, können die Ärzte persönlich in Haftung genommen werden. Für chronische Erkrankungen wie z. B. Krebs können so genannte → Budgetausnahmen oder → Praxisbesonderheiten in Anspruch genommen werden, das bedeutet, die Medikamente werden nicht auf das festgelegte Budget angerechnet.
Arzneimittelversorgungs-Wirtschaftlichkeitsgesetz	Gesetz zur Verbesserung der Wirtschaftlichkeit in der Arzneimittelversorgung, das am 1. Mai 2006 in Kraft getreten ist. Mit diesem Gesetz soll u. a. der Preiswettbewerb unter den Pharmafirmen gefördert werden.
Astronautennahrung	Hochkonzentrierte, energiereiche flüssige Aufbaunahrung für Menschen, die nicht essen können, wollen, dürfen
Atorvastatin	Wirkstoff des weltweit am häufigsten verkauften Medikaments zur Senkung des Cholesterinspiegels, das im deutschsprachigen Raum unter der Produktbezeichnung Sortis vertrieben wird
Aut-idem-Regelung	Bei dieser Regelung wird nicht ein Marken-Medikament, sondern ein Wirkstoff verschrieben. In der gesetzlichen Krankenversicherung wird dieses Verfahren benutzt, um die Kosten für Arzneimittel zu senken.
Autoimmunerkrankung	Krankheiten, bei denen sich die Aktivität des Immunsystems gegen den eigenen Körper richtet, z. B. multiple Sklerose, chronisch-entzündliche rheumatische Erkrankungen, Diabetes mellitus Typ 1
Avastin	Moderne zielgerichtete Therapie zur Behandlung des fortgeschrittenen Darmkrebses, die die Gefäßneubildung hemmt. Sehr teures Medikament

Barmer Hausarztmodell	Der Versicherte legt sich auf einen Hausarzt und eine Hausapotheke fest und kann damit 30 Euro Praxisgebühr im Jahr sparen, da der Hausarzt alle Behandlungen steuert und koordiniert und gegebenenfalls zum Facharzt überweist. Auch für den Besuch des Frauen- und Augenarztes gilt die Überweisungspflicht.
Basissatz (= Basisfallwert)	Bezeichnet den durchschnittlichen Erlös für alle stationären Behandlungsfälle in einem Bundesland. Bei der Abrechnung über → Fallpauschalen bildet dieser Wert die Grundlage, um das Krankenhausbudget zu berechnen. Er bestimmt ganz entscheidend die Höhe der zukünftigen Preise für die Behandlung im Krankenhaus und damit auch die Höhe des Finanzvolumens, über das jedes Krankenhaus verfügen kann.
Basistherapie	Darunter versteht man verschiedene Behandlungsmöglichkeiten bei entzündlichen rheumatischen Erkrankungen. Diese langfristigen Therapieformen zielen auf die Eindämmung der Entzündung und sind in der Lage, den weiteren Krankheitsverlauf und die damit verbundenen Beschwerden und Einschränkungen erheblich zu mildern.
Bechterew	→ Morbus Bechterew
Beihilfe	Finanzielle Unterstützung zu den Krankheits- und Pflegekosten, die Beamte von ihrem Dienstherrn für sich und ihre nicht sozialversicherungspflichtigen Familienangehörigen unter Abzug von Eigenanteilen erhalten
Biologika	Eine neue Klasse von Medikamenten, die in das immunologische Geschehen im Körper eingreifen, indem sie vor allem Entzündungsvorgänge blockieren. In ihrer Wirkungsweise sind sie hauptsächlich biologische Gegenspieler der entzündungsauslösenden Botenstoffe.

257

Blutbild	Qualitative und quantitative Zusammensetzung des Blutes. Für das Blutbild werden alle Bestandteile (u. a. Leukozyten, Erythrozyten, Thrombozyten, Hämatokritwert) ausgezählt und errechnet.
Bonustarife	Viele gesetzliche Krankenkassen bieten ihren Versicherten spezielle Spar- oder Selbstbehaltstarife an. Ziel dieser speziellen Tarife ist, ein kostenbewusstes Verhalten der Versicherten zu fördern. Allerdings sind diese Tarife nicht für jeden nutzbar.
Bonus-Malus-Regelung	Diese Regelung basiert auf dem Arzneimittelversorgungs-Wirtschaftlichkeitsgesetz (AVWG), das zum 1.5.2006 in Kraft getreten ist. Demnach sollen Ärzte in Zukunft ihr Verschreibungsverhalten an einer vereinbarten Zielgröße für bestimmte Wirkstoffgruppen orientieren. Überschreiten sie diesen Wert, werden sie mit einem Malus bestraft, wenn sie diesen unterschreiten, soll ein Bonus unter den sparsam verordnenden Ärzten verteilt werden.
Borreliose	Infektionskrankheit, die durch Zeckenbiss ausgelöst wird
Budget	→ Budgetierung
Budgetausnahmen (= Richtgrößenausnahmen)	Arzneimittel und Behandlungen für chronisch oder Schwerkranke, die von den gesetzlichen Krankenkassen nicht auf das festgelegte Budget angerechnet werden
Budgetierung	Begrenzung der Ausgaben in der gesetzlichen Krankenversicherung für bestimmte Bereiche. Jede Arztpraxis, jedes Krankenhaus bekommt zum Beispiel einen bestimmten Betrag für Arzneimittel zugewiesen, der nicht überschritten werden darf.
Cannabis	Sammelbegriff für die aus Hanf hergestellten Rauschmittel
Chemotherapie	Behandlung mit Medikamenten, die sich teilende Zellen abtöten und damit besonders schnell wachsende Tumoren treffen.

Die Chemotherapie ist eine systemische Behandlung, die den gesamten Organismus miteinbezieht, also auch gesunde Zellen in Mitleidenschaft zieht. Da die Chemotherapie nur die Zellen vernichten kann, die sich gerade teilen, bietet eine Chemotherapie keine Garantie für eine Heilung.

Chronisch obstruktive Lungenerkrankung (COPD)

Unter diesem Begriff werden verschiedene Krankheitsbilder zusammengefasst, die sich zwar in der Entstehung, Diagnosestellung und Therapie unterscheiden, aber eine ähnliche Symptomatik aufweisen, nämlich chronischen Husten, Auswurf, Atemnot, vor allem bei Belastung, und eine deutliche Leistungsminderung der Betroffenen.

Chronische Polyarthritis

Auch: rheumatoide Arthritis. Eine chronisch-entzündliche Erkrankung, die mit anhaltenden Schmerzen einhergeht, zu Gelenkzerstörungen, Funktionsverlusten und letztlich zu Arbeitsunfähigkeit und Verkürzung des Lebens führen kann.

Cortison

Ein lebenswichtiges körpereigenes Hormon. Als Medikament ist es der stärkste Entzündungshemmer, den wir zurzeit kennen. Bei einigen Krankheitsbildern, z. B. Asthmaanfall, allergischem Schock, immunologischen Erkrankungen kann die Gabe von Cortison lebensrettend sein.

Deckelung

→ Budgetierung

Defibrillator

60 bis 70 Prozent aller plötzlichen Herztode geht ein so genanntes Kammerflimmern voraus. Ein Defibrillator, ein medizinisches Gerät, kann dieses Kammerflimmern durch gezielte Stromstöße unterbrechen.

Demenz

Bezeichnet einen Verfall der geistigen Leistungsfähigkeit. Man versteht darunter vor allem die Abnahme von Gedächtnisleistung und Denkvermögen.

Diagnosis Related Group (DRG)

Pauschalisiertes Abrechnungssystem für Krankenhäuser. Für bestimmte Erkrankungen und Behandlungen gibt es eine pau-

schale Kostenerstattung, die → Fallpauschale. Sie ist unabhängig von dem tatsächlich notwendigen stationären Aufenthalt.
Das Gegenteil ist die Abrechnung nach Liegezeiten.

Disease-Management-Programme (DMP) Programm zum Management von Krankheiten. Koordinierte Behandlungs- und
Betreuungsprogramme für Patienten mit
chronischen Erkrankungen – Diabetes,
Brustkrebs, Koronare Herzerkrankungen
und Asthma / → COPD. Diese Programme
werden von Krankenkassen angeboten, die
mit bestimmten Ärzten oder Krankenhäusern Verträge abschließen. Ziel ist, die Versorgung der Patienten/innen zu verbessern,
indem die Qualität der Behandlung durch
so genannte Standards sichergestellt wird.
Ziel ist es aber auch, Kosten zu sparen.
Kritiker fürchten, dass statt einer auf den
einzelnen Patienten abgestimmten Therapie
eine Therapie von der Stange eingeführt
wird. Patienten, die an einem solchen Programm teilnehmen, können sich dann nur
von diesen Vertragsärzten behandeln lassen. Das DMP bedeutet letztlich eine Ein-
schränkung der freien Arztwahl.

DRG → Diagnosis Related Group

Einheitlicher Bewertungsmaßstab Alle abrechnungsfähigen ärztlichen Leistungen für gesetzlich Versicherte werden
im einheitlichen Bewertungsmaßstab, einer
Art Liste, nicht mit Euro-Preisen aufgeführt, sondern mit Punkten zueinander ins
Verhältnis gesetzt. Die Bewertungszahlen
drücken also das Wertverhältnis der einzelnen abrechnungsfähigen Leistungen zueinander aus.

Erysipel Eine örtlich begrenzte akute Entzündung
der Haut. Verursacht wird sie durch Bakterien (Streptokokken). Besonders leicht haben es die Erreger, wenn das Immunsystem
geschwächt ist.

Erythropoetin	Wird als Hormon zu 90 Prozent in der Niere gebildet. Es findet seine Verwendung als gentechnisch hergestelltes Medikament, das die Bildung und Entwicklung von roten Blutkörperchen anregt. Es wird bei Blutarmut (Anämie) eingesetzt und ist sehr teuer.
Esomeprazol/ Omeprazol	Hemmen die Magensäure. Die Wikstoffe werden bei Entzündungen und Geschwüren im Magen-Darm-Trakt angewendet, die durch Magensäure verursacht oder verstärkt werden. Die Magensäure wird in Zellen der Magenwand produziert. Von dort wird sie über einen Transportmechanismus, die Protonenpumpe, in den Magen ausgeschüttet. Alle Medikamente, die diesen Mechanismus hemmen, heißen Protonenpumpen-Hemmer.
Evidenzbasierte Medizin	Unter evidenzbasierter Medizin versteht man wissenschaftliche Nachweise für Wirksamkeit und Wirtschaftlichkeit von medizinischen Behandlungen. Verschiedene Hierarchiestufen von evidenzbasierter Medizin. I ist die höchste Stufe, IV die niedrigste.
Evidenz aufgrund von Metaanalysen randomisierter, kontrollierter Studien	Dabei handelt es sich um die höchste Stufe des wissenschaftlichen Nachweises von Wirksamkeit und Wirtschaftlichkeit von medizinischen Therapien. Bei diesen Studien werden die Patienten nach dem Zufallsprinzip in zwei Gruppen eingeteilt, die eine Gruppe erhält die Wirksubstanz, die andere nicht. Weder Arzt noch Patient wissen, welche Gruppe die Wirksubstanz erhält. Die Ereignisse und Ergebnisse der Studie werden dabei laufend kontrolliert und bewertet. Die Metaanalyse fasst die Ergebnisse mehrerer solcher Studien zusammen.
Fallpauschale	Darunter versteht man eine pauschale Vergütung für bestimmte Behandlungen im Krankenhaus. Eine Blinddarmoperation

261

wird danach z. B. pauschal vergütet, egal wie hoch der individuelle Aufwand ist. In der Fallpauschale ist die komplette Krankenhausleistung enthalten einschließlich medizinischer Behandlung, Operation, Unterkunft und Verpflegung. → Diagnosis Related Group

Fatigue-Syndrom

Tiefe Erschöpfung, lähmende Müdigkeit, Konzentrationsschwäche, die bis zu 50 Prozent aller Patienten während und nach der Chemotherapie befällt und manchmal auch nach ausreichender Erholungszeit nicht vergeht. Sie steht oft in Zusammenhang mit therapiebedingtem Abfallen des roten Blutfarbstoffs (Hämoglobin).

Festbetrag

Festbeträge sind in der gesetzlichen Krankenversicherung Höchstpreise für bestimmte Arzneimittel. Übersteigt der Preis des Arzneimittels den Festbetrag, muss der Versicherte die Mehrkosten selbst tragen.

Freiwillig versichert

Sozialversicherungspflichtig Beschäftigte, deren Bruttoeinkommen über einer bestimmten Grenze (Stand Juli 2006: 47.250 Euro brutto pro Jahr) liegt. Sie haben das Recht, sich privat zu versichern oder freiwillig in der gesetzlichen Krankenversicherung zu bleiben.

Gastroenterologen

Fachärzte, die sich mit der Prävention, Diagnose und Therapie von Erkrankungen des Magen-Darm-Trakts befassen. Dazu gehören hauptsächlich Darmerkrankungen, Ulkuserkrankungen, Lebererkrankungen und Tumore des Magen-Darm-Bereichs.

Gebührenordnung für Ärzte (GOÄ)

Verzeichnis, in denen die Entgelte (Gebühren) ärztlicher Leistungen zusammengefasst sind. Die GOÄ ist die Abrechnungsgrundlage in der privaten Krankenversicherung und wird durch die Bundesregierung erlassen.

Gebührensatz	Ärzte berechnen die Leistungen für Privatversicherte nach der Gebührenordnung für Ärzte (GOÄ). Die Gebührensätze der GOÄ können die Ärzte in einem begrenzten Rahmen steigern, und zwar bei persönlichen ärztlichen Leistungen bis zum maximal 3,5-fachen Satz. Üblich ist der 1,8-fache Satz.
Gemeinsamer Bundesausschuss	Das (wichtige) Gremium, in dem die Vertreter der Ärzte, Krankenkassen und Krankenhäuser konkretisieren, welche ambulanten oder stationären medizinischen Leistungen ausreichend, zweckmäßig und wirtschaftlich sind und somit zum Leistungskatalog der gesetzlichen Krankenkassen gehören. Patientenvertreter haben Anhörungsrecht.
Generika	Medikamente mit einem Wirkstoff, dessen Patentschutz abgelaufen ist und die als oft preiswertere Nachahmerpräparate auf dem Markt sind
Gesetzliche Krankenversicherung (GKV)	Die GKV ist der älteste Zweig der Sozialversicherung und hat ihren Ursprung im Gesetz über die Krankenversicherung der Arbeiter von 1883. Heute sind in ihr rund 88 Prozent der Bevölkerung versichert und haben im Krankheitsfall Anspruch auf Leistungen, um die Gesundheit zu erhalten, wiederherzustellen oder zu bessern → Sozialgesetzbuch. Finanziert werden diese Leistungen hauptsächlich durch Beiträge, die von Arbeitgebern und Arbeitnehmern getragen werden.
Gesundheitscheck	Einfache Form der Gesundheitsuntersuchung, die kostenlos und zuzahlungsfrei ist und zur Vorsorge und Früherkennung von Krankheiten dienen soll. Sie steht jedem gesetzlich Versicherten alle zwei Kalenderjahre ab dem vollendeten 35. Lebensjahr zu. Ausführlichere Untersuchungen muss der Patient selbst zahlen.

Gesundheits-modernisierungsgesetz

Das Gesetz zur Modernisierung der gesetzlichen Krankenversicherung trat am 1. Januar 2004 in Kraft. Es zielt darauf ab, die Strukturen in der gesetzlichen Krankenversicherung zu reformieren, die Qualität der medizinischen Versorgung zu verbessern und alle am System Beteiligten in Sparmaßnahmen einzubeziehen.

Glivec

Moderne zielgerichtete Therapie zur Behandlung bestimmter Leukämiearten, die die Gefäßneubildung hemmt. Sehr teures Medikament

Hausarztmodell

Mit der Gesundheitsreform 2004 sind die Krankenkassen verpflichtet worden, neben der normalen hausärztlichen Versorgung ihren Versicherten eine qualitativ besonders hoch stehende hausärztliche Versorgung anzubieten. Nun können Krankenkassen ihren Versicherten spezielle Modelle anbieten, bei denen sich die Versicherten für einen Hausarzt als ständigen Partner entscheiden. Das Barmer Hausarztmodell ist das erfolgreichste; sieben von zehn Ärzten sind diesem Programm beigetreten.

Heilmittel

Wirken überwiegend äußerlich zur Heilung oder Linderung einer Krankheit auf den Körper ein. Heilmittel umfassen ausschließlich Dienstleistungen, z. B. Maßnahmen der physikalischen Therapie (z. B. Massagen), Leistungen der Sprachtherapie und der Ergotherapie. Heilmittel können nur bei einer ärztlichen Verordnung zu Lasten der gesetzlichen Krankenversicherung erbracht werden.

Herceptin

Dieses Medikament kann bei HER2-positivem (Score3) Brustkrebs eingesetzt werden und ermöglicht eine Wachstumsblockade der Tumorzellen. Die Auswertung großer Studien – vorgestellt auf dem amerikanischen Krebskongress (ASCO) im Mai 2005/2006 – hat ergeben, dass auch im frühen Erkrankungsstadium Herceptin einen deutlichen Überlebensvorteil bietet.

Hilfsmittel Medizinische Leistungen, die in den Hilfsmittelrichtlinien definiert werden. Sie umfassen Gegenstände, die beeinträchtigte Körperfunktionen ersetzen, erleichtern oder ergänzen; z. B. Seh- und Hörhilfen, Prothesen oder Rollstühle.

IGeL Abk. für Individuelle Gesundheitsleistungen. Darunter versteht man spezielle Gesundheitsleistungen, die von der gesetzlichen Krankenversicherung nicht (mehr) bezahlt werden, aber für den Patienten trotzdem manchmal sinnvoll sein können, z. B. gynäkologische Ultraschalluntersuchungen. Vom Arzt werden sie als Privatleistung abgerechnet.

Insulinanaloga Stoffe, die in ihrer Grundstruktur gegenüber dem Insulin verändert sind. Der Wirkungseintritt oder die Wirkungsdauer werden verkürzt. Der Gemeinsame Bundesausschuss hat kurzwirksame Insulinanaloga aus der Verordnungsfähigkeit zu Lasten der gesetzlichen Krankenversicherung ausgeschlossen.

Institut für Qualität und Wirtschaftlichkeit im Gesundheitswesen (IQWiG) Mit der Gesundheitsreform 2004 ist die Gründung eines fachlich unabhängigen Instituts für Qualität und Wirtschaftlichkeit im Gesundheitswesen beschlossen worden. Diese Einrichtung, in der fachlich kompetente und von Industrie und anderen Einflussnahmen unabhängige Fachleute arbeiten, trägt wissenschaftliche Erkenntnisse zusammen und stellt sie den Entscheidungsträgern im Gesundheitswesen zur Verfügung. Hier werden medizinische Behandlungen, Operationsverfahren oder auch Arzneimittel auf ihren Nutzen untersucht und auf der Grundlage aktueller medizinischer Erkenntnisse bewertet.

Institutionsermächtigung	Die kassenärztliche Vereinigung »ermächtigt« in Deutschland bestimmte Institutionen (z. B. Krankenhäuser), Versicherte der gesetzlichen Krankenversicherung zu behandeln. Vertragspartner ist die Institution, nicht der einzelne Arzt. Das bedeutet de facto einen Schutz der niedergelassenen Ärzte und die Einschränkung der (ambulanten) Behandlung im Krankenhaus.
Integrierte Versorgung	Die Gesundheitsreform von 2004 hat den Kassen die Möglichkeit eröffnet, neue Wege der medizinischen Versorgung zu gehen. So sollen beispielsweise Mediziner in Praxen und Krankenhäusern nicht nur verstärkt miteinander, sondern auch mit Apothekern, Krankengymnasten und Psychologen kooperieren. Alle Akteure im Gesundheitssystem sollen zusammenarbeiten und ihre jeweiligen Leistungen auf ein gemeinsames Behandlungsziel abstimmen dürfen. Dadurch soll die Qualität der Versorgung spürbar verbessert werden.
Irinotecan	Ein Arzneimittel, das als Chemotherapie zur Behandlung von Krebserkrankungen eingesetzt wird
Kardiologie	Teilgebiet der Inneren Medizin, die sich mit den Erkrankungen und Veränderungen des Herzens sowie deren Behandlung befasst
Karzinom	Bösartiger Tumor, ausgehend vom so genannten Epithelgewebe (Brust, Dickdarm, Prostata, Gebärmutter, Lunge ...). Die Ausbreitung erfolgt über infiltrierendes Wachstum in benachbarte Gewebe oder in andere Organe und Organsysteme durch Metastasierung.
Kassenärztliche Vereinigung (KV)	Die KV nimmt eine Schlüsselstellung in der gesetzlichen Krankenversicherung (GKV) ein: Die 17 KVen sind Körperschaften des öffentlichen Rechts, ihre stimmberechtigten Mitglieder sind alle im räumlichen

Geltungsbezirk praktizierenden, zugelassenen (140.000) Vertragsärzte und Psychotherapeuten. Sie nehmen unter anderem die Rechte gegenüber den gesetzlichen Krankenkassen wahr, sichern die ambulante medizinische Versorgung, verhandeln mit den Kassen über die Honorarsummen und legen die Mittelverteilung unter den Arztgruppen fest.

Kassenpatienten

Alle abhängig Beschäftigten, die unterhalb der so genannten Bemessungsgrenze liegen, sind zwangsweise Mitglieder der gesetzlichen Krankenversicherung. Beamte, Selbstständige und Bezieher höherer Einkommen unterliegen dieser Pflicht nicht.

Kassenzulassung

Verwaltungsakt, der die Voraussetzung für die Behandlung von gesetzlichen Krankenversicherten durch einen Arzt oder Psychotherapeuten bildet. Über die Zulassung entscheidet ein gemeinsamer Ausschuss von Ärzten und Krankenkassen.

Kernspintomographie

→ Magnetresonanztomographie (MRT)

Kleinzelliges Bronchialkarzinom

Eine Erkrankung, bei der Krebszellen im Lungengewebe gefunden werden, ausgehend von den Bronchien, den Luftwegen innerhalb der Lungen

Klinische Studie

Systematische wissenschaftliche Untersuchung der Wirkung von neuen Behandlungsmaterialien und Therapiemethoden (meist Arzneimittel oder neue Kombinationen) entsprechend einem formalen Untersuchungsplan (Studienprotokoll).

Knochenszintigramm (Knochenszintigrafie)

Bildgebendes Untersuchungsverfahren, bei dem schwach radioaktiv markierte Substanzen verabreicht werden, die sich im Knochengewebe anreichern und dadurch krankhafte Veränderungen erkennbar machen

Kontrahierungszwang

Gesetzlich auferlegte Pflicht zur Aufnahme neuer Mitglieder, unabhängig von deren Gesundheitsstatus und finanzieller Leistungskraft. Gilt umfassend nur für die gesetzliche Krankenversicherung.

Kostenerstattung

Alle gesetzlich Versicherten können sich in Deutschland privat von den Vertragsärzten behandeln lassen und erhalten von ihrer Krankenkasse eine Erstattung in Höhe der Kassensätze. Die Kostenerstattung ist sowohl für den ambulanten als auch für den stationären Bereich wählbar. Allerdings kann man die Wahl auch nur auf den ambulanten Bereich beschränken. Bei gewählter Kostenerstattung kann jeder Vertragsarzt in Anspruch genommen werden.

LDL-Cholesterin

Cholesterin ist ein Blutfett, das in »gutes« und »schlechtes« Cholesterin unterschieden wird. Das gute Cholesterin – HDL – schützt die Gefäße und kann Arteriosklerose vorbeugen, das schlechte Cholesterin – LDL – lagert sich an den Gefäßwänden ab und kann zu Arteriosklerose führen.

Leistungskatalog (der gesetzlichen Krankenversicherung)

Zusammenstellung aller medizinischen Leistungen, Arznei-, Heil- und Hilfsmittel, Behandlungen, die von der Krankenkasse übernommen werden. Der Leistungskatalog richtet sich auch, aber nicht nur nach dem medizinisch Möglichen und Erforderlichen.

Leitlinien

Von den medizinischen Fachgesellschaften erstellte Vorschriften, um mitzuteilen, welche diagnostischen und medizinischen Maßnahmen bei bestimmten Erkrankungen angemessen sind und ergriffen werden sollen. Leitlinien sind Ausdruck des aktuellen Wissensstandes und nicht rechtsverbindlich.

Lymphdrainage

Die manuelle Lymphdrainage ist eine Therapieform der physikalischen Anwendungen. Sie dient hauptsächlich als Ödem- und Entstauungstherapie geschwollener Körperregionen. Durch kreisförmige Verschiebetechniken, welche mit leichtem Druck angewandt werden, wird die Flüssigkeit aus dem Gewebe in das Lymphgefäßsystem verschoben.

Lymphknoten Gesunde Lymphknoten sind linsen- bis bohnengroß. Sie dienen als Filter für Gewebeflüssigkeit und sind an zahlreichen Stellen des Körpers vorhanden. Sie spielen eine wichtige Rolle im Immunsystem und bei der Infektbekämpfung.

Lymphödeme Stauung von Gewebeflüssigkeit in Armen oder Beinen als Folge von Entzündungen oder Behandlungen, die zu einer teilweisen Zerstörung des Lymphgefäßes geführt haben. Betroffene Gliedmaßen schwellen an, schmerzen.

Magnetresonanztomographie (MRT) Untersuchungsverfahren ohne Strahlenbelastung. Ein von außen um den Körper herum erzeugtes starkes Magnetfeld veranlasst körpereigene Wasserstoffatome dazu, Signale zurückzusenden. Diese werden von einem Computer zu einem Schichtbild zusammengesetzt.

Medizinischer Dienst der Krankenversicherung (MDK) Der Medizinische Dienst der Krankenversicherung (MDK) ist der sozialmedizinische Beratungs- und Begutachtungsdienst der gesetzlichen Kranken- und Pflegeversicherung. Er begutachtet und berät unter anderem in Einzelfällen medizinische Behandlungen.

Medizinisches Versorgungszentrum (MVZ) Seit der Gesundheitsreform 2004 können Allgemeinmediziner, Internisten, Chirurgen, Gynäkologen, Zahnärzte, aber auch Apotheker und Physiotherapeuten unter einem Dach zusammenarbeiten. Dadurch sollen Kosten der medizinischen Versorgung gesenkt und die Wege für die Patienten verkürzt werden. Zurzeit gibt es knapp 500 MVZs in Deutschland.

Metastase Tochtergeschwulst, Absiedlung und Streuung von Krebszellen des ursprünglichen (Primär-)Tumors in bestimmte Organe auf dem Blut- oder Lymphweg

Me-too-Liste	Auf dieser Liste werden patentierte Arzneimittel-Wirkstoffe, so genannte Scheininnovationen, aufgeführt, die gegenüber anderen Substanzen keine oder nur geringe Verbesserungen erbringen, dafür aber häufig erheblich teurer sind.
Morbus Bechterew	Die Bechterew-Krankheit ist eine langsam fortschreitende, entzündlich-rheumatische Erkrankung, die vor allem die Wirbelsäule betrifft. Die Erkrankung ist gekennzeichnet durch eine zunehmende Versteifung und Bewegungseinschränkung der Wirbelsäule.
MRT	→ Magnetresonanztomographie
Multimorbide/ Mulimorbidität	Bestehen mehrere Krankheiten gleichzeitig, spricht man von Multimorbidität. Vor allem alte Menschen sind davon betroffen. Die Zahl multimorbider Menschen wird aufgrund steigender Lebenserwartung zunehmen.
N1, N2, N3	Packungsgrößen; N1: Kleinpackung, N2: mittlere Packung, N3: Großpackung (wirtschaftlich sinnvoll bei dauerhafter Einnahme)
Naturheilkundliche Therapien	Lehre von der Behandlung und Vorbeugung von Krankheiten unter Einsatz der natürlichen Umwelt und naturbelassener Heilmittel. Naturheilkunde ist der Überbegriff für verschiedene Behandlungsmethoden, die auf natürliche Ressourcen zurückgreifen.
Ödem	Ansammlung von Wasser, schmerzlose Schwellung
Off-label-Use	Bei Arzneimitteln, die außerhalb ihrer Zulassung eingesetzt werden, spricht man von Off-label-Use. Grundsätzlich beschränkt sich die Leistungspflicht der Krankenkassen nur auf die in der Arzneimittelzulassung genannten Anwendungsgebiete.
Onkologe	Mediziner, der sich mit der Entstehung und Behandlung von Tumoren befasst

Ordinationsziffer	Ordnet die medizinischen Leistungen abrechnungsfähigen Punkten zu, nach denen die Honorare der Vertragsärzte der gesetzlichen Krankenversicherung bemessen werden
Originalpräparat	Ein Medikament, von dem auch Nachahmerprodukte, so genannte → Generika, auf dem Markt sind
Osteoporose	Stoffwechselerkrankung der Knochen. Durch den Abbau von Knochenmasse verliert der Knochen seine Stabilität. Schmerzhafte Knochenbrüche können die Folge sein.
OTC-Liste	Liste der Arzneimittel, die nicht verschreibungspflichtig sind und seit der Gesundheitsreform 2004 von den Krankenkassen nicht mehr übernommen werden. Es sei denn, sie sind als Therapiestandard bei schwerwiegenden Erkrankungen anerkannt.
OTC-Präparat	Over the counter – über den Ladentisch. OTC sind nicht verschreibungspflichtige Arzneimittel sowie sämtliche Produkte, mit denen man sich selbst behandeln kann. Sie sind in Apotheken und Drogerien frei verkäuflich.
Palliativ	Mit diesem Begriff werden Behandlungsmaßnahmen bezeichnet, die darauf ausgerichtet sind, die Lebensqualität zu erhalten oder zu verbessern, wenn die Heilung eines (Krebs-)Patienten nicht mehr möglich ist. Intensive Schmerztherapie und Kontrolle anderer krankheitsbedingter Symptome stehen im Vordergrund.
Patentschutz	Ein Patent ist ein Recht, andere von der Benutzung einer Erfindung über einen begrenzten Zeitraum auszuschließen. Dieses zeitlich befristete Exklusivrecht zur wirtschaftlichen Nutzung seiner Erfindung benötigt eine Firma, um die Investitionskos-

ten für Forschung und Entwicklung wieder einzuspielen.

PEG-Magensonde Die perkutane endoskopische Gastrostomie (PEG) bezeichnet eine Ernährungssonde. Diese wird mit Hilfe eines Endoskops durch die Bauchwand in den Magen eingeführt und der Patient darüber künstlich ernährt.

PET → Positronen-Emissions-Tomographie

Pflegestufen Pflegebedürftige der Pflegestufe I sind erheblich Pflegebedürftige, die bei der Körperpflege, der Ernährung oder der Mobilität für wenigstens zwei Verrichtungen aus einem oder mehreren Bereichen mindestens einmal täglich der Hilfe bedürfen und zusätzlich mehrfach in der Woche Hilfen bei der hauswirtschaftlichen Versorgung benötigen.

Pflegebedürftige der Pflegestufe II sind Schwerpflegebedürftige, die bei der Körperpflege, der Ernährung oder der Mobilität mindestens dreimal täglich zu verschiedenen Tageszeiten der Hilfe bedürfen und zusätzlich mehrfach in der Woche Hilfen bei der hauswirtschaftlichen Versorgung benötigen.

Pflegebedürftige der Pflegestufe III sind Schwerstpflegebedürftige, die bei der Körperpflege, der Ernährung oder der Mobilität täglich rund um die Uhr, auch nachts, der Hilfe bedürfen und zusätzlich mehrfach in der Woche Hilfen bei der hauswirtschaftlichen Versorgung benötigen.

Pflichtversichert Alle sozialversicherungspflichtigen abhängig Beschäftigten, deren Bruttoeinkommen unterhalb einer bestimmten Grenze liegt, sind in der → gesetzlichen Krankenversicherung pflichtversichert.

Placebo Ein Scheinmedikament, das äußerlich nicht vom echten Medikament unterscheidbar ist, aber keinen Wirkstoff enthält

Polytrauma	Bezeichnung für mehrere gleichzeitig geschehene Verletzungen, wobei mindestens eine Verletzung oder die Kombination mehrerer Verletzungen lebensbedrohlich ist. Die häufigsten Ursachen für Polytraumen sind Verkehrsunfälle und Stürze aus großer Höhe. Die Versorgung polytraumatisierter Patienten macht ca. ein Prozent aller Notarzteinsätze aus.
Positronen-Emissions-Tomographie (PET)	Ein neues und kostspieliges Verfahren. Bei dieser nuklearmedizinischen Methode werden radioaktiv markierte Verbindungen gespritzt. Diese werden von gesunden und bösartigen Zellen unterschiedlich aufgenommen und sichtbar gemacht. Das PET ist eine sehr empfindliche Methode und kann bereits kleine Tumore aufspüren.
Praxisbesonderheiten	Teure, neu entwickelte Medikamente oder auch aufwendige Behandlungsmethoden können bei bestimmten schweren Erkrankungen als Praxisbesonderheiten deklariert werden und werden somit nicht auf das Richtgrößenvolumen angerechnet. → Arzneimittelbudget, → Budgetausnahmen
Privatliquidation	Abrechnung nach der Gebührenverordnung für Ärzte (GOÄ). Dabei wird jede medizinische Leistung gesondert in Rechnung gestellt und nicht nach einem pauschalierten System abgerechnet, wie es bei Kassenpatienten üblich. Für Ärzte ist die private Liquidation finanziell erheblich attraktiver. Neben ihrem Gehalt können auch Chefärzte in Krankenhäusern privat liquidieren; eine Pauschale muss an das Krankenhaus abgeführt werden.
Private Krankenversicherung	Rund 8,3 Millionen Menschen sind privat versichert. Dazu zählen Beamte, Selbstständige und abhängig Beschäftigte, deren Verdienst oberhalb eines gewissen Bruttoeinkommens liegt. Darüber hinaus haben

273

18 Millionen Kassenpatienten private Zusatzversicherungen abgeschlossen. → freiwillig versichert

Private Zusatzversicherung

Die private Zusatzversicherung ist in Deutschland eine Möglichkeit für freiwillige und pflichtversicherte Mitglieder einer gesetzlichen Krankenversicherung, einzelne Risiken zusätzlich privat abzusichern. Dazu zählen zum Beispiel: der stationäre Aufenthalt im Zwei- oder Einbettzimmer, die Behandlung durch Chef-/Oberarzt, Krankentagegeld, Zahnersatz.

Privatpatient

Bei einer privaten Krankenversicherung können sich in Deutschland grundsätzlich Beamte und Selbstständige versichern, aber auch abhängig Beschäftigte, deren Verdienst oberhalb eines gewissen Bruttoeinkommens liegt. Gesetzlich Versicherte können sich zusätzlich für den stationären Bereich privat versichern. Der größte Vorteil solcher Zusatzversicherungen ist die freie Arztwahl. → freiwillig versichert

Psoriasis-Arthritis

→ Schuppenflechtenrheumatismus

Qualitätsstandard

Die medizinische Behandlung läuft nach dem derzeit gesicherten Wissensstand ab. Qualitätsstandards der medizinischen Behandlung von bestimmten Erkrankungen sind in den Leitlinien der medizinischen Fachgesellschaften zusammengefasst.

Randomisierte Doppelblindstudie

Eine Studie, bei der weder die Patienten noch die Ärzte wissen, welche Teilnehmer nach dem Zufallsprinzip der einen oder anderen Zufallsgruppe zugeteilt werden. → evidenzbasierte Medizin

Regress

Ärzte müssen mit ihrem Privatvermögen haften, wenn sie mit ihren Verordnungen über dem zugebilligten Budget liegen, z. B. bei Arznei- oder Heilmitteln, oder wenn sie Medikamente oder Therapien außerhalb des Leistungskataloges der gesetzlichen Krankenversicherung verordnen.

Rehabilitation (Reha)	Gesundheitsfördernde Maßnahmen zur Wiederherstellung der Leistungsfähigkeit im Alltag und Beruf. Eine Reha kann ambulant oder stationär durchgeführt werden.
Remission	Bedeutet generell den Rückgang von Krankheitserscheinungen; bei Krebs die Rückbildung des Tumors
Richtgröße	Festgelegter Durchschnittswert, der das Volumen der Leistungen festlegt, das jeder Vertragsarzt verordnen darf
Risikostrukturausgleich (RSA)	Verfolgt das Ziel, die heterogene Versichertenstruktur auszugleichen. Er soll verhindern, dass sich einzelne Kassen Vorteile im Wettbewerb verschaffen, indem sie vor allem um junge, gesunde und gut verdienende Versicherte werben. Zurzeit werden beim Ausgleich die Zahl der beitragspflichtigen Mitglieder, die Zahl der Familienversicherten sowie Alter und Geschlecht berücksichtigt. Kassen mit vielen »guten Risiken« müssen zahlen, Kassen mit »schlechten Risiken« erhalten Geld. Beim vorgesehenen morbiditätsorientierten RSA wird der Gesundheitszustand der Versicherten direkt berücksichtigt.
Rituximab	Moderner Antikörper, der gezielt Krebszellen angreift und vernichtet. Rituximab ist einer der ersten Wirkstoffe einer neuen Generation von Medikamenten in der Immuntherapie und gilt als Vorreiter der gezielten Krebstherapie. Die mögliche Wirkung bei anderen Autoimmunerkrankungen wird in Studien geprüft.
Schuppenflechten-rheumatismus (Psoriasis)	Erkrankung der Knochen, Gelenke und/oder der Wirbelsäule im Rahmen einer Schuppenflechten-Hauterkrankung. Bei einem Teil der Patienten kann die Psoriasis auch die Weichteile befallen, z. B. Sehnen und Sehnenansätze, Schleimbeutel, Sehnenscheiden oder Bänder.

Selbstzahler	Patient, der die Behandlung aus eigener Tasche bezahlt. Sei es, weil er weder gesetzlich noch privat krankenversichert ist oder weil der Arzt keine Kassenzulassung hat bzw. weil der Arzt nur Privatpatienten behandelt.
Simvastatin	Wirkstoff zur Senkung des Blutfettspiegels bei erhöhtem Cholesterinspiegel
Skoliose	Seitverbiegung der Wirbelsäule
Solidaritätsprinzip	Ein Grundpfeiler der gesetzlichen Krankenversicherung. Alle Versicherten haben Anspruch auf die gleichen Leistungen, unabhängig von individuellen Faktoren wie Beitragshöhe, Familienstand oder Krankheitsrisiko. Der Krankenversicherungsbeitrag richtet sich nach der finanziellen Leistungsfähigkeit des Versicherten. So weit das Ideal.
Sozialgesetzbuch (SGB)	Fasst die wichtigsten Sozialgesetze zusammen und soll »zur Verwirklichung sozialer Gerechtigkeit und sozialer Sicherheit Sozialleistungen gestalten« (§ 1 SGB I)
Stationärer Versorgung(sauftrag)	Die Krankenkassen beauftragen in Deutschland die Krankenhäuser, Versicherte der gesetzlichen Krankenversicherung medizinisch zu behandeln und zu pflegen. Hingegen ist die ambulante Versorgung Aufgabe der niedergelassenen Ärzte.
Troponintest	Schnelltest zum Ausschluss oder zur Bestätigung eines Herzinfarktes
Ulcus cruris	Beingeschwüre; schlecht heilende (chronische), tiefe Wunden an Unterschenkeln und Füßen. Umgangsprachlich spricht man von »offenen Beinen«. Rund zwei Prozent der Menschen in Deutschland leiden unter Ulcus cruris.
Ultraschall	Sonographie. Diagnosemethode, bei der Ultraschallwellen durch die Haut in den Körper eingestrahlt werden. Die zurückgeworfenen Schallwellen werden aufgenommen und mit Hilfe eines Computers in

Kurven und Schattenbilder verwandelt. Es tritt keine Strahlenbelastung auf.

Vakuumtherapie Bei dieser Therapie wird die Wunde mit einem speziellen Schwamm bedeckt und danach hermetisch mit Folie abgeklebt. Anschließend wird an ein kleines Loch in der Folie eine Pumpe angeschlossen, die einen leichten Unterdruck erzeugt. Die Wunde ist dadurch vor Infektionen geschützt. Das Wundsekret wird kontinuierlich abgesaugt. Auch die Heilung selbst wird durch das Vakuum, welches die Durchblutung fördert, unterstützt und beschleunigt. Damit werden gute Voraussetzungen geschaffen, die Wunde endgültig zu verschließen.

Verschiebebahnhof-Politik Bezeichnet eine Politik, bei der finanzielle Defizite eines Zweiges der Sozialversicherung zu Lasten eines anderen Zweiges konsolidiert werden. Beispiel: Seit 1997 nehmen die Krankenkassen jährlich rund 2,5 Milliarden Euro weniger ein, weil die Beitragsbemessungsgrundlagen für Bezieher von Arbeitslosengeld und -hilfe gesenkt wurden: Staat und Arbeitslosenversicherung werden entlastet, die Krankenkassen belastet.

Versorgungsforschung Relativ junges Forschungsgebiet, dass die Kranken- und Gesundheitsversorgung unter Alltagsbedingungen zum Gegenstand hat. Es geht um Fragestellungen wie: Wovon hängt die Zufriedenheit von Patienten ab? Wie wirkt sich die Praxisgebühr auf die Zahl der Arztbesuche aus? Wie wirksam sind Disease-Management-Programme?

Vorsorge Maßnahmen zur Gesundheitssicherung oder Verhinderung von Krankheiten. Dazu zählen zum Beispiel Ultraschalluntersuchungen der Brust oder/und Gebärmutter, um Krebs frühzeitig zu erkennen. Sie sind in Deutschland häufig keine Kassenleistung mehr.

277

Zulassung von Arzneimitteln Arzneimittel können erst dann in den Verkehr eingebracht werden, wenn das Bundesinstitut für Arznei- und Medizinprodukte die Wirksamkeit, Unbedenklichkeit und pharmazeutische Qualität geprüft und abgesegnet hat.

Zuzahlung Versicherte werden in der gesetzlichen Krankenversicherung an den Gesundheitskosten zusätzlich zu ihren Beitragsleistungen beteiligt. Eine Pflicht zur Zuzahlung besteht unter anderem bei Aufenthalt im Krankenhaus, bei Hilfsmitteln, Heilmitteln und Arzneimitteln.

Literaturverzeichnis

7 von 10 Hausärzten sind dabei, in: Medical Tribune, Jahrgang 41, Nr. 17, 28.04.2006

8. IKK-Forum: Medizin zwischen Ethik und Ökonomie, in: Die Krankenversicherung 4/05

Akupunktur als Regelleistung, in: Deutsches Ärzteblatt 103, Ausgabe 17, 28.04.2006

Akupunktur wird Kassenleistung, in: Medical Tribune, Jahrgang 41, Nr. 17, 28.04.2006

Albrecht, Harro: Halbgötterdämmerung, in: Die Zeit, 08.06.2006

Arzneimitteltherapie in Deutschland – Bedarf und Realität. Eine Dokumentation der Kassenärztlichen Bundesvereinigung, in: KVB Kontext, Ausgabe 21, Köln 2003

Ärztliches Correspondenzblatt für Niedersachsen 1909, ausgestellt im Museum Lüneburg

Backmond, Michael: Notärzte-Manager: Lebensgefahr!, in: Abendzeitung, 09.02.2006

Baier, T./Taffertshofer, B.: Heilende Nadeln, in: Süddeutsche Zeitung, 20.04.2006

Bartens, Werner: Das Cholesterin-Rätsel, in: Süddeutsche Zeitung, 16.11.2005

Bartens, Werner: Erst das Geschäft, dann der Patient, in: Süddeutsche Zeitung, 22.12.2005

Bausch, Frank: Potentiale nicht genutzt – Arzneimittel und Pharmakotherapie in neuen Versorgungsformen, Kongress für Gesundheitsnetzwerker, Vortrag am 10.03.2006

Bergdolt, Klaus: Das Gewissen der Medizin. Ärztliche Moral von der Antike bis heute, Köln 2004

Berndt, Christina: Irrfahrt im Krankenwagen, in: Süddeutsche Zeitung, 04.01.2006

Beske, F./Drabinski, T.: Finanzierungsdefizite in der Gesetzlichen Krankenversicherung, Prognose 2005–2050, in: Fritz Beske Institut für Gesundheits-System-Forschung Kiel, Schriftenreihe Band 105, Kiel 2005

Bessere Versorgung, intensivere Betreuung, in: AZ ABCDE, Nr. 129, 07.06.2005

Blech, Jörg: Heillose Medizin. Fragwürdige Therapien und wie Sie sich davor schützen können, Frankfurt 2005

Bleker, Johanna: Vom »Sortiergeschäft im Großen« zur »Triage«. Das Problem der Krankensichtung im Krieg, in: Bleker, J./Schmiedebach, H. P. (Hg.): Medizin und Krieg, Frankfurt 1987

Bobbert, Monika: Die Zukunft der sozialen Sicherung gegen Krankheitsrisiken: Leistungs- oder Risikosolidarität?, in: Schramm, M., Große-Kracht, H-J., Kostka, U. (Hg.), Der fraglich gewordene Sozialstaat. Aktuelle Streitfelder – ethische Grundlagenprobleme, Paderborn 2006, S. 132–136.

Bobbert, Monika: Verteilung und Rationierung begrenzter Mittel im Gesundheitswesen: Eckpunkte einer gerechten Gesundheitsversorgung, in: Gesundheit und Gesellschaft – Wissenschaft, 3 (2003), S. 7–13.

Braumann, Dietrich: Ethische Gesichtspunkte in der internistischen Onkologie, Asklepios Klinik Altona, Vortrag am 27.01.2006

Bröer, Ralf: Legende oder Realität? Werner Forßmann und die Herzkatheterisierung, Deutsche Medizinische Wochenschrift 127 (2002), S. 2151–2154

Bröll, Claudia: Milliarden für kürzere Wartezeiten, in: Frankfurter Allgemeine Zeitung, 28.06.2006

Bundessozialgericht, Urteil vom 04.04.2006, B1 KR 7/05 R

Bundessozialgericht, Urteil zum Off-label-Use, in: Deutsches Ärzteblatt 103, 2006, S. A-968

Bundesverfassungsgericht, Urteil vom 06.12.2005, 1 BVR 347/98

Büscher, Wolfgang: Sklaven in Weiß, in: Die Zeit, Dossier, 27.10.2005

Butzer, H., Kaltenborn, M.: Die demokratische Legitimation des Bundesausschusses, in: Medizinrecht 2001, Band 19, Nummer 7, Berlin/Heidelberg 2001, S. 333–342.

Dahlkamp, J./Ludwig, U. et al: Kollektiv verantwortungslos, in: Der Spiegel 27/2006, S. 18 ff.

Deutscher Bundestag, Bericht der Enquete Kommission »Ethik und Recht der modernen Medizin«, Bundestagsdrucksache 15/464, 15. Wahlperiode, 06.09.2005

Die Opfer der Zweiklassenmedizin: Alles nur tragische Einzelfälle?, in: Bild am Sonntag, 22.08.2004

Egger, Bernhard: Kassen übernehmen Akupunktur bei Kreuz- und Knieschmerzen, in: PSG Ratgeber, Ausgabe 5, 19.05.2006

Erlinger, Rainer: Gesunde gegen Kranke, in: Süddeutsche Zeitung, 29.08.2006

Fuchs, Christoph: Zum Umgang mit knappen Ressourcen im Gesundheitswesen – Brauchen wir eine neue Ehtik-Debatte, in: Klusen, Norbert (Hg): Bausteine für ein neues Gesundheitswesen, Technik, Ethik, Ökonomie, Baden-Baden 2003, S. 182–189

Für die Akupunktur gibt's ab Oktober zwei neue EBM-Ziffern, in: Ärzte Zeitung, 07.07.2006

Gregor, S./Maegele, M.: Deutsche Tsunami-Opfer: Verletzungsmuster und Wundmanagement, in: Deutsches Ärzteblatt 102, Ausgabe 18, 06.05.2005, S. A-1260

Führer, Jana: Überlebt? Das wird teuer, in: Die Zeit, 16.02.2006

Gutachten des Medizinischen Dienstes der Spitzenverbände der Krankenkassen e.V.: Roboter: Robotergestützte Fräsverfahren am coxalen Femur bei Hüftgelenktotalendoprothesenimplantation – Methodenbewertung am Beispiel »Robodoc«; April 2004

Hibbeler, Birgit: Pflegeheime: Schlechte Noten für die ärztliche Versorgung, in: Deutsches Ärzteblatt 102, Ausgabe 41, 14.10.2005

Hibbeler, Birgit: Pflegeheime: Skandale statt Lösungen, in: Deutsches Ärzteblatt 102, Ausgabe 41, 14.10.2005

Hoppe, Antje: Wer zahlt die 200 Millionen für Kassen-Akupunktur? in: Ärztliche Praxis, Nr. 18, 02.05.2006

IGEL Plus: Magazin für das erfolgreiche Praxisteam, Nr. 5, 2005

Keyßer, Gernot: Rheumatologische Ausbildung: Im Abseits, in: Deutsches Ärzteblatt 100, Ausgabe 51–52, 22.12.2003, S. A–3353

Klinkhammer, Gisela: Wenn nicht alle gerettet werden können, in: Deutsches Ärzteblatt 102, Ausgabe 49, 09.12.2005, S. A–3397

Klüver, Reymer: Beten hilft nicht immer, in: Süddeutsche Zeitung, 1/2.04.06

Krämer, Walter: Wir kurieren uns zu Tode. Rationierung und die Zukunft der modernen Medizin, Berlin 1997

Kühne, C. A./Ruchholtz, S./Buschmann, C./Sturm, J./Lackner, C.K.: Polytraumaversorgung in Deutschland – eine Standortbestimmung, in: Der Unfallchirurg, 5/2006

Lauterbach, Karl: Den Wohlfahrtsstaat stärken, in: Frankfurter Rundschau, 4.1.2005

Leinmüller, Renate: Rheumatologie: Ein Kongress mit Signalwirkung, in: Deutsches Ärzteblatt 100, Ausgabe 47, 21.11.2003, S. A–3074

Lenzen-Schulte, Martina: Mit dem zweiten sieht man besser, in: Frankfurter Allgemeine Zeitung, 04.08.2005

Marckmann, G./Siebert,U.: Prioritäten in der Gesundheitsversorgung: Was können wir aus dem »Oregon Health Plan« lernen? In: Deutsche Medizinische Wochenschrift, 2002, 127; S. 1601–1604

Meyer, Rüdiger: Anwendungsbeobachtungen – verführerisches Marketinginstrument, in: Deutsches Ärzteblatt 103, Ausgabe 26, 30.06.2006

Minden, K./Niewerth, M./Zink, A.: Kerndokumentation rheumakranker Kinder und Jugendlicher, in: Med Welt 4, 2004

Neues vom Gemeinsamen Bundesausschuss, in: PSG-Politik, Ausgabe 05, 11.05.2006

Off-label-Use – Therapie mit zugelassenen Arzneimitteln in nicht zugelassener Indikation, in: PKV Publik, 8/2003

Peterhoff, E.W./Müller, H.-J.: Medizin zwischen Ethik und Ökonomie, in: Die Krankenversicherung, 4-05, S. 89–90

Pirk, Olaf: Chronische Wunden: Viel Geld für nichts?, in: Deutsches Ärzteblatt 97, Ausgabe 45, 10.11.2000

PKV-Verband der privaten Krankenversicherung e.V. , Die Private Krankenversicherung, Rechenschaftsbericht 2005, Köln 2005

Platon: Der Staat (Politeia), 3. Buch, (405c–406b); Stuttgart 1958, S. 188–189, Privatversicherte erhalten weiterhin den Cholesterinsenker Sortis, in: PKV Publik, 2/2006

Privatversicherte sind zufriedener als Kassenpatienten, in: PKV Publik, 1/2006

Rausch, Dr. Monika: PatientInnen in Geiselhaft, in: Forum Logopädie, Heft 3 (20), Mai 2006, S. 12/13

Reformprojekt Gesundheit, in: Handelsblatt, 06.04.2006

Rieser, S./Zylka-Menhorn, V.: »Wir müssen völlig neue Allianzen schaffen«, in: Deutsches Ärzteblatt 103, Ausgabe 11, 17.03.2006, S. A–659

Rögener, Wiebke: Cannabis aus der Internet-Apotheke, in: Süddeutsche Zeitung, 07.09.2005

Rote Liste 2006, Arzneimittelverzeichnis für Deutschland, Frankfurt 2006

Rühmkorf, Daniel: Die Angst der Hausärzte vor den Alten, in: Die Tageszeitung, 11.11.2003

Saad, F./McKiernan, J./Eastham, J.: Rationale for zoledronic acid therapy in men with hormone-sensitive prostate cancer with or without bone metastasis, in: Urologic Oncology: Seminars and Original Investigations, 24 (2006), S. 4–12

Schäfer, Susanne: Viele Ärzte sind unsicher, in: Süddeutsche Zeitung, 25.04.06

Schiner, Sabine: Für Hausärzte lohnt es sich, in beide Verträge einzusteigen, in: Ärzte Zeitung, 22.02.2005

Schmitz, S./Kleeberg, U./Seeber, S.: Gesetzliche Krankenversicherung: Wenn Therapiekosten zum Zankapfel werden, in: Deutsches Ärzteblatt 100, 2003, S. A-1995–1997

Schmitz, Stephan: Off-label-Use in der Regelversorgung onkologischer Praxen, Deutscher Krebskongress, Vortrag vom 11.03.2002

Schopper, D./Baumann-Hölzle, R./Tanner, M.: Rationierung im Gesundheitswesen: Was könnte die Schweiz von anderen Ländern lernen?, in: Schweizerische Ärztezeitung, 2002, 83, Nr. 44

Schürmann, Hans: Ärzte wollen Osteoporose früh behandeln, in: Handelsblatt, 26.04.2005

Seidel, Michael: Behinderung und Medizin: Kriterien der Leistungsgewährung für Menschen mit Behinderung, in: Deutsches Ärzteblatt 102, Ausgabe 23, 10.06.2005, S. A-1654

Selbach, D./Wittrock, O.: Die betrogene Generation, in: Die Zeit, 29.03.2006

Selektion ist längst Alltag – Interview mit Friedrich Breyer, in: Süddeutsche Zeitung, 21./22.06.2003

Siems, Dorothea: 80 Stunden in der Woche, in: Die Welt, 03.05.2005

Sozialgericht Augsburg, Urteil vom 07.04.2006, S10 KR 459/04 Sozialgesetzbuch Fünftes Buch (SGB V). Gesetzliche Krankenversicherung, in Kraft seit 01.01.1989

Sozialversicherungen droht Kosten- und Beitragsexplosion – Prognose Deutschlandreport 2030, in: Handelsblatt, 03.04.2006

Speisepläne unter Sparzwang, in: Süddeutsche Zeitung, 14.04.2005

Speiser, Guido: Aus Mangel an Organen, in: Frankfurter Allgemeine Zeitung, 08.05.2005

Thelen, Peter: Krankenkassen werfen den Ärzten Maßlosigkeit vor, in: Handelsblatt, 20.05.2006

Verpflichtungsformel für deutsche Ärzte, Verabschiedet vom 82. Deutschen Ärztetag 1979, in: Deutsches Ärzteblatt 38, 1979, S. 2442

Was andere Länder machen, in: Wirtschaftswoche, 03.07.2006

Weber, Manfred: Arzt-Patienten-Beziehung im Wandel, in: Rede zur Eröffnungsfeier der 111. Tagung der Deutschen Gesellschaft für Innere Medizin, Vortrag am 03.04.2005

Wenn ein Lebensjahr zu viel kostet, in: Handelsblatt, 25.04.2006

Westhoff, G./Listing, J./Zink, A.: Was kostet die rheumatoide Arthritis den Erkrankten? »Out-of-Pocket« – Ausgaben im Frühstadium der Erkrankung, in: Zeitschrift für Rheumatologie, Band 63, Heft 5, 2004, S. 414–424

Weymayr, Christian: Teurer und besser, in: Brand eins, Juni 2006, S. 76

Wiesemann, C./Biller-Adorno, N.: Medizinethik, Stuttgart 2004

Yzer, Cornelia: Wie geht Versorgungsforschung mit dem Spannungsfeld von ökonomischer und moralischer Motivation um?, in: Die Krankenversicherung, 4-05, S. 97–99

Zink, A./Huscher, D./Schneider, M.: Die Kerndokumentation der Rheumazentren – Bilanz nach 12 Jahren, in: Zeitschrift für Rheumatologie 2, 2006, S. 144

Zink, A./Huscher, D./Thiele, K./Listing, J./Schneider, M.: Die Kerndokumentation der Rheumazentren, in: Bundesgesundheitsblatt – Gesundheitsforschung – Gesundheitsschutz, 6/2004, S. 528

Zink, A./Huscher, D./Thiele, K.: Patienten mit rheumatoider Arthritis und ankylosierender Spondylitis, in: arthritis + rheuma, 6/2004, S. 210/46

Zok, K./Schuldzinski, W.: Private Zusatzleistungen in der Arztpraxis, Bonn 2005

Zwischen Rationierung und höheren Beiträgen, in: Frankfurter Allgemeine Zeitung, 04.09.2003

Internet

www.aerztezeitung.de
www.aok.de
www.barmer.de
www.cannabislegal.de
www.die-gesundheitsreform.de
www.dkg.org
www.g-ba.de
www.geraac.de
www.idf.org
www.iqwig.de
www.jama.ama-assn.org
www.kvno.de
www.mds-ev.org
www.rheuma-online.de

Register

285

288

Renate Daimler, Andrea Ernst, Christa Federspiel,
Vera Herbst, Kurt Langbein,
Hans-Peter Martin, Hans Weiss

Kursbuch Gesundheit

Gesundheit und Wohlbefinden - Symptome
und Beschwerden - Krankheiten - Untersuchung
und Behandlung
Gebunden
Mit zahlreichen farbigen Abbildungen

Millionen Benutzern war das KURSBUCH GESUNDHEIT schon eine Hilfe. Millionen Leser haben sich darin Tipps geholt. Dieses Buch gibt anschaulich Antwort auf alle Gesundheitsfragen:
• Worauf deuten die Beschwerden hin, unter denen ich leide?
• Muss ich den Arzt aufsuchen oder kann ich mir selbst helfen?
• Was bedeuten die Diagnosen und Befunde?
• Welche Behandlung erwartet mich beim Arzt oder in der Klinik?
• Gibt es alternative Behandlungen, über deren Wirksamkeit gesichertes Wissen vorliegt?

»Ein Gesundheitsratgeber, der neue Maßstäbe setzt. Von allen getesteten Büchern das Beste.« *Stiftung Warentest*

»Jede Zeile, jedes Wort in diesem dicken Buch ist sinnvoll, informativ und verlässlich in der Sache.« *NDR*

Kiepenheuer
& Witsch   www.kiwi-verlag.de

Kurt Langbein,
Hans-Peter Martin, Hans Weiss
Bittere Pillen

Nutzen und Risiken der Arzneimittel
Broschur

Dieses Buch ist kein Buch gegen Medikamente. Im Gegenteil. Durch die gezielte Beurteilung versteht es sich als Buch für den sinnvollen Gebrauch von Arzneimitteln – egal ob es sich um konventionelle oder alternative handelt. Über 10.000 rezeptpflichtige und frei verkäufliche Medikamente, Naturheilmittel und Homöopathika werden seriös bewertet.

»Ein unverzichtbares Standardwerk.« *Ellis Huber, taz*

»Eine Orientierungshilfe für Patienten, aber auch für Ärzte.«
Rheinisches Ärzteblatt

»Der Band lässt die Leser nicht mit Warnungen allein. In den Tabellen mit verständlich aufgelisteten Nebenwirkungen der einzelnen Pharmaka finden sich Alternativempfehlungen.«
Der Standard, Wien

Kiepenheuer
& Witsch   www.kiwi-verlag.de

Udo Pollmer
Wohl bekomm's! / Prost Mahlzeit!

KiWi 935
Doppelband

»Wohl bekomm's! Was Sie vor dem Einkauf über Lebensmittel wissen sollten«
Was kann man eigentlich noch essen? Worauf muss man beim Lebensmitteleinkauf achten? Das Standardwerk für den kritischen Verbraucher – kompetent und unkonventionell von Udo Pollmer, dem gefragten Ernährungsexperten.

»Prost Mahlzeit. Krank durch gesunde Ernährung«
Dieses Buch hat ein Tabu gebrochen: »Gesunde Ernährung« hat noch keinen gesund gemacht – aber manche krank.

Zwei Bestseller der guten Ernährung in einem Band.

Paperbacks bei Kiepenheuer & Witsch  www.kiwi-verlag.de

Franz Walter
Die ziellose Republik

Gezeitenwechsel in Gesellschaft und Politik
KiWi 946
Originalausgabe

Deutschland steckt im Patt der Lager – und findet sich unter einer Regierung der Großen Koalition wieder. Doch die Unschärfe des Neuen im Wechsel irritiert, ängstigt und lähmt die Deutschen, auch ihre politische Führungsschicht. Hierin – und nicht so sehr in den ökonomischen Schwächen – liegen die Wurzeln der viel beklagten German Disease. Von dieser Ziellosigkeit der Patt-Republik handeln die Essays in diesem Buch.

»Zu den ewigen Krisen der SPD fallen ihm ebenso scharfsinnige Analysen ein wie zu den Kurswechseln der Union. Und er traut sich etwas beim Schreiben, er liebt die klaren Worte.« *Der Spiegel*

»Wer die Entwicklung der Parteienlandschaft in Deutschland seit den 90er Jahren besser verstehen will, wird von der Lektüre von Franz Walters Essay-Sammlung profitieren.« *WDR5*

Paperbacks bei Kiepenheuer & Witsch  www.kiwi-verlag.de

KiWi
PAPERBACK